JN305092

TEXTBOOK of PSYCHIATRY

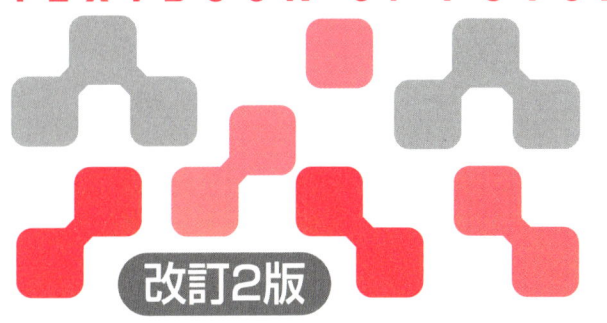

改訂2版

精神医学マイテキスト

監修
武田 雅俊
大阪大学教授

編集
西川 隆　　中尾和久　　三上章良
大阪府立大学教授　甲南女子大学教授　大阪大学准教授

金芳堂

執筆者一覧 (五十音順)

漆葉　成彦　　（佛教大学保健医療技術学部教授）
加藤　佳也　　（大阪教育大学教育学部教授）
手島　愛雄　　（いずみがおかメンタルクリニック院長）
中尾　和久　　（甲南女子大学人間科学部教授）
中川　賀嗣　　（北海道医療大学心理科学部教授）
中広　全延　　（神戸夙川学院大学教授）
西川　　隆　　（大阪府立大学総合リハビリテーション学類教授）
福永　知子　　（甲南女子大学人間科学部非常勤講師）
松浦　玲子　　（大阪府こころの健康総合センター長）
丸山総一郎　　（神戸親和女子大学発達教育学部教授）
三上　章良　　（大阪大学保健センター准教授）
山本　　晃　　（大阪教育大学教育学部教授）
横井　公一　　（微風会　浜寺病院）

序

　西川隆，中尾和久，三上章良の三氏の編集により刊行された「精神医学テキスト」(2011) は好評で広くコメディカル教育の現場で活用されていると聞く．この度，この三氏を編集者として，書名を「精神医学 マイテキスト」と変更して上梓する運びとなった．三氏は大阪大学精神医学教室で学ばれた優れた精神科医であり，教室にとっても喜ばしいことであり，序文を書かせていただいた．

　編集者の一人は，「精神障害は生命の死に直結するものではないが，多くの患者が絶望的に死を願うほど過酷な病である．そしてその苛酷さの一部は私たちの社会が患者に強いているものかもしれない」と記している．本書を手に取る若い人は，この言葉の重みに耐えられるであろうか．希望と夢を抱いて，これから精神障害者に関わる臨床現場に入ろうとしている若い人たちには，余りに苛酷な言葉ではないかとさえ思った．しかしながら，この言葉には，これから精神医療を担当するであろう仲間たちに，正当な精神医学を理解してほしいという本書の編著者たちの願いと真摯さとが込められている．

　精神科領域では，精神疾患と呼ばずに精神障害と呼ぶ．これは二重の意味がある．一つは精神障害は極めて心理・社会的であり，単純な生物・医学モデルでは理解ができないということ．二つ目は，障害を抱えながら人生を生きていくという時間経過の長さの意味が込められている．精神医療はこのような精神障害者の力になり回復を助ける臨床現場での作業である．

　精神医療はチーム医療である．患者の回復を助けるためには，精神科医だけでなく心理療法士・精神科看護師・精神科薬剤師・臨床検査技師・作業療法士・理学療法士・言語聴覚士・精神保健福祉士など多職種の協力が必須である．これは，先に述べたような精神障害の特徴を考えれば了解していただけるものと思う．

　本書はこれから精神医療を担う若い人たちの勉強を助けることを目的として編まれたものである．一昔前の医学部講義では患者供覧が普通に行われていた．私も患者を師として多くの事を学ばせていただいた．臨床は経験することが大切であり，百聞は一見に如かずということわざがあるように，患者を診せていただくことが，百説を聞くよりも大きな力となる．精神医学の領域では，とくに経験が何よりもものをいう．患者を診ずしては何も言うことはできない．臨床教育の面からみると残念なことではあるが，最近は個人情報あるいは人権などへの配慮から，患者供覧は行われなくなった．時代の流れであろう．

　このような教育の状況を突破するために，本書では随所に工夫がなされている．症例の紹介が多いのもその一つである．編著者はいずれも精神医学の臨床・教育の場で活躍している先生方ばかりであり，患者を診ずして書かれた部分は一つもない．このような臨床に裏打ちされた

記述は随所に見られて，学ぶ若い人たちに分かりやすい記述となっている．

　本書の監修を依頼されたときに，チームとして精神医療に携わるコメディカルスタッフの教育に役立つものと考えた．病気になる，患者になるということは，それだけで大きな心理的ストレスを与えうるものである．したがって，すべての病人・患者には精神医学・精神医療の助けが必要であると思ってよい．本書はこのような精神医学が掲げる目標に沿って，若い人の勉学を助けたいとの希望が込められている．これから精神科医療にかかわる若い人には，本書を通じて精神医学の本質と多職種によるチーム医療の重要性とを学んでほしい．

　2014年2月

大阪大学精神医学教室教授
武田　雅俊

目　次

1章　序論
　　　―ヒューマニズムとしての精神医学― （西川）

1　精神医学の重要性 …………………… 1
2　精神医学の方法と考え方 …………… 4
3　精神医療・医学の歴史 ……………… 8
4　精神医学の諸分野 …………………… 12

2章　精神症候学 （西川）

1　精神機能の諸要素 …………………… 15
2　意識の異常 …………………………… 18
3　知覚の異常 …………………………… 19
4　言語・行動の異常 …………………… 20
5　記憶の異常 …………………………… 20
6　知能の異常 …………………………… 22
7　見当識の異常 ………………………… 22
8　思考の異常 …………………………… 23
9　気分，感情，情動の障害 …………… 24
10　意欲の異常 …………………………… 25
11　自我意識の異常 ……………………… 26
12　状態像，症候群 ……………………… 27
　　【Memo】「自己」と「他者」の認識 …… 28

3章　脳局在症候 （西川）

1　脳局在症候（神経心理症候，巣症状）… 31
2　失語 …………………………………… 32
　　【Memo】高次脳機能障害 …………… 32
3　失認 …………………………………… 34
4　失行 …………………………………… 36
5　記憶障害 ……………………………… 37
6　前頭葉機能障害，遂行機能障害 …… 37

4章　精神疾患の分類 （中尾）

1　精神疾患分類の特殊性 ……………… 39
2　身体病理と精神病理 ………………… 40
3　ICDとDSM …………………………… 40
4　診断の信頼性 ………………………… 42
5　診断の妥当性 ………………………… 42
6　診断と分類の留意点 ………………… 43
7　まとめ ………………………………… 43
　　【Memo】精神疾患は脳の病気か心の病気か？ … 44

5章　検　査

（1）心理検査 （福永）

1　心理検査とは ………………………… 45
2　実施時の留意点 ……………………… 45
3　心理検査の種類 ……………………… 45
4　知能検査 ……………………………… 46
5　性格検査 ……………………………… 48
6　その他のテスト ……………………… 50
7　精神状態や心身両面の症状の評価尺度 …………………………………………… 51
8　臨床心理学的レポート ……………… 51

（2）生理学的検査 （三上）

1　生理学的検査とは …………………… 53
2　脳波（EEG） ………………………… 54
3　睡眠ポリグラフ検査（PSG） ……… 57
4　誘発電位・事象関連電位・脳磁図 … 58

（3）画像検査　（西川）
1　画像検査の種類 ………………… 59
2　脳解剖画像 ……………………… 59
3　脳機能画像 ……………………… 61

6章　統合失調症および関連疾患　（中広）

Ⅰ　統合失調症 ……………………… 63
　1　回　顧 ………………………… 63
　2　原　因 ………………………… 65
　3　症　状 ………………………… 66
　4　病型と症例 …………………… 68
　5　経過と予後 …………………… 69
　6　診　断 ………………………… 69
　7　治　療 ………………………… 71
Ⅱ　関連疾患 ………………………… 72
　1　ICD-10における統合失調症の関連疾患 ………………………………… 72
　2　非定型精神病 ………………… 73

7章　気分障害　（中尾）

1　気分障害とは …………………… 75
2　歴　史 …………………………… 76
3　気分障害の分類 ………………… 77
4　疫　学 …………………………… 79
5　症状と状態像 …………………… 79
6　病因と危険因子 ………………… 80
7　診断と鑑別診断 ………………… 81
8　経過・予後 ……………………… 81
9　治　療 …………………………… 82
10　新しい考え方と今後の課題 …… 84

8章　神経症性障害，ストレス関連障害および身体表現性障害　（丸山）

1　神経症性障害と類縁障害 ……… 85
2　現代社会とストレス …………… 86
3　恐怖症性不安障害（F40） ……… 89
4　他の不安障害（F41） …………… 90
5　強迫性障害（F42） ……………… 91
6　重度ストレス反応および適応障害（F43） ………………………………… 92
7　解離性（転換性）障害（F44） … 95
8　身体表現性障害（F45） ………… 98
9　他の神経症性障害（F48） ……… 100

9章　パーソナリティ障害，行動障害　（中尾）

1　パーソナリティ障害とは ……… 103
2　パーソナリティ障害の分類 …… 104
3　疫　学 …………………………… 105
4　病　因 …………………………… 105
5　経　過 …………………………… 105
6　併存性 …………………………… 105
7　診　断 …………………………… 106
8　防衛機制 ………………………… 106
9　診断上の留意点 ………………… 106
10　主な治療法 …………………… 107
　【Memo】行動障害 ……………… 108

10章　アルコール関連障害と物質関連障害　（手島）

1　酒は百薬の長 …………………… 109
2　健全な飲酒 ……………………… 109
3　病的な飲酒 ……………………… 110
4　アルコール依存症者の心理 …… 111
5　薬物としてのアルコール摂取 … 112
6　離脱症状 ………………………… 113
7　治　療 …………………………… 113
8　アルコール以外の薬物依存 …… 115
9　物質を使用しない依存症 ……… 115

11章　器質性精神障害（認知症含む），症状性精神病　（中川）

1. 精神障害とは ……………………… 117
2. 器質性精神障害（認知症含む），症状性精神病の症状 ……………………… 118
3. 器質性精神障害（認知症含む），症状性精神病の原因疾患 ……………………… 122
4. 認知症をきたす疾患 ……………… 124

12章　自閉症を中心とした児童期の精神障害　（山本）

1. 多動性障害と学習障害の歴史 …… 131
2. 多動性障害の症状 ………………… 132
3. 学習障害 …………………………… 133
4. 自閉症（小児自閉症） …………… 135
5. 児童期のその他の精神および行動の障害 ……………………………………… 138

13章　摂食障害を中心とした青年期の精神障害　（横井）

1. 青年期によくみられる精神障害 … 139
2. 摂食障害 …………………………… 139
3. 神経性無食欲症 …………………… 140
4. 神経性大食症 ……………………… 143
5. ひきこもり ………………………… 144

14章　てんかん　（加藤）

1. てんかんとは ……………………… 149
2. てんかんの分類 …………………… 149
3. てんかんの発作 …………………… 150
4. てんかん患者にみられる精神症状と性格変化 ……………………………… 151
5. 診断のための観察ポイント ……… 152
6. てんかん患者の心理的問題 ……… 153
7. てんかんに伴う社会的な問題 …… 154
8. てんかんの治療と看護 …………… 154
9. てんかんの包括的治療 …………… 156

15章　睡眠関連疾患　（三上）

1. 睡眠に関連する用語の使い方 …… 157
2. ヒトはなぜ眠るのか？ …………… 157
3. 睡眠のメカニズム ………………… 158
4. 睡眠に関連する疾患 ……………… 158
5. 不眠を呈する疾患 ………………… 160
6. 日中の眠気を呈する疾患 ………… 163
7. 睡眠中に異常行動や異常運動が生じる疾患 ……………………………… 165
8. 生体時計の乱れが原因となる疾患 … 166
9. 精神疾患と睡眠 …………………… 166
10. スリープ・リテラシーを向上させよう ……………………………………… 168

16章　治　療

（1）身体的治療　（漆葉）
1. 身体的治療とは …………………… 171
2. 薬物療法 …………………………… 172
3. 電気けいれん療法（ECT） ……… 183

（2）精神療法　（中尾）
1. 精神療法とは ……………………… 185
2. 理論，実践，治療効果研究，実験 … 186
3. 小精神療法ないし支持的精神療法 … 186
4. 意識変容・体験的精神療法 ……… 187
5. 洞察的精神療法 …………………… 188
6. 指示的精神療法 …………………… 189
7. 家族療法 …………………………… 190
8. リハビリテーション ……………… 191
9. 東洋的治療 ………………………… 191
10. その他 ……………………………… 192

17章　精神医療に関連する法律と制度　（松浦）

1　精神保健福祉法 …………………… 195
2　「障害者自立支援法」成立までの精神障害者への福祉サービス …………………… 197
3　障害者自立支援法 ………………… 198
4　障害者総合支援法 ………………… 200
5　成年後見制度 ……………………… 201
6　医療観察法の制度 ………………… 202

索引

事項索引 …………………………… 205
人名索引 …………………………… 212
薬物索引 …………………………… 213
略語索引 …………………………… 214

1 序論
―ヒューマニズムとしての精神医学

> **POINT**
> ①精神医療の重要性は，精神障害が世界の健康寿命を短縮する主要な問題であること，日本において入院患者が最多の疾患であること，自殺が増加していることなどが物語っている
> ②精神医学の方法と考え方はヒューマニズムを中心に置くことである．具体的には，主観を扱うということ，生物・心理・社会という多層的な視点から評価と治療を行うこと，患者の人生の歴史を縦断的にみること，気質と環境を考慮すること，正常と異常が相対的なものであることに配慮することである
> ③精神医療・医学の歴史のなかで現在の精神医学・医療の到達点とその課題を確認することが重要である

　脳科学の目覚ましい発展により，かつて心の病と称されていた精神障害の仕組みの一部が明らかにされてきている．たとえば典型的な心因性障害とみなされていた外傷後ストレス障害（PTSD）が，脳の解剖生理学的な脆弱性を基礎として，動物の条件付けと同様の反応が過大に現れたものであることが明らかにされた．精神医学の最終目標とされる統合失調症や躁うつ病などの内因性精神障害についても，近い将来，遺伝子や分子生物学・神経生理学の立場からその仕組みが解明されると予測されている．

　しかし，疾患の仕組みが解明されたとしても，精神医療の課題がただちに解決されるわけではない．毎年のように数多くの患者が発病し，障害を抱えながら生きてゆくという状況は当面変わらないからである．

　精神障害自体は生命の死に直結するものではないが，多くの患者が絶望的に死を願うほど過酷な病である．そしてその過酷さの一部は私たちの社会が患者に強いているものかもしれない．今も30万人近い患者が長期の入院生活を送っているが，その大半は家庭や地域社会に受け容れる態勢がいまだ整備されていないことによると考えられている．

　本書は，精神医療にたずさわろうとする人たちへの入門書である．精神障害者への支援は，何よりもまず精神障害に関する正しい知識を身につけることから可能になる．内科や外科などの身体医療は患者の生命を支える分野であるが，精神医療は患者の人生を支える分野であるといえる．わたし達と同じ社会に生きている患者の人生への共感と想像力をもって，精神医学を学ばれることを願う．

1 精神医学の重要性

　はじめに現代社会における精神医学・医療の重要性をさし示すデータを紹介したい．

1. 精神障害が社会に与える損失

　世界保健機構（WHO）では各種の疾患や

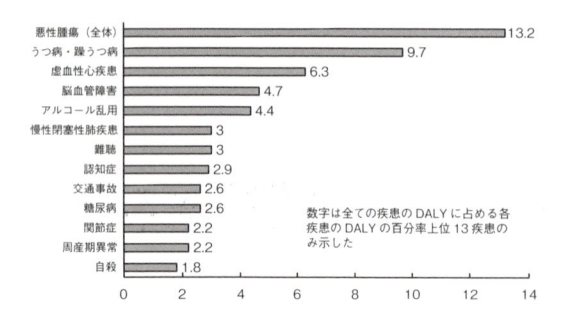

図1 先進国における疾患別DALY（WHO 2002年調査）

外傷が社会に与える損失を測る指標としてDALY（disability-adjusted life year；障害調整生命年）を用いている．DALYとは次のような数値である．

各疾患のDALY＝その疾患のために「寿命が短縮した年数＋障害を持って生活する年数」の全患者合計

1998年のWHOの報告では，全世界の総DALYに対する疾患別のうちわけを百分率で示し，①寄生虫を含む感染症22.9％，②不慮の事故11.0％，③精神・心理学的障害10.5％，④循環器疾患9.7％，⑤呼吸器疾患8.5％，⑥周産期疾患6.7％，⑦悪性腫瘍5.1％，の7つの疾患を今後世界が克服すべき保健上の問題であると指摘している．これらのうち感染症は発展途上国の比重が圧倒的に大きい．

先進国（OECD加盟国）だけに限れば，グラフ（図1）に示すように，うつ病・アルコール乱用・認知症などの精神障害の比率が高くなり，精神障害全体では25.9％となって悪性腫瘍全体の倍近い数値となる．つまり先進国においてはすでに精神障害が社会的損失の最大の原因であり，今後，開発途上国の保健・医療の状況が改善するとともに，人類にとって最大の問題として浮上することは確実と考えられている．

2. 日本における精神障害の入院患者数

厚生労働省の患者調査報告書（2008年）（表1）によれば，調査日に全国の医療施設に入院していた全疾患の患者は合計139.2万人で

表1 疾患別受療患者数と平均在院日数（厚生労働省患者調査 2008年10月）

傷病分類	入院(万人)	[平均在院日数]	外来(万人)
総数	139.2	[35.6]	686.5
Ⅰ 感染症・寄生虫症	2.5	[22.7]	19.5
Ⅱ 新生物（腫瘍）	15.9	[22.4]	21.8
Ⅲ 血液・免疫疾患	0.6	[25.1]	2.3
Ⅳ 内分泌・栄養・代謝疾患	3.7	[32.0]	36.0
糖尿病（再掲）	2.6	[38.6]	18.8
Ⅴ 精神・行動障害	**30.1**	**[290.6]**	**23.2**
認知症（含，脳血管性）（再掲）	4.4	[327.7]	1.3
統合失調症と類縁疾患（再掲）	18.7	[543.4]	6.7
Ⅵ 神経疾患	10.5	[74.1]	13.3
Ⅶ 眼疾患	1.0	[7.4]	26.9
Ⅷ 耳疾患	0.3	[10.2]	12.2
Ⅸ 循環器系疾患	28.0	[52.7]	89.5
高血圧（再掲）	0.9	[45.8]	60.1
心疾患（再掲）	5.8	[24.2]	13.0
脳血管疾患（再掲）	19.9	[104.7]	12.0
Ⅹ 呼吸器疾患	8.4	[27.3]	64.9
Ⅺ 消化器疾患	6.8	[14.6]	125.0
Ⅻ 皮膚疾患	1.2	[26.1]	25.3
ⅩⅢ 筋・骨格系疾患	6.9	[36.0]	94.5
ⅩⅣ 腎・尿路・生殖器疾患	4.7	[24.2]	28.9
ⅩⅤ 妊娠・分娩・産褥	1.9	[8.0]	1.7
ⅩⅥ 先天性疾患	0.6	[19.9]	1.3
ⅩⅨ 損傷・中毒	12.6	[34.8]	31.9

ある．そのうち精神障害の患者は30.1万人で，循環器系疾患（高血圧・心疾患・脳血管障害など）の28.0万人，新生物（腫瘍）の15.9万人より多く，第1位を占めている．つまり全国の入院患者の5人に1人は精神障害のために入院しており，なかでも統合失調症と認知症が目立つ．

一方，外来患者は全疾患の合計686.5万人のうち精神障害は23.2万人で，およそ30人に1人の割合にとどまる．しかしこのことは決して精神障害を発症する頻度が低いことを意味するものではない．他の調査では過去に何らかの精神的不調を経験した人はおよそ人口の3分の1にのぼっている．つまり，精神障害の患者の受療率（治療を受けに行く割合）が低いのである．これには，精神障害という

診断を下されることに対する抵抗感や，いったん受診しても，通院間隔がほかの疾患より長いことなどが影響していると考えられる．

外来の受療数が低いのに入院患者が最も多いことの理由は，精神障害の平均在院日数が他の疾患に比べてきわだって長いためである．全疾患の平均在院日数が35.6日であるのに対して，精神障害の平均在院日数は290.6日，なかでも統合失調症では543.4日に及んでいる．精神障害の患者は医療機関に相談することは少ないが，いったん入院治療を要するほど重症になった患者は，社会や家庭に復帰することが容易でなく，長期の入院を余儀なくされていることを示している．

3．自殺の問題

日本における自殺者数は1998年以来連続して年間3万人を超えており，死亡原因の第6位にあげられる（表2）．遺書に残された自殺の動機については，健康問題48％，経済・生活問題24％，家庭問題12％，勤務問題7％，男女問題3％，学校問題1％，その他5％であるが，多くのケースはそれらの悩みのためにうつ病などの精神障害を発症して自殺にいたったものと考えられている．

自殺者の性・年齢別のグラフを示す（図2, 3）．男女とも以前は高齢者の自殺率が最も高かったが，最近の傾向として高齢者の自殺率は減少し，男性では代わりに50歳代後半に大きなピークがみられるようになっている．また，第二次世界大戦後の混乱期に男女とも20歳代にみられていた小さなピークは社会が安定化するとともに消えていたが，最近再び若年層の自殺率が増加しつつある．これらの変化は，直接には1990年代の経済バブルの崩壊後続いている不況や就職難の影響が大きいと考えられている．しかし，より根底的

表2 死因別死亡率（厚生労働省人口動態統計 2005年）

順位	死因	死亡率（人口10万対）	死亡総数に対する割合（％）
1	悪性新生物（悪性腫瘍）	258.2	30.1
2	心疾患	137.1	16.0
3	脳血管疾患	105.2	12.3
4	肺炎	84.9	9.9
5	不慮の事故	31.5	3.7
6	自殺	24.1	2.8
7	老衰	20.9	2.3
8	腎不全	16.3	1.9
9	肝疾患	13.0	1.5
10	慢性閉塞性肺疾患	11.4	1.3

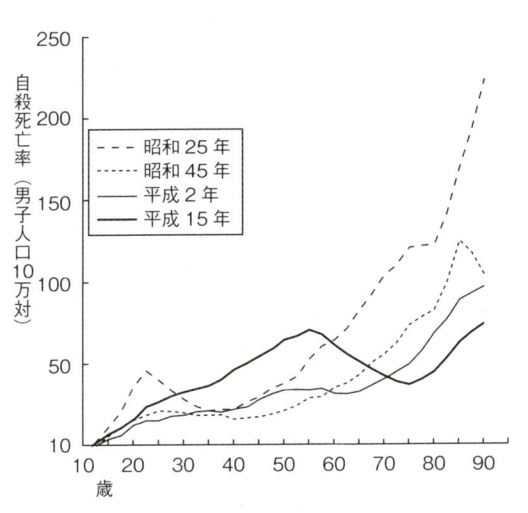

図2 日本における男性の年齢別自殺率の推移（厚生労働省自殺死亡統計の概況）

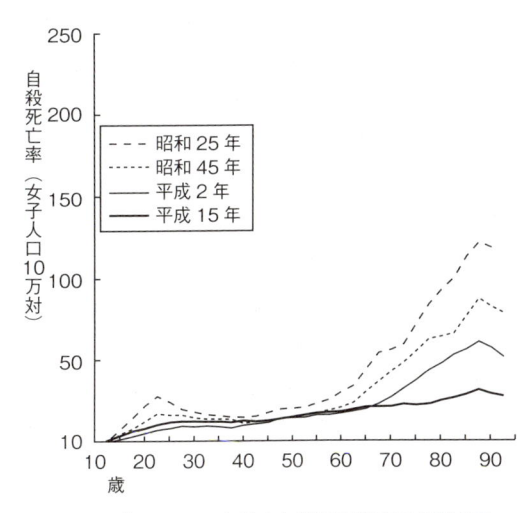

図3 日本における女性の年齢別自殺率の推移（同）

表3 自殺の国際比較

順位	国名	(人／10万人)
1	ベラルーシ	35.1
2	リトアニア	30.4
3	ロシア	30.1
4	カザフスタン	26.9
5	ハンガリー	26.0
6	日本	24.4
9	韓国	21.9
18	スイス	17.5
19	フランス	17.0
26	中国	13.9
29	スウェーデン	13.2
35	デンマーク	11.9
36	ドイツ	11.9
40	ノルウェー	11.4
43	アメリカ	11.0
47	インド	10.5
67	イギリス	6.4
68	イタリア	6.3
70	イスラエル	5.9
95	イラン	0.2
102	エジプト	0.0

(2009年段階における各国の最近の数値：WHO報告)

な問題として，社会の高齢化，核家族化，少子化，世代間の隔絶，地域の人間関係の希薄化など社会の構造的変化に伴って，悩める人を支える人的ネットワークの弱体化していることが原因であると指摘されている．

世界的に見れば，日本の自殺率は東欧諸国に続く第6位にあげられ，先進国の中ではかなり高い（表3）．各国の自殺率の差には宗教や文化の違い，社会体制など多様な背景がかかわっているが，日本の場合にはうえに述べた近年の社会構造の変化と経済状況のほか，組織への帰属と責任が重視され失敗者・挫折者に罪責感を抱かせやすい倫理・文化的伝統が背景にあることが指摘されている．

以上のデータが物語るように，精神障害は現代の世界に大きな損失をもたらし，わが国においても，多くの患者が長期の入院を余儀なくされ，また自殺にいたるケースも多い．精神医学・医療の重要性は，何よりもこうした重大な問題を克服すべき任務を負っている

というところにある．

2　精神医学の方法と考え方

精神医学には内科・外科などの他の医学分野とは異なる特徴がある．最大の特徴は，他の分野が「身体」という物質を対象とする学問であるのに対し，精神医学は「精神」さらには「自我」という，一見捉えようのないものまでも扱う分野であるということである．

1. 主観的体験を扱う

精神医学は科学の一分野である．「自分が見ている夕焼けの色と，ほかの人が見ている夕焼けの色が同じであるという確証はない」という独我論的不可知論の立場を科学はとらない．脳という物質的な臓器から精神現象が生みだされているならば，微妙な個体差はあるとしても，どの個人にもほぼ共通する事態が生じていると考えられるからである．

精神医学についてよく誤解されることがらが2点ある．まず，精神医学は主観的体験だけを扱うのではない．むしろ多くの精神症状は患者の行動や表情・言語表現などによって客観的に観察される現象である．第2に，主観的にしか体験されない症状（たとえば幻覚や妄想など）を取り扱う場合には確かにあいまいな部分を含んでいるが，精神医学にはあいまいさを扱うことの意義とその危険性を自覚しているという厳正な態度がある．

主観的な体験を扱う場合には，通常の自然科学とは異なる方法を用いざるをえない（図4）．ヤスパースらの了解心理学によれば，われわれがある現象を理解できると言う場合には，自然の現象ならば説明できるということ，心理的な現象ならば了解できるということを意味しているという．自然科学では，ある客観的現象を要素（原因）に還元（分析）し，その要素がある条件下で常に一定の結果をもたらすことを根拠として因果関係を説明する

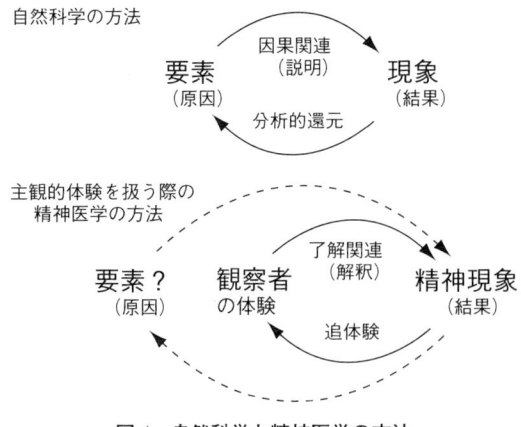

図4 自然科学と精神医学の方法

（最初は実験によって証明する．その後は論証する）．たとえば，夕焼け現象は，赤い光と青い光の波長の差と大気の散乱という要素によって説明され，理解される．他者の主観的体験については還元すべき要素が不明であるので，われわれは自らの体験として感情移入する（追体験する）ことにより，背景となる脈絡のなかで解釈する．たとえば，失恋した友人の悲しみは自らの体験に置き替えることによって了解され，理解されるのである．

精神障害者の主観的な体験には容易に了解できるものと，了解しえないものがある．実はこの了解の可能性が，伝統的な分類法において心因性精神障害と，内因性および器質性精神障害の症状を区別する指標とされてきた．しかし，この了解の可否は観察者の感受性や想像力・経験による差異が大きい．また観察者の独断を避けるためには，患者の成育過程や生活背景，発症のきっかけとなった体験に関する詳細な情報を得る必要がある．

2. 生物・心理・社会的水準において多次元的にみる

精神医学においては患者の病態に対して，**生物・心理・社会的**（bio-psycho-social）**次元**という多層的な水準の要因をそれぞれ検討したうえで総合的に評価することが重要である．生物学的次元の評価とは脳の器質病変の影響や身体機能などを評価することである．心理的次元の評価とは個人の精神内界で生じている現象の評価である．患者はそれぞれの人生で築き上げた人格をもって外部の出来事に対処し，さまざまな感情を抱きつつ，満足や不満・葛藤などの状況にある．そのような内面を評価することは先に述べたような方法によらなければ評価できない．社会的次元の評価とは個人を取りまく対人的・社会的・文化的な環境による影響を評価することである．家庭での役割，職業，社会的身分，生活様式，社会制度や文化などが患者の心理に枠組みを与え，また変化の作用を及ぼす．

個々の患者において生物・心理・社会的な次元の要因は比重が異なっている．しかしどのような症例もただひとつの要因だけで障害の全体をとらえることはできない．なぜなら患者は，生物としても，ひとりの人間としても，家族・社会の一員としても生きているからである．たとえば，障害の主な原因が脳の器質損傷という生物的次元のものであっても，成育歴や家族・社会背景によってその病像は修飾される．そうした背景にもとづいて，周囲のひとを信頼しながら生活できるか，被害妄想を抱いて不安な生活を送るか，また妄想の対象がなぜAさんであってBさんでないのか，という違いが生まれるのである．

このことは治療においても重要である．精神科的治療は多くの場合，生物学的次元の薬物療法と，心理的次元の精神療法，社会的次元の環境調整のすべてに配慮しなければ不完全なものとなる．

3. 人生の歴史と背景を縦断的にみる

精神医学においては，問題が生じた時点の一断面をみるだけでなく，患者の人生の歴史（生活史）のなかで現在の患者を位置づけるという縦断的な見方がとりわけ重要である．

ひとの生涯は多くのイベントで彩られているが，それらのイベントは単に，ある年齢に

表4 エリクソンのライフサイクル論の要約

発達段階	危機	心理的課題
乳幼児	基本的信頼 vs 基本的不信	乳房が与えられ常に欲求が充足されれば世界への信頼感を得て後の人生の希望の基礎となる．満足が得られなければ世界への不信感が根づく
幼児期初期	自律性 vs 恥・疑惑	排便の自律的制御によって親との交渉を経験し意志力の原型となるが，失敗の経験を重ねると恥の意識や自らの行為への疑惑を残す
遊戯期（幼児期中・後期）	自主性 vs 罪悪感	家族との遊戯を通じて目的意識や自主性を獲得するが，快楽を追求するあまりに協働作業者に対する罪悪感が芽生える
学童期	勤勉性 vs 劣等感	近隣や学校という外社会で能力が試される．社会での適格性についての自己評価の核が形成されるが，うまく適応できなければ劣等感を残す
青年期	アイデンティティ vs アイデンティティの混乱	単独で社会に参加して自らの位置と役割を模索する時期．他者の視点から自らを対象化し，自我の連続性と唯一無二性，他者から期待されているという統合された認識を獲得する．有効に対処しないと，確固たる主体を形成できず，現実からの撤退，空想的自我の肥大や退縮，対人的距離における過度の接近や孤立，未来への展望の喪失，非現実的で飛躍的な対象への同一化などの混乱をきたす
前成人期	親密 vs 孤立	互いに自立した特定の異性や同性との関係のなかで，有意義な妥協や自己犠牲を通じて相手の内に自らの可能性を見いだせるか，あるいは排他的・競争的な関係しか結べず孤立してしまうかが課題
成人期	生殖性 vs 耽溺・停滞	家庭や社会での生殖・生産・文化創出などの労働を通じて，自我の影響力の拡大と限界を体験する．次世代の養育という役割に新たな可能性を見いだすか，あるいは自らの権威や影響力に固執するかが課題
老年期	統合 vs 絶望	終焉を予感しつつも冷徹な英知によって自らの人生を価値あるものと意味づけられるか，自己と世界を侮蔑し無意味に帰してしまうかが課題

なれば学校へ行き，就職し，恋愛して，家庭を作るというような円滑な流れ作業のようなものではなく，それぞれの年代に応じて解決すべき課題がつぎつぎに与えられる試練の過程だといえる．エリクソンは精神分析の立場から社会心理学と発達心理学を総合して，**ライフサイクルとアイデンティティ**という重要な概念を提出した．彼によれば，ある社会で生きる人々には，その社会の倫理を反映した共通のライフサイクルがあるという（**表4**）．

個人はこのサイクルにしたがって段階的に発達し，各発達段階にはその時期に固有の課題と危機が存在する．その心理的危機を克服しなければ次の段階に進むことができない[注]．通常は肯定的・否定的な両面を適度に体験することで現実への適応能力が育まれ，人格に彩りを添えるが，なんらかの生得的または環境的な理由で否定的側面が極端にあらわれた場合には，さまざまな精神の問題が発生することになる．しかし，ライフサイクルにおける挫折や困難が精神障害を発生させるという確かな証拠はない．それらは精神障害の原因というよりもむしろ病像を修飾するものと考えられている．

ライフサイクルが個人や世代間を通じた共通の体験であるのに対し，特殊な，偶発的なイベントが人生に深刻な影響を与えることがある．各種のイベントがもたらすストレスの大きさを数値化したアメリカの研究では，愛する対象の喪失が本人の身体的健康以上に大きな問題であることがわかる（**表5**）．

うつ病患者の70～90％が発病の直前に強いストレス性イベントを体験しているという．そのほか，躁病では66％，統合失調症で46％などの報告がある．またアルコールや薬物依存は戦争・災害などのストレスで増加する．いうまでもなく外傷後ストレス障害

注：現代社会の構造的変化によって世代間の隔絶，核家族化，離婚の増大による家族離散などが進行した結果，現代における青年期以降の発達過程はエリクソンの時代の理論的枠組では捉えきれなくなっている．

表5　ホウムズらのイベント指数

順位	ライフイベント	指数
1	配偶者の死	100
2	離婚	73
3	夫婦別居	65
4	刑務所での服役	63
5	近親者の死	63
6	自身の怪我・病気	53
7	結婚	50
8	解雇	47
9	夫婦のいさかい	45
10	退職	45
11	家族の健康不調	44
12	妊娠	40

（以下は省略）

（PTSD）では100％である．

つまり患者がどのような精神発達の過程を経て，どのような事件をきっかけに障害を発生したかという背景を知らなければ，現在の患者の人格と心理・行動は正しく理解できないのである．

4．気質・性格傾向を考慮する

同じ困難さに直面してもストレスの感じ方は人によって異なる．人の性格には生活史を通じて後天的に形成されるという側面のほかに，生まれつきの素質として一定の傾向（気質）がすでにそなわっているという側面がある．精神医学では古くからそのような生得的な気質にも注目していた．

クロニンジャーは生物学的な気質をあらわす軸として，新奇探求性，危険回避性，報酬依存性の3つの傾向を挙げ，それぞれをドパミン系，セロトニン系，ノルエピネフリン系という異なる神経伝達物質で働く神経系の活動に関連づけた[注]．生物学的な気質はこれらに固執性を加えた4つの因子で表現することが可能であるという．また彼はさらに，環境の影響を受けて形成される自己志向性，協調性，自己超越性の3因子を加え，これら計7つの因子で人の性格傾向が表現できるという．そして，こうした気質的素因の生物学的基盤は最近の遺伝子研究を含めた検討によっても確かめられつつある．

新奇探求性や報酬依存性はアルコールや薬物依存，危険回避性は不安障害，固執性は強迫性障害やうつ病などとの関連が推測されている．しかし，特定の気質との関連を見いだせない精神障害も多い．人の気質や身につけた性格は多くの場合，尊重されるべき個性であり，障害との関連を不当に強調すべきではない．

5．「異常」の相対性に対する中立な態度

「異常」を判別する基準として以下のものが用いられている．

①平均的でないもの（ふつうでないもの）
統計的には，母集団の平均値±1.96標準偏差より離れた個体は，95％の信頼性をもって，平均的な個体ではないといえる．

②価値が劣っているもの
優秀・劣弱という質的な価値が劣っている．

③疾患（障害）と診断されたもの．
症状や経過などから疾患や障害（Memo参照）と診断される．

④問題（事例性）を生じたもの
患者本人や周囲の人々が困るという事実によって判断される．

しかしこれらの基準にもとづいて，ある人物の精神状態に正常か異常かの判断をくだす場合に大きな問題が生じる．それは，判断をくだす者が正常の側におれば一方的な決めつけになってしまうことである．つまり異常とは「正常でないもの」「正常から閉め出されたもの」という側面があり，時代や地域によって正常の側の許容度が変われば，異常の判断基準も変わりうるのである．このことから，異常とはむしろ正常の側の病理の反映という

注：その後の研究により，脳内報酬はノルエピネフリン系よりもドパミン系の関与が大きいことが明らかになっている．

側面が生まれる．現代でも世界の各地に政治犯が精神病院に収容されているという事実がある．家族や地域の許容度が低いために入院生活を余儀なくされている人も少なくない．精神医療はこのような正常と異常の相対性に配慮して中立の立場を心がけなければならない．

6. ヒューマニズム

以上，精神医学の主な方法と考え方を述べてきたが，これらを一言でまとめれば，ヒューマニズム（人間主義）ということができる．

人間は生物・心理・社会的な次元の存在であるがそれらを統合したひとつの人格として生きている．その人格としてのまとまりをそのまま受けとめようとせずに，ただの脳の機能や社会的な要素に還元してしまうことは，患者の人格を貶めることにしかならない．

仮に患者の精神障害の発現に遺伝的な素因が関わっていたとしても，その素因は人類の進化とともに自然淘汰に耐えて生き残ってきたのであり，現在の人類が今日まで生き延びるうえで何らかの意義を果たしてきたのだろう．不安や恐怖は脅威から逃れるために必要であったし，うつ病者の几帳面さや自罰性は社会を維持するうえで必要であり，妄想は人間の想像力や推理能力が発達しなければ現れなかっただろう．

患者の体験を追体験するという精神医学の方法も，患者が，自分と同じようにただ一度きりの人生を生きているのだという人間的尊厳に敬意を払う姿勢がなければ，患者に異常のレッテルを貼るだけの作業に堕してしまうことになる．

3 精神医療・医学の歴史

1. 精神障害の呪術的理解

未開社会において医療を担っていたのはシャーマン（呪術者）だと考えられている．ひとは未知のもの理解できないものを怖れる．未開の村落共同体にとって境界の外は妖怪や異人の世界であった．恐怖感の共有が共同体とそのルールを形づくり，やがてひとびとの経験と理解を代表するものとしてシャーマンが現れた．シャーマンは，天候異変や疫病など村落全体に関わる大きな脅威は超自然的なデーモン（鬼神）がもたらすものと解釈し，村落内部の小さな不幸には村落に伝えられた経験と理解にもとづく解釈を与えた．精神障害も含めてある種の疾病は食物毒や虫毒のためであり，またある場合はタブーの侵犯や，デーモンのしわざと説明され，それぞれ薬草や懲罰，祈祷による治療が行なわれた．たとえば今日のてんかんは古代メソポタミアでは月の神の手，古代ギリシアでは**神聖病**，ローマ時代には魔病などと呼ばれていた．日本でも近代にいたるまで，てんかんやヒステリーなどの発作性の精神障害を動物霊などによる**憑きもの**と理解する風俗が各地に残っていた．

> **Memo**
>
> **病気** illness：病的状態（健康でないもの）．保健分野の用語で医学ではあまり用いない．「病い」
> **疾患** disease：原因・病態機序・症状・経過・予後・病理的変化を共有する単位としての病的状態．「疾病」
> **症候群** syndrome：複数の特定の症状が複合して表れるもの．
> **障害** disorder：原因，病態生理，病理的変化は確認されていないが，症状，経過，予後は共通しており，疾患単位と同様に扱われうるもの．現在の精神疾患の分類に用いられている．

2. 古代医学

　古代ギリシアに芽生えた医学にはすでに，精神障害を超自然的原因によるものではなく身体的原因によって説明しようとする態度が認められる．医学の父と称される**ヒポクラテス**（B.C.400年前後）は**神聖病**が器質的疾患であることを指摘している．彼らの主な学説であった体液説では，粘液・血液・黒胆汁・黄胆汁の4種の体液の異常が種々の疾患を引き起こすと説明され，精神障害についてはメランコリー，ヒステリー，マニア，水恐怖などの記述が残っている．メランコリー（うつ病）の語源は「黒い胆汁」である．またヒステリーの語源は「子宮」であるが，これは女性の子宮が浮動することが病気の原因と考えられていたためである．今日の知識に照らせば当時の病態理論は滑稽にみえるが，精神障害を身体という具体的な要素にもとづいて理解しようとする姿勢がルネッサンス以降の科学的態度に受け継がれてゆくのである．

3. ヨーロッパ中世—魔女狩りの時代—

　ヨーロッパ中世を一概に暗黒時代ということには反論があるだろう．しかし，精神医療の歴史に限ってはまさしく暗黒時代であった．よく知られているように精神障害者の異常な言動は悪魔のしわざとされ，拷問や火刑の対象となった．未開時代の呪術にくらべて宗教的な権威と権力が強大であるだけ，患者への迫害も大規模で過酷なものとなった．しかしヨーロッパの一部やイスラムなどの他の文化圏では同じ時代に人道的な精神医療が行なわれていたことが知られている．わが国では11世紀に京都岩倉の大雲寺で最初の組織的な精神医療が行なわれていた．

4. ルネッサンスから近世—科学主義の復興—

　ルネッサンスの時代にはギリシア・ローマ時代を再評価する総体的な社会・文化的潮流の中で精神医療にも古代の科学的態度が復興する．スイスの**パラケルスス**（1493-1541）は「僧侶が何と言おうと，精神病は魔物のしわざではなく自然の病気である」と主張した．

　しかし，科学の時代においても精神障害者に対する社会の偏見はなくならない．近世に産業が発展し都市化が進む過程で，精神障害者は犯罪者や浮浪者とともに社会の落後者として疎外され，収容所に隔離されることになった．そうしたなかでフランス革命時代，**ピネル**（1745-1826）は収容所化していたパリのビセートル病院，サルペトリエール病院の責任者として改革を実施し，患者の拘禁・拘束を解いて**道徳療法**（今日の作業療法）を充実させた．彼の改革は半ば神話化されて誇張も多いが，現在にいたるまで精神障害者の人権擁護運動の理念的支柱（ピネル主義）となっている．彼の弟子である**エスキロール**（1772-1840）は精神障害の分類と体系化に貢献し，精神障害の介護に合理的な方法論を導入した．

5. 近代精神医学—現代精神医学の源流—

　現代の精神医学につながる主な学派の理論的枠組みは19世紀後半から20世紀前半に形づくられた．

(1) 生物学主義と神経心理学

　ドイツでは19世紀前半のロマン主義文化を背景に，精神障害は心理的原因にもとづくと主張する心理主義派と，これに異を唱えて身体に原因を求める身体主義派が対立していたが，**グリージンガー**（1817-1868）は有名な「精神病は脳病である」という見解を公表して身体主義の優位を決定づけた．フランス人外科医**ブローカ**（1824-1880）の報告に触発されたドイツの**ウェルニッケ**（1848-1905）による失語症研究は，**リープマン**（1863-1925）の失行症，**クライスト**（1879-1960）らの脳病理学（神経心理学）に受け継がれた．

(2) 精神障害の分類体系

　ドイツではその後，**クレペリン**（1856-

1926）が疾患単位（原因・症状・経過・転帰が共通であるもの）にもとづく精神障害の分類体系を大成した．早発性痴呆（統合失調症）と躁うつ病の2大精神病のほか今日の主な精神障害の概念を確立した彼の分類体系はきわめて強固なものだったので，のちにクレペリン帝国と称された．なお，統合失調症の名称は症状の特徴を重視した**ブロイラー**（1857-1939）が提唱したものである．

(3) 神経症研究と精神分析学

フランスでは，**シャルコー**（1825-1893）のヒステリー研究，**ジャネ**（1859-1947）の固定観念と精神衰弱説など神経症に関する研究が行なわれ，その影響下にオーストリアの**フロイト**（1856-1939）は，抑圧された意識下の諸要因の力動性が精神症状を発現させ，分析を通じてそれを意識化することが治療につながるという精神分析の理論を創始した．その系譜は，**ユング**（1875-1961）の集合的無意識や元型論を軸とした分析心理学，**アードラー**（1870-1937）の個人の目的論的な生活様式を重視した個人心理学などを派生しながら，ナチスの迫害から逃れてアメリカやイギリスに移住した精神分析学者に受け継がれ，**サリヴァン**（1892-1949）の対人関係論，**クライン**（1882-1960）の対象関係論，**エリクソン**（1902-1994）のアイデンティティ理論などの展開をみせた．

(4) 進化論的精神医学

イギリスの**ジャクソン**（1834-1911）は神経系の進化論的階層発達の理論を提唱し，精神障害を上位機能の崩壊による下位機能への退行として論じた．彼によれば，精神症状は上位機能が脱落した陰性症状と下位機能が表面化した陽性症状として現れる．この考えはフランスの**エー**（1900-1977）の器質力動説に受け継がれた．

(5) 条件反射学説と行動主義・学習理論

ロシアの**パブロフ**（1849-1936）は「パブロフの犬」の実験で有名な条件反射学説を提唱した．意識や内省というとらえがたい主観的な過程を必要としないその理論はアメリカの**ワトソン**（1878-1958）の行動主義心理学や**スキナー**（1904-1990）らの学習理論へと発展した．

(6) 多次元診断と性格類型論

アメリカでは**マイヤー**（1866-1950）が，生物学的立場に精神分析の理論を取り入れながら，精神障害を生物・心理・社会的（bio-psycho-social）要因の統合体としての患者が生活歴を背景として発症する不適応状態ととらえる精神生物学を主導し，**カナー**（1894-1981）らの児童精神医学に引き継がれた．同じころドイツの**クレッチマー**（1988-1964）らも力動精神医学の立場から，脳の器質因・体験因・性格因・環境因など多次元の因子が疾患の発生と病像の形成に影響を与えており，それらを明らかにすることが治療の前提であることを強調した．これらの考え方は，今日のアメリカ精神医学会の診断マニュアルDSMにおける多軸診断にも反映されている．

なおクレッチマーの有名な，統合失調症―統合失調症気質―細長型，躁うつ病―循環気質―肥満型，てんかん―粘着気質―闘士型という，疾患―性格―体格類型の対応説は，今日の**クロニンジャー**（1944-）の性格類型の遺伝的神経生理学的基盤の説を先取りするものであったといえる．

(7) 現象学・実存主義と精神病理学

精神医学は同時代の哲学や心理学からも大きな理論的支柱を取り入れてきた．フッサールの現象学とディルタイらの了解心理学を方法論に導入したドイツの**ヤスパース**（1883-1969）は主観的体験を取り扱う手続きの方法を確立し，精神病理学に寄与した．精神分析から出発したスイスの**ビンスワンガー**（1881-1966）はハイデガーの実存主義的存在論の影響を受けて，自然科学では扱えない人間的存在様式を明らかにする現存在分析を提唱した．同じく精神分析派であったオーストリアのフ

ランクル（1905-1997）も実存哲学の影響を受け，人生の意味と価値を追求する存在としての人間の在り方を分析する実存分析とその治療理念であるロゴセラピーを開拓した．彼のユダヤ人強制収容所における体験を記した有名な『夜と霧』は彼自身の治療の実践ともいえる．そのほか，ベルクソンの時間論の影響を受けたフランスのミンコフスキー（1885-1973）も精神病理学に功績を残した．

6. 大戦の時代

20世紀の前半は世界的な戦争の時代であり，国家への貢献があらゆる価値観に優先され，人間性の尊厳が軽視された時代であった．

19世紀から発展をはじめた近代科学は，進化論や遺伝学の概念を借りた「優生学」思想を派生した．優生学とは，人間は遺伝的に決定された本質的な不平等性をそなえており，劣った形質をもつ個人や人種は必然的に淘汰され，優れた形質のみが発展してゆくという誤った進化論である．その説には，価値観とは本来関係のない遺伝形質発現の優性・劣性と，価値評価としての優秀さ・劣弱さの混同，生物の自然淘汰と社会における人為的淘汰の混同がみられる．このような思想にもとづいてナチス・ドイツが民族衛生の名のもとに，障害者の強制的断種と結婚制限，ユダヤ人などの人種隔離と絶滅政策を推し進めたことはよく知られている．しかし同様の政策がアメリカと多くの西欧諸国においても実施されていた事実はあまり知られていない．また，戦時から1970年前後にいたるまで，各国で囚人・病者・知的障害者らに対して同意を得ない人体実験が数多く行われていたことも明らかになっている．

7. 現代の精神医療・精神医学—病院開放化と向精神薬・脳科学の時代—

20世紀の後半は精神医療に多くの希望がもたらされた時代である．

(1) 精神病院の開放化

20世紀半ばまでには生物学，心理学，社会学のそれぞれに重点をおいた精神医学の諸分野が出そろい，各専門領域で活発な活動を繰り広げた．その中から家族や社会・文化などの力動を重視する考え方がすそ野を広げ，各国で病院内の隔離治療から家庭・社会での開放的医療をめざす政策をうながした．

1963年にアメリカはケネディの大統領教書で脱入院治療を掲げた．1978年にイタリアは精神病院の廃絶を目指した法律を制定した．これらは実際にはさまざまな限界と問題のあることが指摘されているが，崇高な理想にもとづくものであったといえる．各国で精神科医師，精神科看護師，作業療法士，臨床心理士，精神科ソーシャルワーカーなどの専門職が増加し，家族療法や集団療法の充実と，デイケア，作業所，授産施設，ケアホーム，グループホームなどの社会環境の整備が進められることになった．

わが国の精神医療については，1950年に制定された**精神衛生法**における同意入院（家族の同意）という名の強制的入院形態と入院期間の長さに対する国際的な批判が高まっていたが，1987年に**精神保健法**，さらに95年に**精神保健福祉法**への改正がなされ，これらの点について改善がはかられることになった．

(2) 向精神薬の開発

1952年にクロルプロマジンの抗精神病作用が発見されて以降，各種の向精神薬の開発があいついだ．副作用の問題も新薬の開発によってめざましく改善され，多くの精神障害で症状の改善と再発予防の効果が確かめられている．

(3) 生物学的精神医学・脳科学の発展

向精神薬の薬理学的な有効性と覚醒剤などの薬物による精神症状惹起作用は，精神障害の神経伝達物質異常仮説を生みだした．統合失調症のドーパミン伝達過剰仮説，グルタミン酸伝達低下仮説，躁うつ病のセロトニン・

ノルアドレナリン異常仮説などである．今日では当初推定されたような単純なモデルは適用できないことが明らかとなっているが，このことを契機に精神障害の神経化学・生理学的研究が大きく前進することになった．

1970年代のコンピュータ断層撮影 CT の開発・臨床応用に始まった脳画像の技術は，その後，磁気共鳴画像 MRI，単フォトン断層撮影 SPECT，ポジトロン断層撮影 PET，機能的磁気共鳴画像 f-MRI，脳磁図 MEG，光トポグラフィが開発されて急速な進歩をみせ，脳の解剖学的な異常や病巣が検出できるだけでなく，安静時や精神作業時の脳の活動部位とその程度が測定できるようになった．これらの技術によって，精神障害の発現に関わる脳の解剖生理学的な病態が研究され，統合失調症の前頭葉機能低下モデル，不安障害における辺縁系の過活動などの病態が明らかにされつつある．

1953年の遺伝子の塩基配列構造の発見以来，遺伝子解析技術が開発され，2003年までにヒトの遺伝子情報のすべての解読が終了した．また，遺伝子ノックアウト技法の開発によって，各疾患の動物モデルによる研究が可能になった．これらにより，今後それぞれの精神障害に関わる遺伝子が特定されていくものと思われる．

8．近い未来の精神医療の課題

脳科学によって生物学的な病因・病態が明らかにされるなかで，精神医療の役割はどう変化するだろう．一方で生物学的研究の成果として，より有効な薬物治療や遺伝子治療が開発されるであろう．しかし同時に，心理・社会的な精神医療の重要性もますます高まってゆくものと思われる．開発途上国よりも先進国に自殺やうつ病，不安障害が多いことから，世界全体で今後ますます精神障害者の数が増大すると予測されている．

現代社会は価値観が多様化して，秩序や規範が複雑化し，容易に全体像をとらえることができなくなっている．個人は外から期待される役割よりも独自の価値観で社会に対処せざるをえず，自由が与えられたひとりの主体として世界にさらされる不安（実存的不安）は強くなってゆくだろう．遺伝情報が解読されても，実存的不安やライフサイクル，ライフイベント，アクシデントがもたらす精神の危機が解消されるわけではないのである．

そして，そのように増大する現代の精神的危機に対処することは，一部の精神科医や臨床心理士が担ってきた精神療法だけでは困難になりつつある．精神医学的知識を備えた多くの医療専門職がそれぞれの立場で多面的に患者を支えることがいっそう求められるであろう．

4　精神医学の諸分野

精神医学の諸分野と関連する学問領域を表にまとめておく．

表4　精神医学の諸分野と関連領域

Ⅰ．方法的分類
1．精神病理学
　不確かな要素に還元せず，「精神」自体の水準において病態を理解する
2．力動精神医学
　精神分析など，精神の内界や環境にいくつかの要素を設定し，それらの力動的な関係として症状を説明する
3．行動科学
　精神内界あるいは主観的体験という不確かな世界の力動関係ではなく，客観的に観察しうる刺激と反応の関連から行動を説明する
4．生物学的精神医学
　精神をその身体基盤である脳の働きとして説明する
(1)精神生理学
　精神現象を脳波，筋電図，脳磁図など，電気・磁気生理学の手段で研究する
(2)神経心理学
　精神現象を脳の解剖生理学的構造との関連において研究する
(3)精神薬理学
　精神現象を精神活性を有する物質の作用と動態と

の関連において研究する
(4)神経化学(分子生物学)
　　神経機能の変化を，分子レベルの物質の現象として研究する．遺伝子研究も含まれる
II．対象領域による分類
　　方法的には，精神病理学や力動精神医学の手法を用いることが多い
　1．社会精神医学
　2．司法精神医学
　3．地域精神医学
　4．比較文化精神医学
　5．児童精神医学
　6．青年期精神医学
　7．老年精神医学
　8．コンサルテーション・リエゾン精神医学
III．精神医学の関連領域
　1．精神保健学
　2．心身医学
　3．臨床心理学
　4．社会福祉学
　5．精神科看護学
　6．精神科作業療法学

　精神医学は他の医学分野にはみられないほど多くの研究領域に細分化され，また関連する医療分野も広範な領域にわたっている．このことは精神医療が生物・心理・社会という重層的な諸次元に対応しなければならないという理由に加え，すでにみてきたように，第二次大戦後の人権意識の高まりを受けて，開放的な地域社会で患者を支えるためにより多くの専門職分野の関わりが求められた結果である．

　しかし注意しておかねばならないのは，各専門領域が自らの領域の研究や医療の実践を進めれば進めるほど，精神医療の全体を見わたすことが困難になってくるということである．どの分野をとっても膨大な知識が必要となるすべての領域の専門家を兼ねることは誰にもできない．しかし，他の分野からもたらされた研究成果や主張に常に耳を傾け，有益な情報を相互に伝達して総合的な理解を向上させることは可能である．精神医療に関わる者は自らの活動に対する謙虚さと他職種の活動に対する敬意を忘れるべきではない．生物・心理・社会のどのひとつの次元を欠いても，また関連分野のどのひとつの専門職を欠いても，患者に対する支援は不十分なものになってしまうのであるから．

2 精神症候学

POINT
①精神症状に関する用語を学習する
②人間の精神機能はいくつかの要素から成りたっている
③それぞれの精神機能の異常が精神症状として表れる
④それぞれの精神症状にはそれを表しやすい疾患がある
⑤複数の精神症状が組になって表れるものを症候群または状態像という

　精神症状は，発病以前は可能であった機能が低下した症状（**脱落症状**または**陰性症状**）と，以前はなかったものが新しく出現した症状（**陽性症状**）からなっている．例えば，健忘は脱落症状であり，作話は陽性症状である．感情鈍麻や意欲減退は陰性症状であり，興奮や幻覚・妄想は陽性症状である．

　陽性症状は単に活発な異常体験が表れたものというだけでなく，脱落した機能を補おうとする患者の努力の表れとしての側面がある．たとえば，妄想は他者にとっては非現実的であっても，患者本人にとっては社会生活の困難さを説明できる唯一の理由である．さらに，陰性症状の一部も患者の消極的な自己防衛の手段であることがある．解離性健忘では外傷となる体験を忘れることによって危機を回避し，引きこもりは社会から撤退することによって破滅を免れている．本章で解説する諸症状については，その異常さに注目するだけでなく，そのような症状を有している患者の困難さと適応への努力を読み取らねばならない．

1 精神機能の諸要素

　人間の精神活動にはいくつかの要素的機能が含まれる（表1）．ある人物の精神状態を評価する場合には，これらの機能に目を向けてそれぞれに異常がないかどうかを検討する必要がある．

1. 意識（consciousness）

　意識という語にはさまざまな意味があるが，ここでいう意識とは覚醒している（目覚めている）状態のことである．

　覚醒の程度を**意識水準**という．意識が外界の物事や自己の状態をとらえることのできる範囲を**意識野**といい，意識野にとらえられたことがらを**意識内容**という．

表1　精神機能の諸要素

1. 意識
2. 知覚
3. 言語
4. 行動
5. 記憶
6. 知能
7. 見当識
8. 思考
9. 感情・気分・情動
10. 欲動・意志・意欲
11. 自我意識

2. 知覚（perception）

　感覚（sensation）とは刺激を受けた感覚器（眼，耳，皮膚・身体内部，鼻，舌）からの情報であり，視覚，聴覚，体性感覚（触覚・温度覚・痛覚・身体位置覚・振動覚・運動覚），嗅覚，味覚が区別される．

　知覚はこれらの感覚を意識野でとらえたものである．知覚をさらに分割して，要素的な知覚と，それらを統合して対象をひとまとまりのものととらえる**統覚**，統覚されたものの意味を理解する**意味理解**の段階が区別される．

　表象（representation）とは対象を意識野に思い浮かべたものである．対象がなくなっても表象を思い浮べることができる．

　例）色，形，肌ざわり，香りの情報 …感覚
　　　赤い，丸い，すべすべ，甘い香りが
　　　それぞれ意識される ……… 要素的知覚
　　　赤く丸くすべすべとした甘い香りの
　　　物体 …………………………… 統覚
　　　「りんご」という果物 ………… 意味理解
　　　頭に思い浮かべた「りんご」……… 表象
　　（要素的知覚・統覚・意味理解＝広義の知覚）

3. 言語（speech）

　思考や感情・意欲を音声または文字で表現・理解すること．

4. 行動（behavior），行為（praxis）

　思考や感情・意欲・身につけた習慣を身体で表現すること．

5. 記憶（memory）

　記憶とは，過去の経験を**記銘**（登録）し，意識下に**把持**（貯蔵）しておいて，時間がたってから**想起**（検索）するという精神機能である(注)（図1）．想起には情報の手がかりが少ない順に，**自発的再生**，**手がかり再生**（ヒントが与えられて想起する），**再認**（実物を見せられて過去に見たことがあるかないかを判断する）という異なった形式がある．

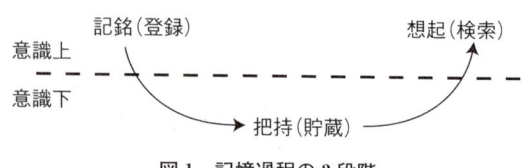

図1　記憶過程の3段階

　短期記憶とは知覚した内容をそのまま意識野にとどめている段階の記憶であり，**長期記憶**とは記銘した内容をいったん意識野から消し去ったのちに想起する記憶である．臨床の分野では，短期記憶を**即時記憶**と呼び，長期記憶をさらに分けて，一定期間憶えている**近時記憶**と，半永久的に憶えている**遠隔記憶**を区別する．近時記憶のうち，感情を伴って強く印象づけられた記憶内容や，繰り返し想いだして（リハーサルして）強く固定された記憶内容が遠隔記憶となって残る．

　例）数字列の復唱 …… 即時記憶（短期記憶）
　　　昨日の晩御飯のおかずを想い出す
　　　　…………………… 近時記憶（長期記憶）
　　　中学校の修学旅行はどこへ行ったか
　　　　…………………… 遠隔記憶（長期記憶）

　記憶はまた記憶内容の性質によって，**陳述記憶**（意識にのぼって言葉や絵画で表現することが可能な記憶）と**非陳述記憶**（意識にのぼらない記憶）に分類される（図2）．陳述記憶には**エピソード記憶**（自分が体験した出来事の記憶）と**意味記憶**（一般的な知識）が含まれる．意味記憶は，エピソード記憶のうち共通する重要な内容が抽出されたものである．非陳述記憶には**手続き記憶**（身につけた技能）や**プライミング効果**（先行する刺激と同じ種類の刺激が優先的に選ばれること），**条件付け**（互いに無関係な刺激が同時に与えられることによって関係づけられること）などが含まれる．

注：記銘・把持・想起や，即時記憶・近時記憶・遠隔記憶などの用語は意識にのぼる陳述記憶に関するものである．

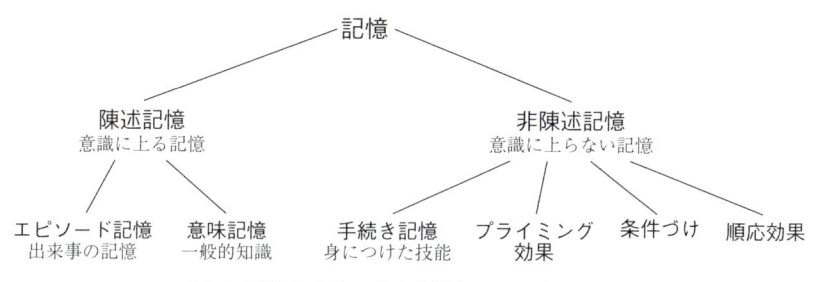

```
                                   記憶
                        ┌───────────┴───────────┐
                     陳述記憶                 非陳述記憶
                  意識に上る記憶             意識に上らない記憶
              ┌──────┴──────┐        ┌────┬────┬────┬────┐
          エピソード記憶  意味記憶   手続き記憶 プライミング 条件づけ 順応効果
           出来事の記憶   一般的知識  身につけた技能  効果
```

図2　記憶の内容による分類(Squire ら)

6. 知能（intelligence）

問題を解決するために知覚や記憶を材料として思考する能力である．**結晶性知能**と**流動性知能**に分けることがある．結晶性知能とは経験や学習を通じて蓄積された知識に照合して課題の解決をはかる能力であり，初老期まで向上する．流動性知能とは未経験の課題を限られた材料から推論して解決する能力であり，20歳前後の若年成人期にピークを迎え，以後は次第に衰えてゆく．知能を先天的な素質と考えれば，流動性知能こそが本来的な知能といえる．

知能指数（intelligence quotient；I.Q.）とは，知能検査の成績から算出される指数である．算定方法には2通りの方法がある．
①精神年齢が測定できる検査法の場合

　　知能指数＝精神年齢÷実年齢

②同年齢の成績の分布が標準データとなっている検査法の場合，多くは，平均を100とし，1標準偏差を15として算定する（**図3**）．

　知能指数＝100＋(その人の得点－その年齢の平均得点)
　　　　　　　÷その年齢の得点の標準偏差×15

7. 見当識（orientation）

自己や環境の状況を認識する能力．現在の時間と場所に関する**時間見当識**，**場所見当識**（空間見当識），眼の前にいる人物が誰であるかを認識する**人物見当識**などが含まれる．視空間知覚や記憶などを基礎とする複合的機能である．

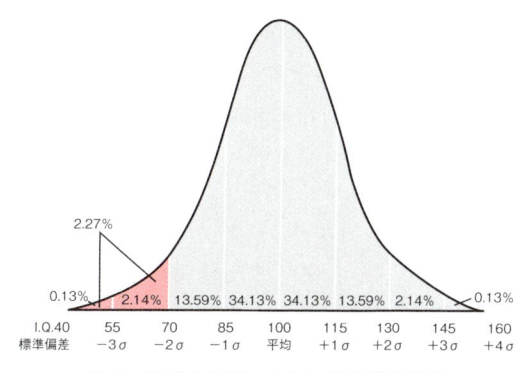

図3　正規分布データと知能指数の関連

8. 思考（thought）

主に言語を用いて行われ，目的に向って知識を呼び起こし，相互に結びつけて問題の解決をはかる精神活動．思考が展開する形式を**思路**（思考形式）といい，思考の結果を**思考内容**という．

9. 感情(affect)，情動(emotion)，気分(mood)

快・不快，喜怒哀楽など自分の体験に対する直観的な価値づけを**感情**といい，顔の表情や体の反応を含めて**情動**という．長く持続する感情の状態を**気分**という．

幼児期には快・不快という原始的な感情しかもたないが，発達とともに，喜び，幸福，恐れ，怒り，驚き，嫌悪，悲しみなど数種の**基本感情**が分かれ，さらに社会的・文化的影響のもとで，憐れみ，罪責感，誇らしさ，恥かしさなど高等で複雑な感情が発達する．

10. 欲動 (drive)，意志 (will)，意欲 (volition)

行動に駆りたてる力を**欲動**といい，欲動を自覚的に制御する力を**意志**という．両者を併せて**意欲**という．

11. 自我意識 (self consciousness)

思考や行動の主体としての自分を**自我**といい，思考の対象としての自分を**自己**というが，両者を区別せずに用いることも多い．

自我の意識には，**能動性**（自分が考え行動する），**単一性**（自分はひとつ），**同一性**（過去の自分と現在の自分は同じ），**境界性**（他人や物と自分は別のもの）という4つの側面が含まれている．

以下に述べるさまざまな精神症状はこれらの要素的機能の異常として表れる．患者の精神状態の評価（精神医学的所見）においては，すべての機能要素を検討することが望ましいが，実際の症例記述では，主要な症状に関係の少ないものは省略することが多い．

2 意識の異常

意識の異常は，**意識混濁**という垂直方向の変化，**意識狭窄**という水平方向の変化，**意識変容**という意識内容の性質の変化，として表れる．

1. 意識混濁 (clouding of consciousness)

意識水準の低下である．主として，脳の損傷による器質性精神障害，症状性精神障害の急性期に表れる．意識混濁の程度を表す用語は多いが，それぞれの境界は不明瞭である（**表2**）．

臨床の場では，**日本昏睡尺度**（Japan Coma Scale，3・3・9度方式）（**表3**）やグラスゴー昏睡尺度（Glasgow Coma Scale）（**表4**）などを用いて数値で評価することが多い．

表2 意識混濁の程度

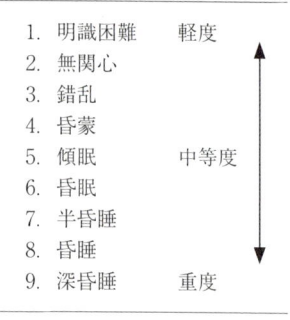

1.	明識困難	軽度
2.	無関心	
3.	錯乱	
4.	昏蒙	
5.	傾眠	中等度
6.	昏眠	
7.	半昏睡	
8.	昏睡	
9.	深昏睡	重度

表3 Japan Coma Scale (JCS)

Ⅰ 刺激しないでも覚醒している状態〈1桁で表現〉
(delirium, confusion, senselessness)
1. だいたい意識清明だが，今ひとつはっきりしない
2. 見当識障害がある．
3. 自分の名前．生年月日が言えない．

Ⅱ 刺激すると覚醒する状態・刺激をやめると眠り込む〈2桁で表現〉
(stupor, lethargy, hypersomnia, somnolence, drowsiness)
10. 普通の呼びかけで容易に開眼する．合目的な運動（たとえば，右手を握れ．離せ）をするし，言葉も出るが間違いが多い
20. 大きな声または体を揺さぶることにより開眼する．簡単な命令に反応する（たとえば，握手）．
30. 痛み刺激を加えつつ呼びかけを繰り返すと，かろうじて開眼する．

Ⅲ 刺激をしても覚醒しない状態〈3桁で表現〉
(deep coma, coma, semicoma)
100. 痛み刺激に対し，払いのけるような動作をする．
200. 痛み刺激で少し手足を動かしたり，顔をしかめる．
300. 痛み刺激に反応しない．

注：R：restlessness 不穏　I：incontinence 失禁
　　A：akinetic mutism 無動性無言．apallic state 失外套状態

主に脳が損傷される器質性精神障害・症状性精神障害で表れる．

表4　Glasgow Coma Scale (GCS)

大分類	小分類	スコア
開眼 (Eye opening)	・自発的に	E4
	・言葉により	3
	・痛み刺激により	2
	・開眼しない	1
言葉による応答 (Verbal response)	・見当識あり	V5
	・錯乱状態	4
	・不適当な言葉	3
	・理解できない声	2
	・発声がみられない	1
運動による最良の応答 (Best motor response)	・命令に従う	M6
	・痛み刺激部位に手足をもってくる	5
	・四肢を屈曲する	
	・逃避	4
	・異常屈曲	3
	・四肢伸展	2
	・まったく動かさない	1

表5　意識変容

1. アメンチア	軽度の意識混濁を伴い，考えがまとまらないことに自らとまどっている状態
2. せん妄	軽度から中等度の意識混濁を伴い，活発な錯覚・幻覚・不安・恐怖・興奮を呈する
3. もうろう状態	意識狭窄を伴い，平常と異なった精神状態に陥る．興奮している場合もあれば，一見まともな行動をみせる場合もある
4. 夢幻様状態	既視感・未視感・離人体験など，時間や空間が変化し誇張されて体験される状態

2. 意識狭縮（意識狭窄）(narrowing of consciousness)

意識野の範囲が狭くなって一部の対象しか意識されなくなる状態．意識混濁の際にもみられるが，解離性障害（ヒステリー）や催眠状態，また健常者でも強い情動体験によって，意識混濁を伴わずに意識狭縮を呈することがある．

3. 意識変容（alteration of consciousness）

周囲の状況がうまくとらえられず，意識の内容が変化して，断片的で一貫性のない錯覚・幻覚・妄想・不安・興奮などがみられる．軽度～中等度の意識混濁が基礎にあることが多い．これにもさまざまな用語があるが厳密に区別することは難しい（表5）．最近では，これらの用語は全て**せん妄**（delirium）に一括される傾向にある．なお特に，夜間に生じるせん妄を**夜間せん妄**，アルコール関連障害の離脱時にみられる全身の振戦を伴ったせん妄を**振戦せん妄**，せん妄時に自分の職業に関連した動作をみせるものを**職業せん妄**という．

3　知覚の異常

1. 錯覚（illusion）

実際にある対象を誤って知覚すること．視力や聴力が低下したり，意識混濁に伴って生じやすい．健常者でも不注意や先入観によって表れる．雲の形や壁のしみが人の姿や動物に見えたりするように，本人は冷静で，それが実物でないことが分かっていながら錯覚が現れる症状をパレイドリアという．

2. 幻覚（hallucination）

実際にはない対象を知覚すること．ありありとした実在感をもって知覚される**真性幻覚**と，実在感の弱い**偽幻覚**が区別される．また感覚の種類によって，幻視，幻聴，幻嗅，幻味，体感幻覚，幻触などに分類される．それぞれ知覚のまとまりの程度によって，**要素性幻覚**（幻視なら単純な形や色，幻聴なら雑音など）と**複合幻覚**（幻視なら人物や物体，幻聴なら人の話し声や音楽）に分けられる．

(1) 幻聴（auditory hallucination）

統合失調症にはあらゆる種類の幻覚が出現する可能性があるが，話し声の幻聴（**幻声**）が中心である．内容は患者に対する悪口や批判・干渉・命令などの被害的なものが多いが，

称賛や冗談・神の声などもある．幻声は天井や床下，耳の中，どこか遠くなどさまざまな場所から聞こえるように感じられる．患者に直接話しかけてくる声のほか，幻声どうしが話し合っている会話を患者が聞いている型の幻聴や，自分の考えが声になって聞こえる**考想化声**もみられる．幻声は覚醒剤精神病や器質性精神障害などにも出現する．

(2) 幻視（visual hallucination）

器質性・症状性精神障害に多い．アルコール離脱期の振戦せん妄では蟻やウジ虫などがベッドや壁・衣服にうごめいている**小動物幻視**が特徴的である．**脳脚幻覚症**（中脳の病変による幻覚）やレビー小体型認知症では人物や動植物など色彩豊かな具体的な幻視が出現するが，患者は幻覚に対して比較的平静な態度を保っている．視力が低下している高齢健常者にみられる幻視は**シャルル・ボネー症候群**と呼ばれる．

(3) 体感幻覚（cenesthetic hallucination）（セネストパチー cenesthopathy）

体内に感じられる形容しがたい奇妙な知覚．統合失調症や器質性精神障害でみられることがある．

　例）脳が腐って流れ出す．腹の中でぜんまいが巻かれている．右半身と左半身が反発しあっている．

(4) 幻肢 phantom limb

切断されてしまった肢をまだ存在するかのようにありありと感じる幻覚．その肢に感じられる自発的で強い不快感を伴った痛みを**幻肢痛**という．

4 言語・行動の異常

言語と行動の異常は患者の内面の精神活動が外にみえる形で表れたものである[注1]．言いかえれば，患者の精神活動の異常は言語と行動を通してしか評価することができない．これらは主に思考や感情，意欲の異常を反映しているので，以下の項目で述べる．

5 記憶の異常

記憶の障害は，**健忘**（過去の出来事や知識が想い出せない），**記憶錯誤**（過去の出来事や知識の内容を誤って想い出す）として表れる．健忘や記憶錯誤は記銘，把持，想起のどの段階の障害によっても生じるが，それらを区別するためには詳しい検査を行う必要がある[注2]．

代表的な記憶検査の名称をあげておく．
①総合的記憶検査：ウェクスラー記憶スケール改訂版（WMS-R）
②生活記憶検査：リバーミード行動記憶検査
③言語性記憶検査：三宅式対語記銘テスト
④視覚性記憶検査：ベントン視覚記銘テスト，レイの複雑図形テスト

1. 健忘（amnesia）

発病時点よりあとの新しい出来事を記憶することができない健忘を**前向健忘**（anterograde amnesia）といい，発病時点より過去にさかのぼって出来事が思いだせない健忘を**逆向健忘**（retrograde amnesia）という．どちらも発症時点に近いほど記憶障害が強い（**図4**）．頭部外傷や血管障害などの器質的脳損傷，

注1：これ以外にも，失語・失行・失認など，言語や身体を表現や理解の道具として使用する能力の障害があるが，脳局在症候の項で述べる．
注2：通常，即時記憶が保たれていれば記銘段階に問題はないと推測できる．把持と想起の段階を区別することは難しいが，自発想起が困難で再認が可能ならば想起の段階の障害である可能性が高い．

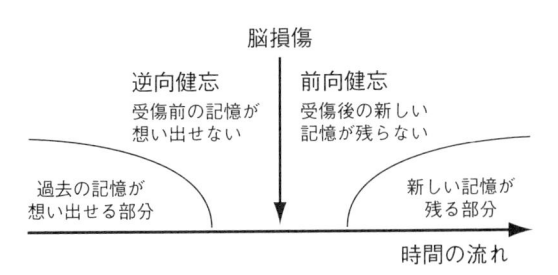

図4 前向健忘と逆向健忘

認知症などで多くみられるが，解離性障害（ヒステリー）などの心因性精神障害でもみられる．

健忘を中心とするいくつかの特徴的な症候群が知られている．

(1) 純粋健忘症候群（pure amnesic syndrome）

健忘のみが唯一の症状で作話や見当識障害を伴わない．即時記憶と遠隔記憶は保たれ，近時記憶が障害される．著しい前向健忘と軽度の逆向健忘がみられる．海馬を中心とする記憶回路（パペツ回路）に限局した病変で生じることが多い．

(2) コルサコフ症候群（Korsakow's syndrome）

①前向健忘，②逆向健忘，③見当識障害，④作話，⑤病態の自己認識の欠如を特徴とする症候群．作話とは事実でないことを話すことで，質問に答えられない場合につじつま合わせとして語られるもの（**当惑作話**），積極的に事実と反することがらを語るもの（**空想作話，自発作話**）がある．妄想と異なり，一般に患者には深刻味がなく，生活体験が話題になることが多いこと，話題に一貫性のないことが特徴であるが，しかし，認知症や高齢者の精神障害では，妄想とも作話とも区別できない場合がある．アルコールの多量摂取によって脳が急速に破壊される**ウェルニッケ脳症**のために間脳が損傷されて生じることが多いが，脳挫傷，脳炎，脳腫瘍，脳血管障害などでも生じる．

(3) 一過性全健忘（transient global amnesia）

突然発症してほぼ1日以内に回復する健忘発作．発作中は著しい前向健忘とさまざまな程度の逆向健忘のために，同じ質問を繰り返し，強い不安を示すが，知能は保たれている．回復後に発作中の出来事は記憶していない．外傷，てんかんは除外され，海馬を中心とする一過性の機能障害が原因と考えられている．

(4) 生活史健忘（amnesia of personal history）

自己の生活史の全てが想いだせない**全生活史健忘**，一部が想い出せない**部分健忘**，特定の事柄だけ想いだせない**選択健忘**がある．発症は突然で，強い情動ストレスがきっかけであることが多い．エピソード記憶のほか自分の生年月日や出生地などの意味記憶も障害される．一般的知識は保たれることが多い．健忘に対して無関心であることがある．多くは数日から数年で回復するが永続する場合もある．また回復後に，症状のあった期間のことを忘れる場合がある．ほとんどが解離性障害によるものであり，有害な体験から自らを防衛するために，不都合な記憶を抑圧しているのだと考えられている（**解離性健忘，心因性健忘**）．

2. 記憶錯誤（paramnesia）

実際にあった出来事が誤って想いだされるものを**誤記憶**，実際にはなかった出来事があったかのように想いだされるものを**偽記憶**という．作話との区別は困難である．脳の器質的損傷のほか，統合失調症，解離性障害，人格障害，精神遅滞などでみられる．生活史健忘と同じく，記憶を歪曲することによって自己を防衛している場合がある．

例）自分が人に怪我をさせてしまったのに，他の人物が怪我をさせたと信じている．

そのほか，特異な記憶錯誤に以下のようなものがある．

(1) 既視体験（デジャヴ déjà vu）

例）「初めて来たはずなのに，いつか見た風景だ」

(2) 未視体験（ジャメヴ jamais vu）

例）「いつも来ている所なのに，初めて見たような気がする」

デジャヴ，ジャメヴという症状は健常者にもしばしばみられる症状である．通常は合致している概念的判断（見たことがあるかどうか）と感情的判断（親近感を感じるかどうか）が食い違うために生じると考えられる．

(3) 重複記憶錯誤

例)「もうひとりどこかに娘がいる」「自宅が別にもうひとつある」

(4) 二重見当識

例)「自分はここにもいるが，南極にも住んでいる」

重複記憶錯誤は対象が二重に存在していると信じているもので，二重見当識は自分が二重に存在していると主張するものである．記憶錯誤や見当識障害というよりは妄想に近い．前頭葉損傷や器質性精神障害，統合失調症などでみられる．

6 知能の異常

知能の異常は知能検査だけで決定されるのではない(注)．知能の問題のために家庭，学校，職場などの生活場面で困難さが生じている場合にのみ，知能障害と診断される．

知能指数を測定するための代表的な知能検査法の名称をあげておく．

①児童用知能検査：
田中・ビネー式知能検査，鈴木・ビネー式知能検査，
ウェクスラー児童用知能検査（WISC Ⅲ）
②成人用知能検査：
ウェクスラー成人知能検査（WAIS Ⅲ）

1. 精神遅滞（mental retardation）

先天性または出生後早期に起こった脳の障害により知能の発達が遅れた状態．精神遅滞者には他の精神障害が合併することも多く，一般人口の3～4倍の頻度といわれる．知能指数にもとづく精神遅滞の重症度は，最重度（I.Q. < 20），重度（20～34），中等度（35～49），軽度（50～69），境界（70～84）と評価される．

2. 認知症（dementia）

いったん正常に発達した知能が，後天的な脳の器質的疾患によって，持続的に低下した状態．多くは一方的に進行する．精神遅滞や偽認知症との鑑別が必要である．

簡易認知機能検査として，ミニメンタルステイト検査（MMSE），改訂長谷川式簡易知能評価尺度（HDS-R）がある．

3. 偽認知症（仮性認知症）（pseudo-dementia）

うつ病や心因反応など非器質性の精神疾患により，一見認知症に似た状態を呈するもの．受刑囚や戦争捕虜など拘禁状態で心因反応性の偽認知症を呈するものを**ガンザー症候群**という．

7 見当識の異常

見当識の障害を**失見当**（disorientation）という．失見当は記憶障害や知能障害によって起こるほか，場所失見当，人物失見当は視覚認知や空間認知の障害によっても生じる．見当識を確かめる質問の例を以下にあげる．

例）時間失見当：今は，何年，春夏秋冬のどの季節，何月何日，何曜日，午前・午後，何時ごろですか？
場所失見当：今いる場所は，日本の何地方，何県，何市，何病院，何階ですか？
人物失見当：ここにいる人は誰で，あなたとどういう関係の人ですか？
（相手の反応をみながらひとつずつ質問する）

注：知能指数（I.Q.）は100を平均とし，70未満が下位の2.3%になるよう設定された指数であるから，これだけで判断すれば，集団のうち必ず2～3%の構成員が異常とされてしまう．

8 思考の異常

思考の異常は，思路（思考形式），思考内容，思考制御に関する異常に分類される．

1. 思路の異常

疾患によって現れやすい症状がある．

(1) 器質性精神障害（てんかん，認知症，精神遅滞など）でみられるもの

迂遠・冗長（circumstantiality）：話が回りくどく要点がつかめない．結論までに時間がかかる．

保続（perseveration）：同じ話題や返答が繰り返し現われ，思考が先へ進まない．

(2) 統合失調症などでみられるもの

思考途絶（blocking of thought）：思考の進行が途中で突然停止する．本人には，考えが突然消える，抜きとられるなどと感じられることが多い．

連合弛緩（loosening of assotiation）：観念の相互の関連性が弱くなって，思考や話のまとまりが悪くなる．

滅裂思考（incoherence）：連合弛緩が重症になると，思考は支離滅裂となり，聞き手はほとんど理解することができなくなる．本人だけにしか通じない言葉を作り出すことを**言語新作**という．滅裂思考が極度になると文法の構造が崩れ，意味不明の単文や単語を羅列するいわゆる**言葉のサラダ**になってしまう．

(3) 躁状態でみられるもの

観念奔逸（flight of idea）：話題から離れた観念が脱抑制的につぎつぎと出現するため，思路が飛躍，脱線してしまう．

(4) うつ状態でみられるもの

思考制止（inhibition of thought）：着想が貧困となり，思考の展開が遅く，一定の話題をめぐって思考が停滞してしまう．

2. 思考内容の異常

妄想（delusion）とは，訂正することが困難な誤った確信である．

(1) 了解可能性による分類

一次妄想：背景を考慮しても一般の人間には了解不能な妄想

二次妄想：背景を考慮すれば一般の人間にも了解可能な妄想

(2) 発生形式による分類

①**妄想着想**（delusional idea）：脈絡なく生じる妄想的観念

例）「お父さんが今死んだ」とか「自分は織田信長の生まれ変わりだ」などの考えが急に浮かぶ．

②**妄想知覚**（delusional perception）：知覚したものに対する妄想的意味づけ

例）遠くで道を横切った男性を「自分を待ち伏せしている」と思い込む．

③**妄想気分**（delusional mood）：世界没落感，事件発生の予感など異様な雰囲気だけが感じられる未分化な妄想

例：「何か世界全体に大変なことが起りそうな気がする」

(3) 妄想の内容による分類

①**被害妄想群**（delusion of persecution）：自分は被害者で悪いのは他の人々であるという内容

被害妄想（嫌がらせをされる，危害を加えられる），**盗害妄想**（物盗られ妄想）（持ち物が盗まれる），**追跡妄想**（悪者に追いかけられる），**注察妄想**（監視されている），**被毒妄想**（毒をもられている），**嫉妬妄想**（配偶者が浮気をしている），**関係妄想**（他人の言動や新聞・テレビ・ラジオなどの報道を自分に関係づける；被害的でないこともある）など．統合失調症に多く，その場合加害者は不特定多数の他者であることが多い．認知症では身近な人物を悪者にすることが多い．

②**誇大妄想群**（delusion of grandeur）：自分は他の人々より優れているという内容．

誇大妄想（自分の能力や価値の過大評価），**血統妄想**（自分は高貴な血筋である），**宗教妄想**（自分は神仏に選ばれた者である），**発

明妄想（世界的な発明・発見をした），恋愛妄想（特定の人から愛されている）など．躁病，統合失調症慢性期，器質性精神障害慢性期に多い．

③微小妄想群（delusion of belittlement）：自分は他の人々より劣っている，悪いのは自分であるという内容．

罪業妄想（重大な罪を犯した，人に迷惑をかけた），貧困妄想（財産を失った），心気妄想（重大な病気にかかった），虚無妄想（否定妄想）（自分の身体や臓器が腐って無くなってしまった．死ぬことさえできず永遠に生きなければならない．コタール症候群に特徴的な妄想）など．うつ病に多い．

④その他：
・人物誤認妄想：カプグラ症候群（身近な人物を別の人間と考える），フレゴリの錯覚（多くの人物をひとりの人物が変装していると考える）
・憑依妄想（つきもの妄想）（神霊や動物などが自分に取り付いている）

おおよそ，被害妄想＝統合失調症，誇大妄想＝躁病，微小妄想＝うつ病，という対応関係があるが，必ず当てはまるとは限らない．統合失調症の急性期には被害的な内容が目立っていた妄想が，慢性化するにしたがって誇大的な内容に変化していくことも多い．

3. 思考の制御の異常

その観念や行為が自己に所属するものであることは分かっているが制御することができない．強迫神経症，強迫性格者，統合失調症などにみられる．

(1) **強迫観念**（obsession）：自分でも馬鹿げた考えだと思いながら，同じことばかり考えてしまう．抽象的で答えの出ない問題や，非道徳的な内容が多い．

例）神は存在するかという問をいつも考えてしまう．駅のホームに立つと，目の前の人を突き落としてしまうのではないかと心配する．

(2) **強迫行為**（compulsion）：自分でも馬鹿げた行動だと思いながら，同じ行動を繰り返してしまう．

例）何度手を洗ってもきれいになった気がしない（洗浄強迫）．
何度も戸締りを確かめる（確認強迫）．
書棚の本の数を数えてしまう（計数強迫）．

(3) **恐怖症**（phobia）：自分でも怖がる理由はないと思いながら特定の対象に対して過度の恐怖を感じる．尖端恐怖（尖った物が怖い），動物恐怖，不潔恐怖，高所恐怖，閉所恐怖，視線恐怖，広場恐怖，社会恐怖など．

9 気分，感情，情動の障害

1. 気分の異常

(1) 抑うつ（depression）

気分が沈み，何ごとにも喜びを感じず，悲観的，絶望的である．意欲が低下し，自分を過小評価して劣等感を抱く．不眠，頭痛・頭重，全身倦怠，食欲・性欲の低下など身体症状も多い．重度になると思考・行動の制止のため自発的に行動することがなくなってしまう．希死念慮（自殺願望）を抱くことも多い．評価にはHamiltonうつ状態評価尺度などを用いる．

(2) 躁（mania）

陽気で爽快な気分となり，物事を楽観的に考え，自分を過大評価して自信に満ちている．決断が早く活動的であるが疲労感がない．しばしば**意欲亢進**，**観念奔逸**などのため多弁・多動となり，睡眠は短くなる．気分の高揚にまかせて**濫費**，**逸脱行動**，他者への**干渉行為**などがみられれば，周囲に迷惑が及ぶ．

(3) 多幸（euphoria）

状況にうまく適応できていないのに，内実を伴わない幸福感に満たされて機嫌のよい状態．器質性精神障害や認知症にみられる．

2. 感情の異常

(1) 不安 (anxiety)
不明確な対象に対する恐れ．健常者でも未知の状況に置かれた際に生じるが，病的な不安では，程度が過度に強く，持続する．胸内苦悶感，心悸亢進，冷汗，めまいなど身体症状を伴い，新たな不安をひき起こす．不安障害をはじめとする神経症のほか，うつ病や統合失調症など多くの精神障害で認められる．

(2) 恐怖 (fear)
特定の対象に対する恐れである．健常者の恐怖は脅威から身を避ける手段であるが，病的な恐怖では，程度が過度に強く，持続する，またはその対象を恐れる理由が理解できない．恐怖症をはじめとする神経症にみられる

(3) 易刺激性（易怒性）(irritability)
些細なことで激怒する状態．躁状態，てんかん，器質性精神障害などでみられる．

(4) 情動失禁 (emotional incontinence)
意志による感情の統制が不十分となり，些細なことで泣いたり笑ったりする状態．明らかな感情を伴わずに，不自然な泣き声や笑い声のような発声がみられるものを**強制泣き・強制笑い**というが，情動失禁と区別がつかないことも多い．いずれも脳損傷や器質性精神障害に多くみられる．

(5) 両価性 (ambivalence)
同一の人物や事物に対して，愛と憎しみなど相反する感情が同時に存在すること．人格障害や統合失調症に多い．

(6) 感情鈍麻 (apathy)，感情の平板化 (flattening of effect)
通常なら感情的反応を生じる刺激に対し無関心で感情が起こらない状態．重度になれば痛みや寒暖などの身体刺激にも鈍感となる．統合失調症の慢性期，認知症などでみられる．

(7) 感情不適合 (affective incongruity)
状況と感情がそぐわないもの．統合失調症の慢性期などでみられる．

例）家族の死を話題にしてにこにこ笑っている．

10 意欲の異常

1. 意志制御の異常
喜びなどの陽性感情は相手に接近したいという衝動をもたらし，怖れや怒りなどの陰性感情は逃避や攻撃の衝動をもたらす．健常者ではある程度意志によってその衝動を抑えることができる．多くの精神障害や人格障害では衝動を制御することが困難となり，**自傷・他害**（自分を傷つけ，他人に害を加える）などの**衝動行為**，**脱抑制行動**，**逸脱行動**が出現する．

2. 意欲発動の異常

(1) 行動制止 (inhibition)
欲動が低下し，行為や思考が不活発で緩慢になり，行動を選択・実行することができない状態．食欲，性欲などの本能的欲求や消化機能も減退する．うつ病でみられる．

(2) 行動途絶 (blocking)
ある行動の意欲とそれに反する行動の意欲が同時に働くために行動が停止する状態．統合失調症に特異的な症状である．

例）ステーキをナイフとフォークで切ろうとしている途中で動作が突然止まり，そのままの姿勢で何分も動かない．

(3) 昏迷 (stupor)
自発的行動が消失または減弱し，周囲からの呼びかけや刺激に反応しない状態．意識障害とは異なり，周囲の状況は認識されている．昏迷の程度がいくぶん軽いものを**亜昏迷**という．統合失調症の行動途絶が極端になった場合，うつ病で行動制止が強くなった場合のほか，ヒステリーや健常者の驚愕反応でもあらわれることがある．

(4) 精神運動性興奮 (psychomotor excitement)
行動意欲が著しく亢進した状態．**多弁・多**

動で患者はしゃべり続け，動き回る．統合失調症緊張型，躁病，器質性精神障害急性期などでみられる．緊張病性興奮は言動にまとまりがなく，周囲には行動の目的が理解できない．躁病性興奮はある程度まとまった行動をとるが，常に何かをしていなければ気が済まない（**行為心迫**）．器質性精神障害ではせん妄などの意識変容に伴ってみられる．

(5) 緊張病症候群（catatonic syndrome）

緊張病性昏迷と緊張病性興奮が交互にあらわれる状態．全体的に筋緊張が高まっているので古くからこの名がある．緊張型統合失調症で特徴的に認められる．ほかに以下のような特徴的な症状を伴う．

- **カタレプシー（catalepsy）**：患者の手足を動かして一定の姿勢をとらせると，長時間その姿勢を保っている．極端な場合には，蝋人形を変形するように患者につぎつぎと不自然な姿勢をとらせることもできる（**蝋屈症 waxy flexibility**）．
- **常同症（stereotypy）**：同じ動作を機械的に反復する．壁を擦る，手をもむなどの単純で無意味な動作から，手を洗う，トイレに行くなど比較的まとまった行動のものがある．
- **反響現象（echo phenomenon）（反響言語，反響動作）**：目の前の人物の言葉や動作をオウム返しに真似る．
- **拒絶症（negativism）**：他者の働きかけに機械的に反抗する．
  - 例：腕をとって誘導しようとすると身を固くして動かない
- **無言症（mutism）**：自発的にも，他者が話しかけても，一言もしゃべらない．
- **不自然な動作**：しかめ顔，ひそめ眉，とがり口（口をとがらせる）など．わざとらしくあからさまに不自然な態度をみせることを衒奇症という．
  - 例：演劇の魔法使いのようにイッヒッヒッと笑う

(6) 無為（abulia）

意欲の著しい低下が慢性化して，終日何もせずに寝たり座ったりしている状態．統合失調症の慢性期や認知症が進行した段階でみられる．

3. 欲動の異常

(1) 食欲の異常

① **無食欲（食思不振）（anorexia）**：神経性無食欲症，うつ病，統合失調症，視床下部の食欲中枢の器質損傷などにみられる．

② **大食（過食）（bulimia）**：神経性大食症，躁病の食欲亢進，認知症の摂食調節の不良などにみられる．

③ **異食（pica）**：砂・土，大小便，毛髪，紙などを食べる．認知症末期，精神遅滞，神経性無食欲症，統合失調症，ヒステリーなどにみられる．

(2) 性欲の異常

① 不感症

② 性欲亢進

③ 性倒錯

性対象の異常として，**小児愛，老人愛，獣愛，フェティシズム**（異性が身に着けている下着や履物，毛髪・足など体の一部に性欲をおぼえる）などがある．今日では同性愛は異常とみなされなくなっている．

性目標の異常（性交が目標でないもの）として**露出症，窃視症**（のぞき見），**サディズム**（加虐性愛），**マゾヒズム**（被虐性愛）などがある．

11 自我意識の異常

1. 自我の能動性の異常

(1) 離人（depersonalization）（現実感喪失 derealization）

自分が知覚，思考，行動しているという実感が失われた状態．神経症，うつ病，統合失

調症，軽度の意識混濁などでみられる．通常は知覚や行動に伴ってもたらされる**生気感情**（充実感，活動感，脱力感，疲労感，緊張感など）が障害されるために表れると考えられる．

> 例）風景を見ても生き生きとした現実感がなく，スクリーンに映った映画のように感じる．友人と話していても自分がしゃべっているという実感がなく，機械や人形がしゃべっているように感じる．

(2) **作為体験（させられ体験）**（made experience）

自分の思考や行動は自分が意図したものでなく，他者にさせられたものであると感じる状態．統合失調症にかなり特異的な症状である．これには，**作為思考**（他人に考えを操られる），**思考吹入**（他人に考えを吹き込まれる），**思考奪取**（他人に考えを奪い取られる）などに含まれる．

> 例）自分の行動はすべてある他人が電波で操っている．面白くないのに笑わされる．したくないのに卑猥な行為をさせられる．

2. 自我の単一性の異常

(1) **二重身**（double self）

自分が重複していると感じられる症状．統合失調症やてんかんでみられる．

> 例）道を歩いている自分を一歩離れたもうひとりの自分が見ている．

3. 自我の同一性の異常

(1) **解離**（dissociation）

思考や記憶・感情の一部を自我から切り離してしまう症状．破滅的な危機から自己を防衛するための心理機制と考えられている．すでに述べたヒステリー性昏迷や偽認知症，解離性健忘のほか，解離性遁走（困難な状況から逃げ出して一定期間行方知れずとなるが失踪中のことを憶えていない），多重人格（後述）などの症状を呈する．

(2) **転換**（conversion）

解離が精神面の症状に表われるのに対し，葛藤状況を身体面の症状に転換して表現する症状および心理機制．身体の一部を自我の統制下から分離していると考えられるので，最近では転換も解離に含めることが多い．麻痺や感覚脱失，盲，聾などを呈するが，症状には一貫性がなく医学的所見との矛盾が認められる．

(3) **二重人格**（double personality），**多重人格**（multiple personality）

別の人格が時間的に交替して現れる症状．一方の人格が他方の人格を知っている場合も知らない場合もある．多くは解離性障害である．

(4) **憑依状態（つきもの状態）**（possession）

神霊や動物・他人などが自分の身体に乗り移ったために元の人格が失われたと感じられるもの．解離性障害，祈祷性精神病，統合失調症などにみられる．

4. 自我の境界性の異常

自分と他者の区別がつかず同一視したり，自分の思考や体験が他者にさとられてしまうと感じる症状（**自我漏洩症状** egorrhea symptoms）．これには，**思考伝播**（自分の考えが知らずしらず他人に伝わっている），**思考察知**（他人が自分の考えを悟ってしまう）などがある．

自己臭妄想は，自分の体が臭っていて他人が不快に思っているという思春期に多い妄想であるが，一種の自我漏洩症状と解釈することもできる．

12 状態像，症候群

主要な症状のまとまりを**状態像**（state）または**症候群**（syndrome）という．精神障害ではすぐに診断がつかないことや原因が不明であることが多いので，状態像を暫定的な

診断とする場合も多い．情報を収集し経過を観察して疾患診断にいたるための重要な中間段階の作業である．主な状態像が診断できるためには十分な診察と経験が必要である．

1. 神経衰弱状態 (neurasthenic state)

　自覚的に心身のさまざまな不調を訴える（**不定愁訴**）．身体的自覚症状として，不眠（入眠障害と熟眠障害が多い），頭痛，頭重，全身倦怠，易疲労性，項部・肩の凝り，心臓や消化器の機能障害，性欲減退など．精神的自覚症状として，記憶力減退，注意集中困難，作業能率減退，音や光に対する知覚過敏，感情不安定などが多い．神経症や，統合失調症，うつ病などの初期症状としてみられる．健常者でも極度に疲労した際におちいることがある．

2. 抑うつ状態 (depressive state)

　抑うつ気分，病的悲哀感，思考制止，行動制止を主症状とする状態．劣等感，絶望感，不安，焦燥に陥りやすく，企死念慮を抱くことも多い．焦燥感と苦悶が強く興奮状態を呈するものを焦燥型（激越型）という．思考内容は悲観的，自責的であり，微小妄想，貧困妄想，罪業妄想，心気妄想などを抱くこともある．身体症状として，睡眠障害（ことに熟眠障害と早朝覚醒），食欲・性欲の減退などがみられる．うつ病のほか，抑うつ神経症，統合失調症，脳器質性精神障害，症状性精神障害などでみられる．

> **Memo**
>
> ### 「自己」と「他者」の認識
>
> 　**自己認識**（唯一無二の自分という主体が存在していることを知ること）と**他者認識**（自分ではない他の主体が存在しているということを知ること）は，作用と反作用のように，一方が現れるにしたがって他方も現れてくると考えられる．
>
> 　生まれたばかりの乳児にとって，自分と環境は渾然一体のものであり，区別することができない（**自他未分離**）．空腹を満たしてくれる母親の乳房も乳児にとっては自らの一部である（**原初的万能感**）．しかし，外部の物体の硬さや冷たさ・痛さなどの不快感によって，自己の身体の外に物体という**対象**があることを認識しはじめる．また離乳期に入り，泣き叫んでも母乳が与えられないという過程を通して，乳児は自らの思い通りにならない母親という**他者**の存在を見出してゆく．
>
> 　サル以下の哺乳類のひたいに赤い絵の具を塗って鏡の前に置くと，動物は鏡に映った姿が自分であることが分からずに，鏡の中の自分を威嚇したり怖れたりする．一方，霊長類たとえばオランウータンやチンパンジーなら自分のひたいを触って絵の具を消そうとする（**鏡テスト**）．つまり，鏡の中の姿が自己であることを認識しているのである．ヒトでは2歳児でこの認識に到達するという．
>
> 　サリー・アン課題という他者認識に関するテストがある．
>
> 　「サリーとアンがいます．サリーはカゴを持っています．アンは箱を持っています．サリーは人形を持っています．サリーは人形を自分のカゴに入れました．サリーは外に散歩に出かけました．アンは，サリーの人形をカゴから取り出すと，自分の箱に入れました．さて，サリーが帰ってきました．サリーは人形で遊びたいと思いました．サリーが人形を探すのはどこでしょう．」
>
> 　多くの児童は4歳前後でこの問題に正答できるようになるが，自閉症児ではかなり遅くまで正答できない．この問題に正しく答えられるためには，被検者が知っている情報とサリーが知っている情報を区別し，サリーの身になって行動を予測する能力が必要である．このような能力を「**心の理論**」(theory of mind) (Premac & Woodruff, 1978) という．つまり，自己と他者が異なる「こころ」を持つ別の主体であることを認識できる能力である．統合失調症においてもより複雑なテストで問題の現れることが指摘されている．

3. 躁状態 (manic state)

気分の高揚，精神運動興奮，脱抑制，観念奔逸などを主症状とする状態．患者は短時間の睡眠で足り，疲労を自覚しない．軽いものを**軽躁状態**という．躁病のほか，脳器質性精神障害（進行麻痺，前頭葉腫瘍など），中毒性精神障害，症状性精神障害，心因反応，非定型精神病，統合失調症などの経過中にみられることがある．

4. 緊張病状態 (catatonic state)

緊張病症候群として前述した．緊張病性興奮と緊張病性昏迷が混在し，ほかに不自然な常同姿勢，拒絶症，強硬症，反響動作，衒奇症などを伴う．統合失調症緊張型に特異的である．

5. 幻覚妄想状態 (hallucinatory-paranoid state)

幻覚と妄想を主症状とする状態．意識はほぼ清明で見当識も保たれている．幻覚は幻聴が多いが，体感幻覚や幻視の場合もある．妄想は被害的な内容が多い．病識はなく，二次的に感情の不安定，恐怖，怒り，自衛のための攻撃性を示す場合がある．幻覚を伴わない妄想状態もあり，典型的なものはパラノイア（妄想症）である．他の精神症状が少なく，幻覚を主症状とするものを幻覚症という．幻覚症では幻覚に対する自覚がある場合も多い．統合失調およびその類縁疾患のほか，心因反応，中毒性精神障害（アルコール精神病，覚醒剤中毒など），進行麻痺などでみられる．

6. 錯乱状態（意識混濁状態）(confusional state)

意識混濁に意識の変容（思路の障害，幻覚，精神運動興奮などの精神症状）が加わった状態．せん妄，アメンチア，もうろう状態などである．急性期の器質性精神障害，症状性精神障害，中毒性精神障害などでみられる．

7. 認知機能障害 (cognitive impairment)

局在性脳損傷による認知機能[注]の低下である．記憶障害を中心に，失語・失行・失認・遂行機能障害などがみられる．

8. 残遺状態 (residual state)

全般的な著しい認知機能障害を呈し，自発性や興味・関心が失われて鈍感・無為となり，人格的水準が低下した状態．典型的な状態は**認知症状態**である．慢性の器質性認知症性疾患のほか，進行した統合失調症にみられる．

注：認知機能という語は広義で用いる場合，言語，高次の知覚（狭義の認知），行為，記憶，前頭葉機能など広い範囲の大脳機能を含む．

3 脳局在症候

> **POINT**
> ①精神機能は脳機能が支えている
> ②脳機能は細分化された脳部位が担っている
> ③失語，失行，失認，記憶障害，前頭葉機能障害と関連する脳部位がある

1 脳局在症候（神経心理症候，巣症状）

　人間の精神機能は脳が担っており，とりわけ意識に上る高次の精神機能は大脳が担っている[注1]．大脳皮質は細分化され，それぞれの部位には個別の機能が備わっている[注2]．脳血管障害や脳腫瘍，頭部外傷などで大脳が局所的に損傷されると，一定の機能の障害が現れる．これを**脳局在症候**という．失語，失行，失認，記憶障害，前頭葉機能障害が主な症候である．これらはまた，**神経心理症候**とも，**高次脳機能障害，巣症状**とも呼ばれる．

　脳局在症候の特徴として，①原因疾患により進行するか回復するかなどの経過が異なる，②しかし原因疾患の種類に関わらず病変の部位が同じであれば症状は共通している，③高次の機能ほどある場合には可能で，ある場合には可能でないという変動が目立つ（たとえば失行は常に行為を誤るわけではない），などがあげられる．

　大脳は前頭葉・頭頂葉・側頭葉・後頭葉の4つの頭葉に分かれており，それぞれ主に，運動・体性感覚（触覚など）・聴覚・視覚の情報を処理している．筋を直接動かす一次運動野は前頭葉の中心前回（中心溝の前壁），体性感覚情報を最初に受容する一次体性感覚野は中心後回，一次聴覚野は側頭葉ヘシュル回（シルヴィウス裂下壁），一次視覚野は鳥距皮質（後頭葉内側面鳥距溝周囲）にある（**図1～2**）．各一次野の周囲を様式特異的連合野がとり巻いていて情報を詳しく分析する．前頭前野と，頭頂・側頭・後頭葉接合部（中心は角回）には，それらの情報を総合して高次の認知や行為を成り立たせる超様式的連合野がある．

　大脳内側面の中心部には，情動や記憶に関与する海馬・扁桃体・海馬傍回・脳弓・帯状

注1：意識に上る過程は大脳の機能の一部分にすぎない．また，小脳は意識に上らない過程で固有感覚（身体位置覚・振動覚・運動覚）を受容し，運動を精密に制御している．脳幹（中脳・橋・延髄）は意識の水準を維持するとともに，多くの感覚・運動情報を連絡している．

注2：このような考えを脳機能の「局在論」という．一方，脳は全体として多くの機能に対応しているという考えを「全体論」という．局在論と全体論の論争は時代によって優勢な論が交替してきたが，今日では，脳の発達とともに機能が分化し局在化するという事実は動かしがたいと考えられている．しかし，いくつかの部位がネットワークとして働いていることや，乳幼児の脳損傷による機能障害は病巣に隣接した部位や対側の大脳半球が代償するために大きく改善するなどの「脳の可塑性」は，硬直化したモザイク的局在論では説明できない．

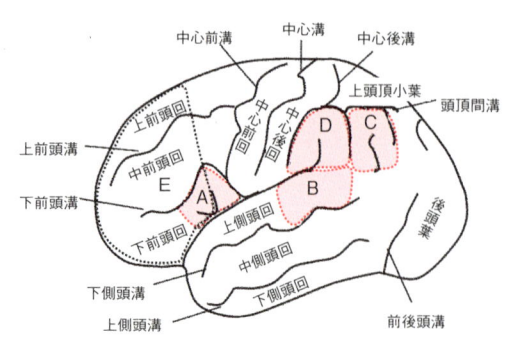

A：Broca野（左下前頭回弁蓋部・三角部）
B：Wernicke野（左上側頭回後部3分の1）　C：角回（下頭頂小葉後部）
D：縁上部回（シルヴィウス裂枝の周囲）　E：前頭前野

図1　大脳皮質外側面

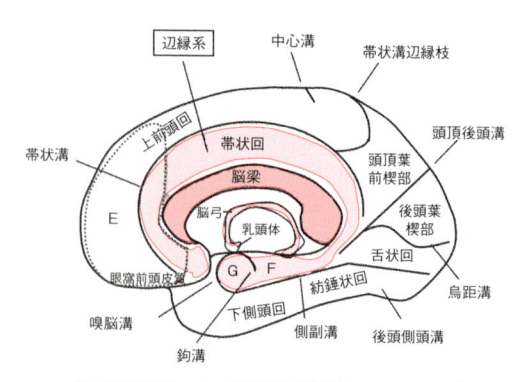

E：前頭前野　F：海馬傍回（海馬をおおっている）
G：内嗅野（扁桃体と海馬頭部をおおっている）

図2　大脳皮質内側面

回などの辺縁系がループ状にとり巻いている．

　言語機能は一方の大脳半球（右手利き者の約90％，左利き者の約60％は左半球）に偏っている．そのため，失語症は主に左半球損傷で出現する．一方，対側の半球は非言語的空間的機能が優勢であるため，半側空間無視や構成障害は右半球損傷で出現することが多い．

2　失語（aphasia）

　失語とは，いったん獲得された言語能力が，大脳の言語中枢の損傷によって障害された状態である．発生器官の運動異常による構音障害や聴覚障害などにもとづくものは除外する．症状は言語表出（発話）と言語受容（理解）の異常として表れる．

　診察では，**理解・自発話・復唱・呼称**の4つの側面を検討し，失語類型を診断する（図

> **Memo**
>
> **症状**（symptom）：診察しなくても現れている患者の主観的・身体的あるいは精神的異常
> **徴候**（sign）：診察や検査によって現れる患者の客観的・身体的あるいは精神的異常
> **症候**（symptoms and signs）：症状と徴候をあわせたもの

> **Memo**
>
> **高次脳機能障害**
>
> 　高次脳機能障害という用語はしばしば混乱を招いている．
> 　**学術用語**としての高次脳機能障害（広義）は脳損傷による認知・行動の障害全般を指し，失語・失行・失認・記憶障害・遂行機能障害・情動障害・社会的行動障害を含んでいる．つまり，脳局在症候（神経心理症候，巣症状）とほとんど同義である．
> 　一方，**行政用語**としての高次脳機能障害（狭義）は，身体機能の障害は軽度であるが日常生活・社会生活に不適応をきたす原因となる認知・行動障害を指し，その内実は，記憶・注意・遂行機能・情動・社会的行動に関する複合病像である．この病像は，ことに頭部外傷で前頭葉と側頭葉の前部が障害されやすいことから生じる．

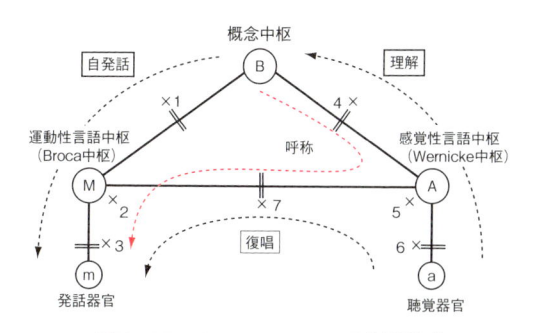

図3 Wernicke-Lichtheim の失語図式
1：超皮質性運動失語　2：Broca 失語　3：純粋語唖
4：超皮質性感覚失語　5：Wernicke 失語　6：純粋語聾
7：伝導失語　　　　　　　（呼称の経路は筆者が加えた）

3) (注3)

わが国で使用されている検査法には，標準失語症検査（Standard Language Test for Aphasia: SLTA），Western Aphasia Battery (WAB) 日本版がある．

発話では以下の症状の有無を観察する．

1. 流暢性／非流暢性

感覚性失語（ウェルニッケ失語，超皮質性感覚失語，純粋語聾）は流暢，運動性失語（ブローカ失語，超皮質性運動失語，純粋語唖）は非流暢な話し方となる．

2. プロソディ障害

言語の音楽的側面（イントネーション，アクセント，テンポなど）の障害．運動性失語ではアプロソディア（抑揚のない単調な発話）がみられる．

3. 失構音（アナルトリー anarthria）

努力性発話・構音の歪みを特徴とする構音の異常．麻痺や運動失調による構音障害（dysarthria）では常に一定の音の発音が障害されるが，アナルトリーでは構音異常の変動がみられる．ブローカ失語，純粋語唖に特徴的．

4. 統辞障害

文法的側面の障害．**失文法**（助詞・接続詞・活用部の脱落；電文体），**錯文法**（助詞・活用部の誤り）．失文法はブローカ失語，錯文法はウェルニッケ失語に特徴的．

例：電文体失文法：あした，な，むすこ，まご，あう
錯文法：きのうひさしぶりとかれーとごはんつくったんです

5. 喚語困難（語健忘・迂回表現）

自由会話や呼称課題において目的とする言葉が思い浮かばない．それを補うために患者は回りくどい話し方になる．健忘失語や他の軽症の失語でみられる．

例：あの・・あたまかわかす・・ごーと，いえからもってこんと（ドライヤー？）ドライヤー

6. 錯語

語の選択の誤り．**字性（音韻性）錯語**，**語性（意味性）錯語**，**新造語**に分けられる．ウェルニッケ失語ではいずれもみられる．また字性錯語は伝導失語，語性錯語は超皮質性感覚失語にもみられる．

例：字性錯語（字が置き換わった錯語）：めがね→ねがね，くるま→むくま
語性錯語（語が置き換わった錯語）：眼鏡→鏡，病院→学校
新造語（まったく新しい語を造ってしまう）：ほんごさし，やーみーかな

注3：ウェルニッケ・リヒトハイムの図式は各失語型のおおまかな特徴をとらえるに有用である．図の×の位置は損傷部位を表わす．たとえば，ブローカ失語（×2）では自発話・呼称・復唱が障害されるが，理解は保たれる．ウェルニッケ失語（×5）では，理解・復唱・呼称が障害され自発話は保たれることになる．しかし実際には，ブローカ失語でもある程度の理解障害はみられ，ウェルニッケ失語では発話は流暢であるが，錯語やジャルゴンなどの症状を伴うことに注意が必要である．また概念中枢という局限した中枢は存在しない．語の意味（概念）は側頭葉から頭頂葉の連合野に広く分散して保存されている．

7. ジャルゴン

聞き手が理解できないでたらめな発話，病態失認的傾向を伴う．ウェルニッケ失語に特徴的．

8. 保続

先行する発話の一部を反復してしまう

失語の各類型の特徴を**表1**にまとめる．

表1 失語症の類型

類型	特徴	責任病巣
ブローカ(Broca)失語	発話障害が目立つ．アナルトリー，プロソディ障害，失文法，失書，(失読)，など．右片麻痺を多く合併する	左下前頭回弁蓋部・三角部および中心前回下部
ウェルニッケ(Wernicke)失語	理解障害が目立つ．語性錯語，字性錯語，新造語，ジャルゴン，多弁，病態失認傾向，失読，失書，右上同名半盲，など．片麻痺はないことも多い	左上側頭回後部 1/3
全失語	言語機能の全般的低下（ブローカ失語＋ウェルニッケ失語）．残語（残された少数の語を反復する）．右同名半盲，重度右片麻痺，半身感覚鈍麻などを合併．	シルヴィウス溝周辺の広範な領域
伝導失語	復唱・呼称での字性錯語，自己訂正の努力	左縁上回皮質下弓状束
超皮質性運動失語	発話の減少，アナルトリーはない，復唱良好，(反響言語)，保続	左前頭葉上・中前頭回の皮質・皮質下
超皮質性感覚失語	復唱は良好だが理解を伴わない，反響言語，語性錯語，(字性錯語)，読み書きはできるが理解を伴わない	病巣との関連は多様
混合型超皮質性失語	反響言語（オウム返し），他の言語機能は全失語に近い	言語野孤立病変（シルヴィウス溝周辺の言語野だけが保たれている）
健忘失語	呼称や自発話で喚語困難，迂回表現	病巣との関連は明確でない

| 純粋語唖 | アナルトリーがみられるが，他の言語機能は正常 | 左中心前回下部 |
| 純粋語聾 | 音声言語の理解ができないが，他の言語機能は正常．両側損傷例では環境音・音楽認知も障害される（聴覚失認） | 両側側頭葉，または左側頭葉皮質下の一側病巣 |

表2 文字言語のみの障害

類型	特徴	責任病巣
失読失書	読み書きできないが，他の言語機能は正常	左角回
純粋失読	読めないが，他の言語機能は正常．自分の書いた字さえ読めない．なぞり書きすれば読める（運動覚性促通）	左後頭葉脳室深部白質，左後頭葉内側面と脳梁膨大の同時損傷
純粋失書	書けないが，他の言語機能は正常．（漢字だけの失書もみられる）	左中前頭回後部，左上頭頂小葉．（側頭・後頭葉接合部底面の病巣で漢字だけの失書がみられる）

失語に伴う文字言語の異常（失語性失書，失語性失読）は，おおむね音声言語の異常を反映している．

例）ブローカ失語：失書では字形の崩れ，電文体など．失読では仮名よりも漢字の意味理解が良好．
ウェルニッケ失語：失書では字性・語性錯書，失読では音韻性・意味性錯読など．

失語を伴わず，文字言語だけが障害される病態がある（**表2**）．左半球の角回に文字言語の中枢があり，その部分の障害によって失読失書，また，一次視覚野から角回への情報伝達路が障害されれば純粋失読，角回から運動野への情報伝達路が障害されれば純粋失書が生じるのである．

3 失認（agnosia）

失認とは，ある感覚様式に関して，基本的な知覚は保たれ，また対象の概念も保たれて

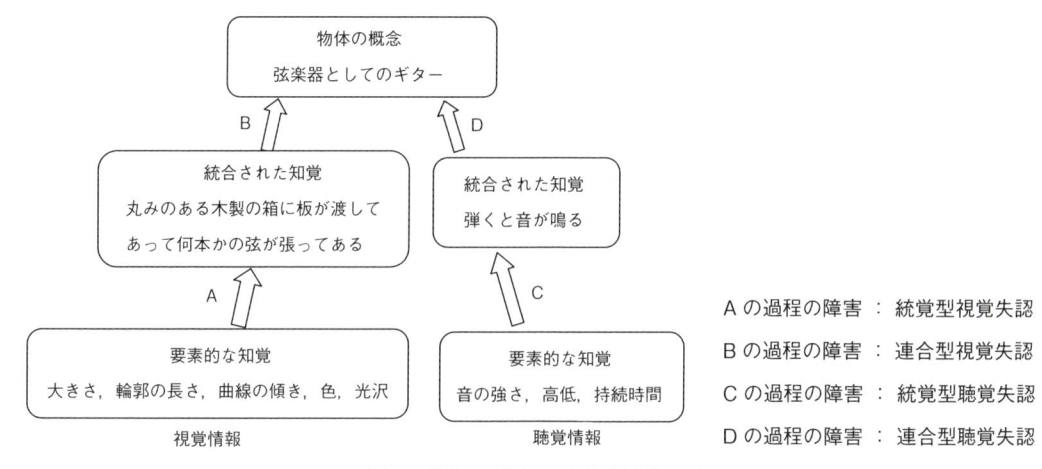

図5 ギターを例にした失認の模式図

Aの過程の障害： 統覚型視覚失認
Bの過程の障害： 連合型視覚失認
Cの過程の障害： 統覚型聴覚失認
Dの過程の障害： 連合型聴覚失認

いるのに，その感覚様式を通しては対象が認知できない高次の知覚障害である．

> 例：たとえば視覚失認の場合，視力が保たれ，色彩もわかるのに，ギターを見てもそれが何であるかわからない．しかし概念は保たれているので，手で触れたり，音を鳴らして，触覚や聴覚など視覚以外の情報を与えれば，それがギターであるということが分かる．

失認の病巣は，一次感覚野は保たれているが，各感覚の特異的連合野から多様式の非特異的連合野への情報伝達が障害されている場合に出現する．両側の半球にみられることが多いが，失認の種類によっては一側の病巣で生じることもある．**視覚失認**は後頭葉，**聴覚失認**は側頭葉，**触覚失認**は頭頂葉に病巣がみられる．

なお，両側の一次野が障害されると一過性に盲や聾が出現する（**皮質盲**，**皮質聾**）．

1. 知覚障害の水準による分類

失認には**統覚型失認**，**連合型失認**という水準の異なる障害がある．

統覚型失認では，基本的な知覚は保たれているが，知覚が統合できないために対象のまとまった像を知覚することができない．

連合型失認は統覚型失認より高次の障害であり，対象のまとまった像は知覚できるが，意味に結びつけることができない．

> 例：たとえば，統覚型視覚失認では，リンゴを模写させれば，断片的な曲線や赤や黄色の部分を描くことができるが，まとまりのない描きなぐりのような絵しか描けない．連合型視覚失認では，リンゴの形や色をかなり正確に模写することができても，それがリンゴだと分からない．

2. 感覚様式と知覚対象による分類

失認は視覚・聴覚・触角などの感覚様式によって分類され，さらに知覚の対象によって

表3 失認の分類

感覚様式	知覚対象	障害
視覚失認	物体失認	物体の形態や意味が分からない
	画像失認	画像の形態や意味が分からない
	同時失認	画像の部分部分は分るが，状況画の全体の意味が分からない
	相貌失認	表情，性別，年齢，既知の人物の顔が分らない
	色彩失認	色彩と物の対応が分らない
空間失認	視覚性失見当	対象の空間的定位の障害
	半側空間失認	（半側空間無視）半側を無視する
	街並失認	既知の街の風景，建物などが分らない
	道順障害	熟知した地域の道順をたどれない．家の見取り図が描けない
	地誌的概念の障害	白地図上で熟知している都市の位置が示せない
	Balint症候群	精神性注視麻痺(随意的に対象を注視できない)，視空間注意障害(注視した対象以外に気づかない)，視覚失調(中心視野でとらえた物体をつかめない)を3主徴とする症候群

聴覚失認	純粋語聾	語音が聞き取れない
	感覚性失音楽	音程やメロディ，楽器の種類がわからない
	精神聾	環境音(風や波の音，雷など)がわからない
触覚失認	素材失認	手触りによって素材がわからない
	形態失認	触覚だけで物の形がわからない
	触覚の定位障害	触られた身体部位がわからない
	連合型触覚失認	素材や形態の弁別ができても物体の概念がわからない
痛覚失象徴		痛覚は保たれているが，苦痛や逃避反応がみられない
身体失認	片麻痺病態失認	自らの片麻痺に対して無関心であったり，否定する
	身体部位失認	自己の身体部位を呼称・指示できない
	手指失認	指の呼称・指示・同定ができない
	左右見当識障害	自己および他者の左右が認識できない
	Gerstmann症候群	手指失認，左右見当識障害，失書，失算からなる症候群
病態失認		皮質盲，皮質聾，片麻痺，失語などの自らの障害に気づかない

細分類される(表3).

4 失行 (apraxia)

失行とは，基本的な運動機能に障害がなく，また行為の目的や道具，対象物の認知が保たれているのに，目的に応じた動作や行為を正しく行うことができない状態である．

失行で障害されるのは，経験や学習によって身につけた運動パターンとしての動作，または，その動作をある目的のもとに組み立てる行為である(表4).

運動パターン(動作)は，前頭葉の運動情報と頭頂葉の体性感覚情報を意識にのぼらない低い段階で統合することで成り立っている．この統合が障害されると，習熟していた動作が拙劣になる(肢節運動失行)(図6).

動作の組み立て(行為)はより高次の認知機能の働きによって，主に2つの経路で遂行される(図7). ひとつは，実際の物品を手にした場合に，手からの体性感覚によって経験や学習で身につけたひとまとまりの動作が自動的に呼び起こされる経路である．他のひとつは，敬礼・バイバイなどの慣習的身振りや物品を使うパントマイムのように，言語情報や視覚情報によって意図的に動作を組み立てる経路である(注4). 前者の経路が障害されると，実際の物品の使用に誤りが生じ(観念失行)，後者の経路が障害されると，慣習的な身振りやパントマイムに誤りが現われる(観

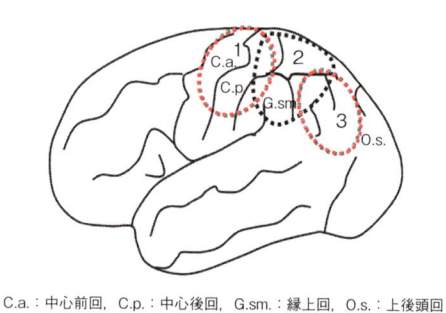

C.a.：中心前回，C.p.：中心後回，G.sm：縁上回，O.s.：上後頭回
1：肢節運動失行の病巣　2：観念運動失行の病巣　3：観念執行の病巣

図6　失行の責任病巣(リープマン)

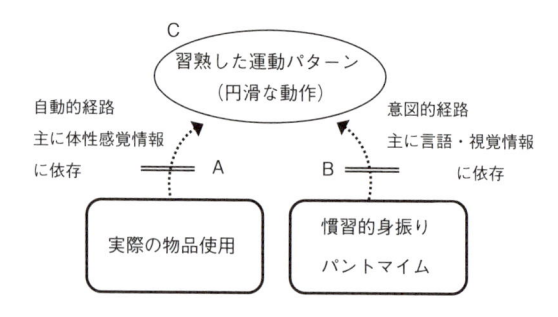

Aの過程の障害：観念失行　　Bの過程の障害：観念運動失行
Cの段階の障害：肢節運動失行

図7　失行の模式図

注4：実際には物品の使用も身振り・パントマイムも，両方の経路を用いているが，その比重が異なると考えられる．
注5：古典的な理論では，観念失行は複雑な行為系列，たとえば，「ろうそくを燭台に立てて，マッチをすり，火をつける」など複数の物品を操作する場合に順序や物品の取り違えなどの誤りがみられるもので，「マッチをする」など単一物品の操作の誤りは観念運動失行の特徴とされてきた．しかし最近では，単一物品の操作の誤りも観念失行ととらえるようになっている．

念運動失行）(注5).

表4 失行の類型

類型	特徴	病巣
主要3類型		
肢節運動失行	動作の拙劣さが特徴．紐を結ぶ，ボタンをかける，手袋をはめるなど，巧緻な手指の操作を必要とする動作が障害される．自発動作，命令動作，模倣動作ともに拙劣化する．運動失調に似ているが，体肢の大きな運動にはあらわれない．	中心溝周辺．症状は通常，病巣の対側の一側手に現れるが，病巣が優位半球の場合両側に現れることがある．
観念運動失行	言語や視覚的イメージで導かれる行為の誤りが特徴．自然な状況では可能な動作が，口頭命令や模倣を指示されて意図的に行なおうとすると誤りが生じる（自動的行為と意図的行為の解離）．慣習的身振り（さよなら，敬礼，じゃんけん），物品使用パントマイム（道具を持たせずに，歯磨き，髪梳き，金槌で釘を打つなどの真似をさせる）で障害がみられる．肢節運動失行の拙劣さと異なり，行為の喚起の障害，錯行為・保続・部分反応・無定形反応・試行錯誤など目的の行為と質的に異なる動作が出現する．	左頭頂葉あるいは左前頭葉．障害は両側の手にあらわれる．
観念失行	実際の物品を使用する行為の誤りが特徴．患者は使用する物品を正しく認識し，使用方法を述べることもできるが，鉛筆をタバコのようにくわえる，ハンマーを鋸のように動かすなど，誤って操作する．誤りは操作の拙劣さによるものでなく，物品の取り違えや，動作の脱落・順序の誤り・位置の誤りなどの誤使用である．	左半球または両側の頭頂葉後部から後頭葉前部．障害は両側の手にあらわれる．
その他の臨床類型		
口部顔面失行	口部や顔面の筋の自動的運動は保たれているが，意図的な挺舌，舌打ち，口笛，舌なめずり，咳払い，頬膨らませ，舌で左右の頬を内側から押すなどの動作が障害される．口部・顔面にみられる観念運動失行に相当する．	左半球の前頭葉後下部あるいは左頭頂葉前下部．
着衣失行	着衣する際，袖に反対の手を通す，衣服がねじれたまま手を通す，袖の出口に手を入れるなどの誤りが見られる．視空間失認や身体失認，構成障害などを合併することが多く，失行の名称が不適切な場合がある．	右半球頭頂葉が中心であるが，左半球損傷でもみられる．
構成失行（構成障害）	平面的・空間的にまとまりのある形態を構成することができない．描画や積み木などの課題で，形態の誤り，粗大な歪み，省略，変位・回転などが出現する．多くは視空間認知障害が関与しており，構成失行という用語より「構成障害」の名称がふさわしい．	左右いずれの頭頂・後頭葉接合領域の病巣でもみられる

5　記憶障害

　記憶障害については前章で述べた．脳局在症候として記憶障害が出現する場合には，陳述記憶の神経基盤であるパペツ（Papez）の回路とヤコブレフ（Yakovlev）の回路という2つの辺縁系回路の損傷が中心である．前頭前野が記憶情報の符号化と検索の過程に関わっているので，前頭葉機能が低下する場合にも記憶障害がみられる．

パペツの回路：海馬−脳弓−乳頭体−乳頭視床路−視床前核−帯状回−海馬

ヤコブレフの回路：扁桃体−下視床脚−視床背内側核−前頭葉眼窩皮質−鈎上束−側頭葉前部皮質−扁桃体

6　前頭葉機能障害，遂行機能障害

　前頭前野が関わる機能を前頭葉機能という．前頭前野は，後頭葉・側頭葉・頭頂葉で処理された感覚情報（おのおの視覚・聴覚・体性感覚の情報）と，海馬を中心とする辺縁系の働きによって喚起される記憶情報を，相互に関連付け，操作する働きを担っている．

　前頭葉機能には，**高次の注意機能**（選択的注意・持続的注意・分割注意・注意変換），**抑制機能**，**作動記憶**（working memory），**流暢性機能**，**遂行機能**（executive function）などが含まれる（表5）．いずれも情報の操作に関わる機能であるが，これらの機能は互いに重複しており，それぞれを独立して評価ことは困難である．遂行機能はこれらのうちもっとも広範で複雑な行動に関する情報操作の機能であり，他の前頭葉機能を包括している．

　遂行機能は，目的のある一連の行動を有効に進めるために必要な機能で，①目標の設定，②計画の立案，③計画の実行，④効果にもと

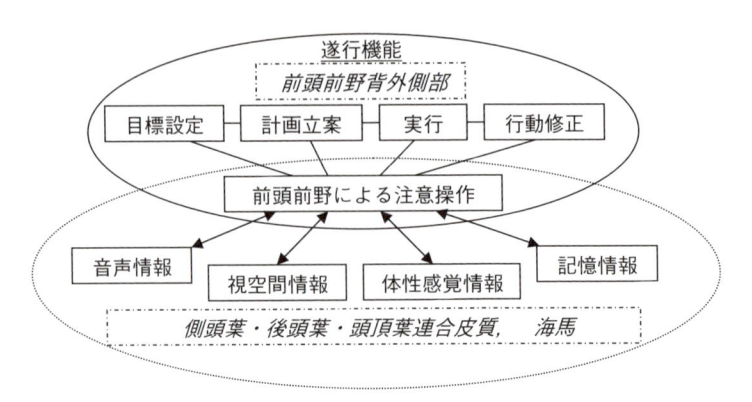

図8 遂行機能

づく行動の修正，などの要素を含んでいる．遂行機能は，言語，知覚，行為，記憶など他の神経心理機能の上位に位置して，下位のシステムからもたらされる複数の情報に注意を配分し，統括・制御することで成り立っている（図8）．

認知症や脳血管障害，頭部外傷などで前頭前野が損傷されると遂行機能障害をはじめとする前頭葉機能障害があらわれる．

遂行機能の障害は，仕事や家事における段取りの悪さ，要領の悪さ，柔軟さの欠如としてあらわれる．個々の認識や行為はさほど誤りがないのに，目的を実現するうえで必要な情報に気を配り，見通しを立てて複数の作業を同時に進めることができないため，場当たり的で見落としが多く，問題が生じた場合にも適切に行動を修正することができない．

例）カレーライスを作ろうと思い，冷蔵庫にあった肉と玉葱，人参，ジャガ芋を切ってから，はじめて鍋をとり出し，湯を沸かす．具が柔らかくなったところでカレー粉を切らしているのに気づく．その時点でメニューを肉ジャガにするなど臨機応変に予定を変えることができず，あわててスーパーに行く．

表5 前頭葉機能

高次の注意機能	
選択的注意	目的とする注意を向ける機能
持続的注意	対象への注意を一定時間維持する機能
分割注意	二つの対象に注意を配分する機能
注意変換	いま向けている注意を中断して新しい対象に注意を向ける機能
抑制機能	不適当な情報に注意が向けられることを抑制する機能
作動記憶	複数の情報を意識にとどめつつ同時に操作する機能．音声情報を保持する音韻ループと，視空間情報を保持する視空間スケッチパッドなどの下位システム，および，それらの情報を操作する中枢制御部から構成されている．
流暢性機能	必要な情報を貯蔵されている知識のプールから検索する機能
遂行機能	目的のある一連の行動を有効に進めるための機能．目標設定，計画立案，計画実行，行動の修正などの要素からなる複合的機能．

4 精神疾患の分類

POINT
① 外因，内因，心因について理解する
② ICD と DSM について知る
③ 信頼性と妥当性について理解する

1 精神疾患分類の特殊性(注)

身体の病気は，通常，身体病理（例：胃がんや心筋梗塞）や病態生理（例：胃けいれんや高血圧症）に基づいて分類される．

精神の病気も，脳や身体の病理（**身体因**）が明らかな場合はそれによって分類される．これには，脳疾患による脳のダメージにより精神症状が出現する**器質性**（例：アルツハイマー病），身体疾患に伴って精神症状が出現する**症状性**（例：甲状腺疾患），薬物が脳に影響して精神症状が出現する**中毒性**（例：アルコール精神病）がある．身体因性の精神疾患では，原因と症状の心理的なつながりは不明であり（例：甲状腺ホルモンが低下するとなぜ憂鬱になるかは心理面からは理解できない），脳という「物」のレベルで因果関係を**説明**する必要がある．

ところが精神疾患では，身体因が明らかでない場合も多い．その一方で，ひどい嫌がらせをうけて職場に行けなくなるとか，試験に落ちて気持ちがふさぐといった，出来事と反応の意味的なつながりを心理的に理解できる場合もある．こうした，精神的動機（**心因**）で起こると考えられる場合は，心という「現象（こと）」のレベルで因果関係を**了解**していることになる．

さらに，現在のところ身体因は見つかっていないが，さりとて心因的に了解することもできず，「遺伝的素質が関係するようではあるが原因が不明で（非身体因性），特別なきっかけなしにひとりでに発症することもある（非心因性）精神疾患」としか言いようの無い場合もある．たとえきっかけがあったとしても，幻覚や妄想（統合失調症の場合），早朝覚醒や気分の日内変動（メランコリー型うつ病の場合），睡眠欲求が減少し，眠らなくても元気（躁病の場合）といった症状自体は心理的に了解できず，脳のレベルでの説明が必要となる．こうした精神疾患を**内因性**「**精神病**」と呼ぶ．

以上のように，精神疾患では身体因以外に内因や心因といった概念を持ち込まざるを得ず，精神疾患をどう分類するかは昔から議論の的であった．一方には，個別の疾患単位を確立しようとする立場（クレペリン Kraepelin, E）があり，もう一方には，単一の精神病が種々の型や経過の諸段階に応じて異なる

注：疾病（disease）と病い（illness）と障害（disorder）は厳密には異なるが，ここでは区別せずに疾患という用語を用いる．

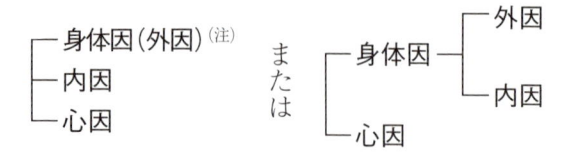

```
┌ 身体因（外因）（注）      ┌ 外因
├ 内因          または ┌ 身体因 ┤
└ 心因               │      └ 内因
                    └ 心因
```

病像をとるという立場（グリージンガー Griesinger, W）がある．

2 身体病理と精神病理

　こうしたドイツ精神医学の流れの中で，理論的に最も明快なのはシュナイダー（Schneider, K）の分類である．シュナイダーは，心配になって何度も戸締りを確認するとか，失恋して嘆き悲しむといった心理的反応（心因性）は，いくら程度がひどくても疾患とはみなさず，反応の異常と考えた．反応の異常は，本人の元々の人格が異常であるか，よほど大きな出来事があって初めて成立する．

　一方，疾患は身体因性と内因性の精神疾患に限った．しかし，この二者にも区別がある．身体因性の精神疾患では身体病理が明確であり，身体病理に基づいて診断や分類をすることができる．ところが，内因性では身体病理が明らかでないため，精神病理（その最も基本となるものは症状）に基づいて診断や分類をするより他ない．そうなると，症状に基づいて下した診断が正しいか否かを裏づける基準が，身体因性の場合にはあるが，内因性にはないことになる．このためシュナイダーは，身体因性精神疾患だけが真の意味での鑑別診断が可能で（例：認知症の中でも，アルツハイマー病であればレビー小体病ではない：疾患単位の確立），内因性精神病では疾患の型を鑑別する鑑別類型学しかないとした（例：統合失調症や双極性障害と「呼びならわして

いる」病態にどの程度一致するかをみている：単一精神病的観点）．

　シュナイダーの様に，通常「神経症」とよばれる心因性の病態は疾患ではないというのには異論もあろうが（それは「疾患」の定義次第である），多くの精神疾患の原因が未だ不明で，原因によって分類するのが難しいことは間違いない．また，その一方で神経症については，精神分析，行動療法，認知療法，人間性心理学，家族システム論，森田療法など，学派によって異なる原因仮説が提唱され，それぞれに治療があり，どれが正しいのか決め手がない状況にある．それどころか，生物学的精神医学の進歩は，神経症が「心因性」であるということにすら再考を促す．身体因性とは異なるレベルではあるが，内因性のみならず心因性の病態にも身体的な基盤があることが示されつつある今，内因性や心因性といった病因論仮説自体，精神医学の進歩とともに変わってゆかざるを得ない．

　そこで現在は身体因が明確な場合を除いて，臨床像に基づく診断分類が用いられている．

3 ICDとDSM

　こうした診断分類として広く使われているものに，世界保健機関WHOの**ICD**（International Classification of Diseases：国際疾病分類，現在は第10版のICD-10）と，米国精神医学会APAの**DSM**（Diagnostic and Statistical Manual of Mental Disorders：精神疾患の診断・統計マニュアル，現在は第5版のDSM-5）とがある．ここではICD-10の第Ⅴ章精神および行動の障害の分類をあげておく．ICDは2015年に改定が予定されている．

注：身体因を外因と呼ぶこともある．なお，内因や外因という用語の使い方は様々で，身体因と心因を区別し，身体因の中で外因（既知の身体因）と内因（身体因不明）を区別する立場もある．ただし，外的ストレス因（心因）を外因に含めることはない．

ICD-10 精神および行動の障害

- **F00–F09　症状性を含む器質性精神障害**
  - F00　アルツハイマー病の認知症
  - F01　血管性認知症
  - F02　他に分類されるその他の疾患の認知症
  - F03　詳細不明の認知症
  - F04　器質性健忘症候群，アルコールその他の精神作用物質によらないもの
  - F05　せん妄，アルコールその他の精神作用物質によらないもの
  - F06　脳の損傷及び機能不全並びに身体疾患によるその他の精神障害
  - F07　脳の疾患，損傷及び機能不全による人格及び行動の障害
  - F09　詳細不明の器質性又は症状性精神障害
- **F10–F19　精神作用物質使用による精神及び行動の障害**
  - F10　アルコール使用〈飲酒〉による精神及び行動の障害
  - F11　アヘン類使用による精神及び行動の障害
  - F12　大麻類使用による精神及び行動の障害
  - F13　鎮静薬又は催眠薬使用による精神及び行動の障害
  - F14　コカイン使用による精神及び行動の障害
  - F15　カフェインを含むその他の精神刺激薬使用による精神及び行動の障害
  - F16　幻覚薬使用による精神及び行動の障害
  - F17　タバコ使用〈喫煙〉による精神及び行動の障害
  - F18　揮発性溶剤使用による精神及び行動の障害
  - F19　多剤使用及びその他の精神作用物質使用による精神及び行動の障害
- **F20–F29　統合失調症，統合失調症型障害及び妄想性障害**
  - F20　統合失調症
  - F21　統合失調症型障害
  - F22　持続性妄想性障害
  - F23　急性一過性精神病性障害
  - F24　感応性妄想性障害
  - F25　統合失調感情障害
  - F28　その他の非器質性精神病性障害
  - F29　詳細不明の非器質性精神病
- **F30–F39　気分［感情］障害**
  - F30　躁病エピソード
  - F31　双極性感情障害〈躁うつ病〉
  - F32　うつ病エピソード
  - F33　反復性うつ病性障害
  - F34　持続性気分［感情］障害
  - F38　その他の気分［感情］障害
  - F39　詳細不明の気分［感情］障害
- **F40–F48　神経症性障害，ストレス関連障害及び身体表現性障害**
  - F40　恐怖症性不安障害
  - F41　その他の不安障害
  - F42　強迫性障害〈強迫神経症〉
  - F43　重度ストレスへの反応及び適応障害
  - F44　解離性［転換］障害
  - F45　身体表現性障害
  - F48　その他の神経症性障害
- **F50–F59　生理的障害及び身体的要因に関連した行動症候群**
  - F50　摂食障害
  - F51　非器質性睡眠障害
  - F52　性機能不全，器質性障害又は疾病によらないもの
  - F53　産褥に関連した精神及び行動の障害，他に分類されないもの
  - F54　他に分類される障害又は疾病に関連する心理的又は行動的要因
  - F55　依存を生じない物質の乱用
  - F59　生理的障害及び身体的要因に関連した詳細不明の行動症候群
- **F60–F69　成人の人格及び行動の障害**
  - F60　特定の人格障害
  - F61　混合性及びその他の人格障害
  - F62　持続的人格変化，脳損傷及び脳疾患によらないもの
  - F63　習慣及び衝動の障害
  - F64　性同一性障害
  - F65　性嗜好の障害
  - F66　性発達及び方向づけに関連する心理及び行動の障害
  - F68　その他の成人の人格及び行動の障害
  - F69　詳細不明の成人の人格及び行動の障害
- **F70–F79　知的障害〈精神遅滞〉**
  - F70　軽度知的障害〈精神遅滞〉
  - F71　中等度知的障害〈精神遅滞〉
  - F72　重度知的障害〈精神遅滞〉
  - F73　最重度知的障害〈精神遅滞〉
  - F78　その他の知的障害〈精神遅滞〉
  - F79　詳細不明の知的障害〈精神遅滞〉
- **F80–F89　心理的発達の障害**
  - F80　会話及び言語の特異的発達障害
  - F81　学習能力の特異的発達障害
  - F82　運動機能の特異的発達障害
  - F83　混合性特異的発達障害
  - F84　広汎性発達障害
  - F88　その他の心理的発達障害
  - F89　詳細不明の心理的発達障害

4 診断の信頼性

臨床像により診断するとなると，複数の医者が同じ患者を診察した時に，症状をきちんととらえて同じ診断にたどり着くかどうかが重要になる．この，診断が一致する程度（より一般的には測定の一貫性・安定性）を示す指標が**信頼性**である．

実は，精神医学における診断の信頼性は，最近まであまり高くなかった．1970年頃になされた米国と英国の統合失調症の国際研究では，同じ患者が英国では躁うつ病と診断され，米国では統合失調症と診断されていることが明らかになった．もし診断の信頼性が低く，「何について」の研究かが明確でなければ，研究知見を利用することなどおぼつかないし，各国の研究結果を比較しても意味がない．そこで信頼性を向上させるための方策として，診断基準を用いることとなった．

診断基準が広く臨床の中で用いられるようになったのは，1980年に刊行されたDSM-IIIが診断基準を導入して以来であるが，DSM-IIIの診断基準の原型は，セントルイスのワシントン大学のグループの1960年代の研究にまでさかのぼる．当時の米国の精神医学界では，精神分析（ないし力動精神医学）の影響力が強く，精神医学における診断が現在ほど重視されていなかった．そうした中で，診断を正しく行うことにより精神医学が発展するという信念の下，ファイナー（Feighner）の基準や，それを発展させた米国精神保健研究所NIMHの研究用診断基準RDC（Research Diagnostic Criteria）は作られた．薬物療法を行うにも，治療介入の効果を評価するにも，予後を予測するにも，正しい診断がなければ不可能であるからである（ただし，正しい診断があっても可能とは限らないが）．ここでの最初の目的は，複数の医者の間での診断の一致率を上げることにある．

5 診断の妥当性

しかし，診断が一致したからといって，その診断が意味のあるものかどうかはわからない．例えば，「発熱症」の診断一致率は高いだろうが，「発熱症」は意味のある疾患単位ではない．「発熱症」の中に多くの異なる疾患が身体病理に基づいて区別され，本当に意味のある診断となる（例：ウイルス性脳炎，細菌性肺炎，結核，腎盂腎炎，悪性腫瘍，SLEなどの区別）．

また，病像から診断が一致したとしても（例：発熱，けいれん，頭痛，嘔吐，項部硬直，ケルニッヒ徴候からウイルス性脳炎と診断），本当にそうかどうか（ここではウイルス性脳炎かどうか）は，各種検査や身体病理をみないとわからない．こうした，真に診断しようとしている対象を正しく診断しているかの指標が**妥当性**である．

それでは，身体病理が明らかでない内因性や心因性の精神疾患では，診断の妥当性はどうやって確かめられるであろうか．

クレペリンは，同一の原因，同一の症状，同一の経過，同一の転帰，同一の解剖所見をもって疾患単位を確立しようとした．それに倣ってワシントン大学の研究者たちは，ロビンス（Robins, E）とグーゼ（Guze, SB）の基準と呼ばれるものを用いて，高い信頼性が得られた診断について，その診断が均質で臨床的に意味のあるものかどうかを検討することにした．彼らが妥当性の検討として挙げた基準は，①臨床データ（症状以外では，人種，性別，発症年齢，発症契機など），②検査データ，③他の疾患の鑑別・除外，④追跡調査による経過と転帰，⑤家族研究である．

6 診断と分類の留意点

　DSM-IIIもこうした発想を受け継ぎ，臨床で遭遇する病態について臨床単位として記述し，症状記述に基づく診断基準を用いて診断の信頼性を高め，実証研究により診断の妥当性を確立することを目指した．つまり，DSM-IIIは絶対的な経典ではなく，実証研究により常に改善してゆくシステムとして登場した．

　こうしてDSMは，診断にサイエンス（主として臨床疫学）を持ち込むことで当初の批判にもかかわらず成功を収めたが，この成功が新たな陥穽を生じさせた（もっとも，その多くはDSMを使う側の問題ではあるが）．

　その一つは，診断基準を当てはめて分類することが診断だと考える誤りである．本来，診断は症状が診断基準に合致するか否か「のみ」でなされるのではない．臨床診断は，症状だけでなく発症年齢，性別，既往歴，家族歴，病前性格，発症状況，症状への態度・構え，検査所見，経過，治療反応などあらゆるデータを用いて総合的に下すものである．また，最も基本となる症状把握においても，診断基準にはあげられていない患者の精神病理（症状）を見過ごさず，常に全体像を把握する必要がある（一方，研究においては，あえて一部のデータを用いずに診断する．例えば，統合失調症と気分障害では家族歴に違いがあるかを調べるには，診断する際に家族歴を用いてはいけない．そうでないと，結論先取りの循環論法になる）．

　第二に，診断がラベル貼りに終始し，治療のための定式化（formulation）がなされていない．症状の全体像，病前性格，身体状態，ストレス要因，病前適応のみならず，本人の資質，治療に関する意向，本人の置かれている状況などの情報なしに，治療方針は立てられない．

　第三に，信頼性は妥当性の前提ではあるが，信頼性は妥当性を保障しない．妥当性の程度は診断により様々であり，ほとんど妥当性の知見のない診断すらある．こうした現実がDSMの信用を貶めている．また，DSM診断は精神科の臨床・研究・教育のためにあり，他の領域に応用可能という証拠はなく，無批判に応用してはいけないことがしばしば忘れられている（DSMには，病的賭博や小児性愛という診断カテゴリーを設けることと，司法領域での判断とは無関係であるという注意書きがある）．こうした誤用もDSMの信用を貶めている．

　最後に，そもそも精神疾患はきれいに線引きしてカテゴリーに分類できるとは限らない．典型的な統合失調症と典型的な双極性障害の間には，どちらとも言い難い症例がいくらでもある．他の疾患との境界のみならず，軽症では健常との境界も明確ではない（次頁Memo参照）．精神医学の発展のためには，現状の診断分類を固定的にとらえるべきではないだろう．

7 まとめ

1．診断分類は固定的ではなく，精神医学の発展とともに変化する．
2．信頼性が低いと妥当性も低いが，信頼性が高くても妥当性が高いとは限らない．妥当性の乏しい診断カテゴリーもある．
3．典型的でない症例を無理に診断カテゴリーに押し込めてはいけない．臨床所見で分類や診断する限り，真の意味での鑑別診断にはなり得ない．そもそも，遺伝子の異常，脳の病態生理，精神症状が一対一に対応するとは限らない．

> **Memo**

精神疾患は脳の病気か心の病気か？

　精神疾患は脳の病気であり心の病気でもある．脳と心をともに実体ある別々の存在と考えるのでなければ，病気であるか否かにかかわらず，心は脳の活動の反映である．

　もっとも，異常や病気の範囲をどこまでとするかは難しい．犯罪や離婚や不登校は疾患ではない．人種的偏見や宗教対立も心の問題ではあるが病気とはいえない．同性愛は疾患とみなされていた時代もあるが現在は違う．それでは，ひきこもりは？虚言癖は？子供の落ち着きのなさは？はたして，ギャンブル依存や反社会性パーソナリティ障害を通常の意味で「疾患」と呼べるのか？

　何を疾患とみなすかは，時代や社会，文化によって揺らぎがあり，異常と正常の境界は，子供と大人の境界同様，明確に定めることはできない．境界が明確でないからといって区別に意味がないということにはならないし，確実（中心的）なものと不確か（辺縁的）なものがある，というのも同じである．

　話を元に戻そう．それでは，心が脳の機能にすぎないのに，なぜ脳と心をわざわざわけるのか．それは，脳と心とではアプローチ方法が異なるからである（違いの診断面での現れは「序論」参照のこと，ここでは治療面を中心に述べる）．

　心とか精神とかマインドと呼ばれる働きは，自我とか主体と呼ばれる感覚／意識を伴い（その特徴の一つは，「『自分について考える自分』について考える自分」について考える自分…），客観的な世界には収まりきらない部分がある．認知行動療法のように，客観的な科学の範囲内で理論化された治療では特段問題にならないが（もっとも，実際の認知行動療法は理論化された以上のものを含んでいると思うが），精神療法には，主体そのものに働きかけるものもある（精神療法以外にも，禅の公案による悟りや宗教的回心といったものがある）．

　こうした主観性な世界での種々の知見は，事後的な解釈にこそ役立つが，普遍性も予測性も乏しい．コールリッジの詩（老水夫）を例にあげれば，「老水夫がアホウドリを殺したことをきっかけに，船は災難に見舞われ老水夫の首にはアホウドリの死骸がぶら下がったままになっていた．ところが，月光の下で輝く海蛇を老水夫が思わず讃えたその瞬間，アホウドリは首からするりと落ちた」のである．もし，アホウドリを殺した罪悪感から抜け出すには海蛇を讃えればよい，と考えていたなら，アホウドリは首から落ちることなどなかったであろう．これをもし治療と考えるなら，治療の中で限定的に成立した治療的なフィクションの効果であるし，一度限りの人生での再現性のない出来事（偶然も含む）のなせる技である．

　精神疾患は脳の病気であり心の病気でもある．それが精神医学の難しさであり面白さでもある．

5 検査
（1）心理検査

POINT
①心理検査は心理面の特性を明らかにするための検査である
②個々の心理検査には特徴・特異性がある
③検査目的や被検者に応じてテスト・バッテリーを考える
④不適応面だけでなく健康な面や潜在能力にも目を向ける
⑤心理検査を受ける動機づけが結果に反映する

1 心理検査とは

心理検査（psychological test）は通常の面接だけでは得られにくい心理面の特性をある程度客観的に評価することで，鑑別診断や治療方針を立てるために必要な情報を補足する．不適応面だけでなく健康な側面や潜在能力にも目を向けて治療的に使用する．また精神機能の一側面を数量化することで各種疾患群と比較することが可能となり，同種の検査を繰り返し実施することで，精神症状の変化を縦断的に比較したり，治療効果の判定に役立てることができる．

2 実施時の留意点

心理検査を勧められ，検査されることに積極的に応じる人よりも，「探られるのは怖い」と受検をためらう人のほうが多い．目的・意図を説明し，了解を得てから実施することが望ましい．そして心理検査は被検者の心理的条件（気分・意欲）の影響を受けるので，被検者がありのまま答えられる雰囲気をつくり，安心感や信頼感を持ってもらうことが大切である．テスト教示や用紙を手渡す際，表情や態度から，乗り気でなさそうな時は，それに応じた対応が必要となる．警戒的で拒否的なときは役に立つ情報を得ることは難しい．

心理検査を臨床心理士（clinical psychologist; CP）に依頼する場合は問題点や臨床症状を把握してから，適した時期に，検査目的を明確にして依頼する必要がある．依頼目的には①医学的診断に関する参考情報，②発症にかかわる心理的負因（対人関係・家族関係など），③治療方針，④家族や社会復帰などの助言資料，⑤症状改善の程度や今後の推移の予測，⑥カウンセリングの適応性などが挙げられる．

検査所見は被検者の理解力や心理状態に応じて，マイナス面の指摘にとどめず，できるだけ肯定的表現で今後に向けての課題や努力目標といった視点から，自己理解や疾患の理解を促し，治療意欲を高めるように伝える．

3 心理検査の種類

心理検査は知能検査と性格検査に大別され，性格検査には質問紙法と投映法がある．質問紙法テストを除いて，大半の心理検査は個室で個別に面接して実施する．明らかにしよう

とする心理側面や課題内容・構造・実施法および被検者の年齢・疾患によって，それぞれの心理検査には特異性がある．通常，検査目的と被検者の年齢や状態などに応じてテスト・バッテリー（test battery）を考えて実施する．たとえば知能検査と性格検査の質問紙法と投映法とを組み合わせ，得られた結果を統合的に解釈することで，重層的な人間理解が可能になる．そのためには検査者・解釈者の熟達が求められる．

4 知能検査

知能検査（intelligence test）とは標準化された課題を与えて，それをどのように解決するかを観察し，その結果から知能指数（intelligence quotient; IQ）を算出し，知能程度を推量するものである．IQ値を絶対視することなく，どのようにして解決に至ったか，どのような失敗の仕方をしたかなど，その結果に至るプロセスや検査結果に影響を与える意欲・集中力・緊張などの取り組みの姿勢も考慮する．

1．ビネー式知能検査

ビネー（Binet, A）とシモン（Simon, T）が考案し，日本で一般的に利用されているのは田中ビネー知能検査である．2歳から成人に適用されるが，もともと児童を対象としている．各年齢層の大半が合格する問題を各年齢基準に該当する課題（例：6歳級＝ひし形の模写・3数字の逆唱）とし，被検者が成功した課題から推定した精神年齢（MA; mental age）と暦年齢（CA; chronological age）の比から，知能指数IQを算出する［IQ=（MA/CA）×100］．個々の課題の合格と不合格のばらつき（scatter）に注意し，知的発達の偏りを推測する．

2．ウェクスラー式知能検査

ウェクスラー（Wechsler, D）は「知能とは個人が目的的に行動し，合理的に考え，かつ効果的に自分の環境を処理する総合的，または総体的能力である」と定義している．この知能観に基づき，ウェクスラー式のIQは偏差値IQ（同一年齢母集団の平均得点と比較してどの位置にいるかを示す）である．

WAIS-Ⅲ成人知能検査（Wechsler adult intelligence scale-Ⅲ）の対象年齢は16歳から89歳，WISC-Ⅳ児童用知能検査（Wechsler intelligence scale for children-Ⅳ）は5歳から16歳である．

図1のWAIS-Ⅲプロフィール例に示すように言語性検査と動作性検査は13の下位検査から構成されている．実施には1時間30分は要する．全検査IQ（full Scale IQ），言語性IQ（verbal IQ），動作性IQ（performance IQ）に加えて，因子分析から言語理解（verbal comprehension），知覚統合（perceptual organization），作動記憶（working memory），処理速度（processing speed）の4つの群指数を算出する（WISC-Ⅳは群指数のみ算出）．

IQは測定知能であるから，その数値のわずかな差よりも，非常にすぐれている（130以上），すぐれている（120〜129），平均の上（110〜119），平均（90〜109），平均の下（80〜89），境界（70〜79），精神発達遅滞（69以下）というおおよその知能レベルで考える．

全検査IQおよび動作性IQと言語性IQとのディスクレパンシー（discrepancy），評価点プロフィール，群指数などから個人の知能特性を把握し，臨床診断の参考にするとともに，得意な部分に注目し苦手な部分を補う方策を考えていく．

《WAIS-Ⅲ》

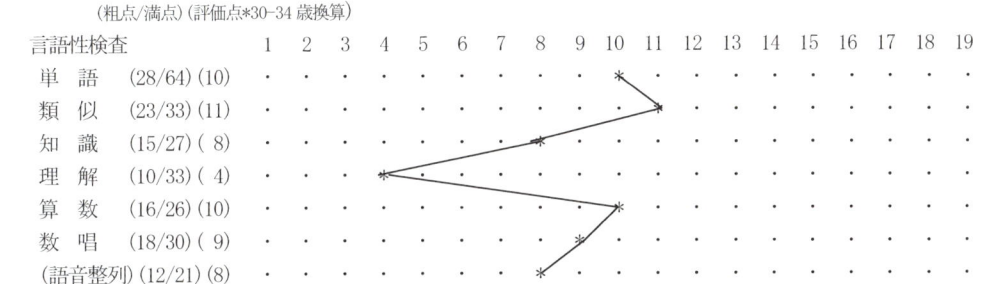

(粗点/満点)(評価点*30-34歳換算)

言語性検査		1 2 3 4 5 6 7 8 9 10 11 12 13 14 15 16 17 18 19
単　語	(28/64)(10)	
類　似	(23/33)(11)	
知　識	(15/27)(8)	
理　解	(10/33)(4)	
算　数	(16/26)(10)	
数　唱	(18/30)(9)	
(語音整列)	(12/21)(8)	

言語性評価点合計 VSS(52)

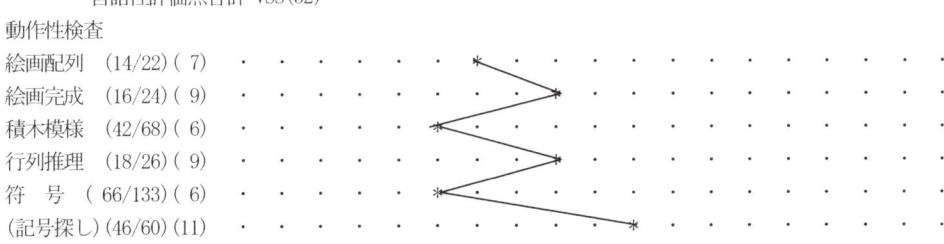

動作性検査	
絵画配列	(14/22)(7)
絵画完成	(16/24)(9)
積木模様	(42/68)(6)
行列推理	(18/26)(9)
符　号	(66/133)(6)
(記号探し)	(46/60)(11)

動作性評価点合計 PSS(37)

全検査IQ= 86[言語性IQ＝92　動作性IQ＝82]

〔群指数〕**言語理解**(単語・類似・知識)：**99**
　　　　　知覚統合(絵画完成・積木模様・行列推理)：**87**
　　　　　作動記憶(算数・数唱・語音整列)：**94**
　　　　　処理速度(符号・記号探し)：**92**

図1　WAIS-Ⅲ　プロフィール例(33歳，男性)

3. 発達検査

「遠城寺式分析的発達検査」では乳幼児の運動・言語・情意・社会性などの発達程度を親などの養育者から聴取して，発達輪郭表を作成し，各分野を比較し，遅滞している分野があれば，その原因を考察する．知能検査の「新版K式発達検査」は姿勢・運動，認知・適応，言語・社会の3領域について，発達年齢（DA; development age）・発達指数（DQ; development quotient）を算出する．

4. 高齢者用知能検査

加齢にともなう精神機能の変化が正常な老化によるものか，認知症によるものかを鑑別し，認知症の早期発見とその適切な対応を考えるために，10～15分で施行できる簡便な高齢者用知能検査として，多種のものが考案されている（表1）．構成する課題内容が異

表1　各種高齢者用知能検査の課題および得点配分

課　題　内　容	HDS-R	MMSE	N式
見当識	7	10	19
記憶(記銘)	3	3	0
記憶(再生)	11	3	15
注意と計算	4	5	15
言語(書字・読字・流暢性)	5	2	20
手指および物品呼称	0	2	7
認知(時計時間)	0	0	6
構成行為(図形模写)	0	1	11
構成行為(口命理解)	0	4	7
合　計　点	30	30	100
cut-off値(認知症/非認知症)	20/21	23/24	84/85

HDS-R：改訂長谷川式簡易知能評価スケール
MMSE：mini mental state examination
N式：西村式認知機能検査

なるため各検査によって認知症の判別感度には多少の差がある．検査結果は被検者の教育歴・職歴などから以前の知的水準や視力・聴力などの身体機能を考慮して判定しなければならない．また抑うつ気分を伴う場合，意欲・集中力・判断力などの低下のため成績が悪くなることが多く，この仮性認知症とアルツハイマー病などの真性認知症とを見誤らないようにする．

認知症が進行してくると，症状観察による評価法の FAST（functional assessment staging），CDR（clinical dementia rating），NMスケールおよび N-ADL などを用いる．

5．記憶検査

言語性検査として脳研（三宅）式対語記銘力検査，非言語性・視覚性検査としてベントン（Benton）視覚記銘検査，記憶の包括的検査として WMS-R（Wechsler memory scale-revised）が用いられる．

5 性格検査

性格検査（personality test）は性格の全体を構成する諸要素をできるだけたくさん知ることができるような方法が追及されているが，一つの性格検査でパーソナリティのすべてを明らかにすることは不可能である．各検査はそれぞれの特徴を持っており，それによって明らかになる特性には異同がある．「3 心理検査の種類」の項で記したように，目的とする個人の総合的解釈のためには，各検査の特異性を理解して，テスト・バッテリーを考える必要がある．

1．質問紙法の性格検査

質問紙法（questionnaire）とは，知りたい性格特性が明らかになりやすい一定の質問を与えて，「はい」「いいえ」「どちらでもない」から選択した回答を採点・集計し，グラフなどに図示することにより，性格傾向を推測する方法である．

標準化の段階で妥当性や信頼性が統計的に処理されているので，ある程度，客観的に被検者の特徴を把握できる．また実施が簡便で，結果の整理も容易である．

被検者が自分を実際よりよくみせたいために，もしくは実際より悪くみせようとする（cry for help）ために虚偽の応答をする場合，その結果が信頼できないと否定するのでなく，そういうときこそ，被検者の自己像・自己評価・他者に示したい自己を如実に示すものとして受け止める視点が必要である．そして臨床的に観察される性格傾向と一致しているか否かについて考え，ズレが見られる場合は，そのズレを生じさせた理由を推察することで被検者理解を深めていくことができる．

(1) YG 性格検査（矢田部–ギルフォード Guilford 性格検査）

抑うつ性・協調性・活動性・支配性など 12 の性格因子に関する 120 の質問から成り，各性格因子ごとの粗点から性格プロフィールを作成し，5 つの性格類型のいずれかに判定する（表 2）．突出因子・矛盾因子の有無だけでなく，被検者の受検した感想，教示の理解力や回答記入態度，「わからない」の回答数にも注目して解釈する．

(2) MMPI（Minnesota multiphasic personality inventory, ミネソタ多面的人格目録）

質問は 550 項目と多い．Hs 心気症，D 抑うつ，Hy ヒステリー，Pd 精神病質的偏倚，Mf 男子性・女子性，Pa パラノイア，Pt 精神衰弱，Sc 統合失調症，Ma 軽躁病，Si 社会的内向の臨床尺度と Es 自我強度など数多くの追加尺度がある．?（疑問点），L（虚構性），F（妥当性），K（修正点）の妥当性尺度が用意されているので，被検者の意識的・無意識的な反応歪曲の可能性をみて，応答態度の信頼性を検出できる．プロフィール解釈は各尺度は互いに複雑に影響しあうので，尺度のか

表2 YG性格検査

典　型	形による名称	因　子		
		情緒安定性 D C I N	社会適応性 O Co Ag	向　性 G R T A S
A型 (average type)	平均型	平　均	平　均	平　均
B型 (blacklist type)	右寄り型	不安定	不適応	外　向
C型 (calm type)	左寄り型	安　定	適　応	内　向
D型 (director type)	右下がり型	安　定	適応または平均	外　向
E型 (eccentric type)	左下がり型	不安定	不適応または平均	内　向

らみあいを考慮しながら力動的に解釈することが必要である．

(3) TEG (Tokyo university ego gram, エゴグラム)

交流分析で用いられる理論に基づき，CP (critical parent：父親的・批判的), NP (nurturing parent：母親的・養育者的), A (adult：現実を客観的に受け止め合理的に対応する), FC (free child：自由な子ども), AC (adapted child：適応した子ども) の5つの自我状態に分ける．どの自我状態で対人交流をすることが多いか，エネルギー量をグラフ化して，人格プロフィールを作成し，被検者自身が自己分析をして自分の行動パターンを知り，「気づき」をおこさせ，あらたな調和を得るための手段として役立てる．

2. 投映法の性格検査

投映法 (projective method) のロールシャッハ・テストはインキの汚みが「何に見えるか」を問うものであり，TATは人物を含む場面図版に基づいて空想的な物語を求め，SCTは不完全な文章を自由に完成させる．このように曖昧な一定の刺激を与えて，被検者のある程度自由にまかされた多様な応答を心の内面の投影と考え，性格傾向や自我構造，心理状態，精神力動を推測し解釈する方法である．課題刺激が漠然としているので被検者が意識的に回答を歪める可能性は少なく，また全体として一つのまとまりを持っているパー

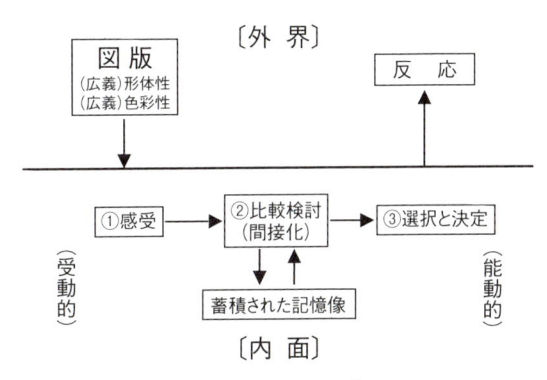

図2 ロールシャッハ反応産出のプロセス

ソナリティ特性の有機的関連が構造的に明らかになりやすい．しかし標準化された質問紙法と比べて客観化しにくく，その整理や解釈には熟練を要する．

(1) ロールシャッハ・テスト (Rorschach test)

ロールシャッハ (Rorschach, H) が1921年に『精神診断学』で発表した心理検査である．白紙の上にインキを落として，それを中心で二つに折って偶然に出来たほぼ左右対称の10枚の漠然図形カードを被検者に手渡して，「何に見えるか」「何に似ているように思うか」を答えてもらう．

ロールシャッハ反応は図2に示すようなプロセスを経て産出される．図版材料の中の何にどのように規定され，また規定されないか，その選択と決定の被検者の認知と反応というプロセスに焦点を当て，被検者の内面にあって外部のものは見えないこころの世界を追体験して解釈を進めていく．

①反応数と時間的関係，②反応が与えられた領域が全体か部分かなどの反応領域（location），③反応を決定した要因が形体・色彩・濃淡・運動感などのいずれであるかの反応決定因（determinant），④形体質の良否を判定する形体水準（form level），⑤反応内容（content）をスコアし，認知的側面（物事の把握のしかた・独創性・意欲性），情緒的側面（一般感情状態・情緒の統制力・緊張場面に対する反応・内省力など），自我機能の側面（自我の強さ・現実検討能力・葛藤・防衛手段）などから病態水準や人格構造を総合的・精神力動的な観点から解釈する．

(2) TAT（thematic apperception test, 主題統覚検査）

人物を含む場面の絵を見て，被検者は過去・現在・未来を含む物語を自由に空想する．物語られた内容から，主人公が何を欲求し行動しているか，主人公の内的状態からどのような社会的圧力がかかっているか，どのように行動し解決していくか，被検者のイメージのなかで主観的に生きられている対人的な生活史や家族関係などを推察する．SCTと比べて無意識的な葛藤が明らかになることがある．

語られた物語を2～3回読み返して，主要なテーマや意味ある内容を読み取る解釈法がよく用いられている．

(3) SCT（sentence completion test, 文章完成法）

「私が得意になるのは，＿＿＿＿＿＿」のような未完成の刺激語句の後半部を続けて，自由に文章を完成させることにより，自分を意識しながら意見や見通しを表明する．用紙に教示が印刷してあるので，用紙を手渡して完成を求めるだけであるから，実施そのものは簡便である．

いろいろの具体的な問題（家族関係・対人関係・自己概念・不安・価値観・願望・ストレス対処法など）についての情報が広く浅く得られるので，面接の補助資料としての用途が広い．

(4) PFスタディ（picture frustration study, 絵画欲求不満テスト）

日常生活の中で遭遇しそうな欲求不満場面の略画を見て，話しかけられた人物の答えを記入する．3つの攻撃方向（他責・自責・無責）と3つの反応型（障害優位・自我防衛・要求固執）を組み合わせた反応分類カテゴリーと超自我因子をスコアする．GCR（group conformity rating）％から欲求不満に対する常識適応の程度，欲求不満の処理方法，欲求不満耐性をみる．

(5) 描画テスト

心理検査の大半が，検査者が質問し被検者が言葉で答えるという言葉を媒介としたバーバル・コミュニケーションであるのに比べて，描画テストの特徴は言葉でなく，描画というグラフィック・コミュニケーションで心の状態を知ろうとする点である．描く主題により「バウム・テスト（baum test）（樹木画テスト）」「人物画」「家族画」「HTP（house-tree-person）」「風景構成法（landscape montage technique）」などがある．描画の細かい部分にとらわれず，全体的印象を重んじ，適応水準・成熟度・身体イメージなどを解釈する．治療経過の中で繰り返し実施することが可能である．

6 その他のテスト

(1) 内田クレペリン（Kraepelin）テスト

一桁数字の連続加算作業の1分毎の時間経過による作業の変化を，作業量と作業曲線から分析して，これと同じような作業事態での作業速度・作業意欲・持続力・適応力・習熟度・疲労回復力・安定度・正確性・注意力などを知る．誤数が多いか，1分間の計算量が40以下であれば職場適応に問題があることが多い．

(2) BGT (Bender gestalt test, ベンダー・ゲシュタルト・テスト)

幾何学図形の模写が課題である．実施は簡便である．ゲシュタルト機能（個々の知覚する要素を統合し，まとまりのあるものとしてみる機能）の崩壊の指標は，固執的反復，回転，凝縮，角の欠如，組み合わされた線の分離，歪み，などである．脳器質的障害（一酸化炭素中毒，脳腫瘍，頭部外傷，認知症，てんかん，精神発達遅滞など）の検査として有用である．

7 精神状態や心身両面の症状の評価尺度

(1) CMI (Cornell medical index questionnaire, CMI健康調査表)

心身の自覚症状について短時間に調査する．神経症傾向の程度を知る一助として用いる．精神科をはじめとして内科など諸科の問診の補助，心身の健康状態のスクリーニングとして用いる．

(2) SDS (self rating depression scale)

うつ状態にともなう全身倦怠感・睡眠障害・食欲不振・性欲低下などの身体的愁訴，うつ病特有の日内変動と精神症状の質問に回答する．実施にあたっては，合計得点だけでなく，個々の回答内容（特に自殺企図の有無）に注意する必要がある．

(3) ハミルトン (Hamilton) うつ病評価尺度

他者評定法であり，うつの強さ，うつのタイプなどの24項目をチェックする．

(4) MAS (manifest anxiety scale)・STAI (state-trait anxiety inventory)

MASは顕在性不安の高さを，STAIでは不安を状態不安と特性不安に分けて評価する．

8 臨床心理学的レポート

臨床場面では検査者自身が必要不可欠と考えることを明確な言語表現で，できるかぎり短く簡潔な文体で報告書を作成する．コーチン (Korchin, SJ) は『現代臨床審理学』（弘文堂，1980）の「解釈すること，総合すること，アセスメントの所見を伝達すること」の章で，臨床的解釈における過ちのもとについて，①図式化，②情報過多，③解釈者にとって不十分な内部的根拠，④解釈のし過ぎ，⑤解釈に関する不十分な外部的立証，⑥個別化の欠如，⑦統合の欠如，⑧過度に病理性を強調すること，⑨過度に「心理学的に見る」こと，をあげている．臨床心理学的レポートの作成に際しては，これらの過ちを生じないように常に注意しなければならない．

5 検 査
(2) 生理学的検査

POINT
①臨床精神医学において，bio-psycho-social の3つの視点が不可欠である．
②脳の機能評価や精神症状の原因検索において脳波は不可欠である．
③睡眠の質の評価や睡眠関連疾患の診断において睡眠ポリグラフ検査が有用である．

1 生理学的検査とは

　精神医学は脳と心の学問であり，精神疾患は脳と心の病気である．そして，精神疾患の臨床においては，bio-psycho-social（生物・心理・社会）の3つの視点が不可欠であり，3つの視点のどれか1つでも欠けると正しい臨床は行われない．精神疾患（あるいは精神症状の原因）の診断・評価・治療（医療保健福祉）のためには適切な問診に加えて，種々の検査を利用する．心理学的検査や生活機能評価など（心理社会的な視点）に加えて，脳の生物学的異常（器質的異常や機能異常）の有無や脳に影響を与える身体疾患（内分泌代謝疾患など）の有無を調べる検査（生物学的な視点）の適切な施行が必須である．

　脳の器質的（機能的）異常を調べる検査として，次項で述べられる画像検査の近年の進歩は著しい．一方，精神医学における神経生理学的検査方法は種々あるが，臨床上最も有用な検査は「脳波」である．近年，脳波は古い検査として軽視されがちな傾向がある．確かに脳波は空間解像能（どこに異常があるかをいかに細かく示すことができるか）では最新の画像検査には全く及ばない．しかし，簡便・低価で検査できること，持続的に（何時間でも）検査可能なこと，時間解像能（いつ異常が生じ，どのように変化するかを，いかに細かく示すことができるか）が非常に高いことなどから，適切な施行と正しい評価をすれば非常に有用な検査である．脳の画像検査が正常だからと言って脳が正常とは限らない．脳波を主とする生理学的検査が，画像検査で見つけられない異常を見出し，正しい診断・治療に結びつけることが可能な場合も決して稀ではない．

　脳と心の健康・脳と心の病気の発症予防・治療のためには，身体の健康保持と同様に，生活習慣が極めて重要である．栄養・運動の重要性は広く啓発されているが，睡眠の重要性が軽視あるいは正しく理解されていない．精神疾患の医療保健福祉において「食欲はありますか？」「食事はとれていますか？」に加えて，「眠っていますか？（睡眠の量と規則性を聞く）」「眠れていますか？（睡眠の質を聞く）」は必須の質問である．睡眠の質を客観的に評価できる方法は，脳波測定を中心とする睡眠ポリグラフ検査であり，その基本的知識は重要である．

　その他の神経生理学的検査方法として，誘

発電位・事象関連電位・脳磁図などがあるが，精神医学の臨床における応用は，まだ研究段階であるので本稿では簡単に触れるにとどめる．

2 脳波 (electroencephalogram; EEG)

脳波は脳の電気活動の記録であり，空間的情報だけではなく，脳機能の時間的変化の詳細な情報を教えてくれる．時間解像能の高さは，発作性の疾患の診断に極めて有用である．異常脳波には特異度の高いものと非特異的な所見があるが，持続的な局在性あるいは全般性の異常を正しく評価することで，脳の器質的あるいは機能的障害を把握できる．覚醒度あるいは睡眠の評価にも有用である．検査の簡便性を考えると，精神症状がみられる時にはルーチンに脳波検査を施行すべきであるが，画像検査との使い分けや，画像検査結果をふまえた判読も必要である．脳波を正しく判読するためには，年齢による脳波の変化・賦活による異常所見・異常所見と間違いやすい正常脳波の知識などが必要である．

1. 脳波記録法

脳波は，頭皮上に電極を装着して記録する（頭皮上脳波）場合と，大脳皮質表面あるいは脳深部に電極を挿入して記録する（直接導入脳波）場合がある．通常の臨床脳波は頭皮上脳波で，ペーストを使用して円盤電極を張り付ける．

頭皮上の電極装着部位は，国際 10-20 電極法（ten-twenty electrode system）で 19 カ所定められており（図1），大脳両半球をほぼ等間隔でおおうものとなる．通常は前頭極部（F_{p1}, F_{p2}），前頭部（F_3, F_4），中心部（C_3, C_4），頭頂部（P_3, P_4），後頭部（O_1, O_2），側頭前部（F_7, F_8），側頭中部（T_3, T_4），側頭後部（T_5, T_6）の 16 カ所を用い，同側耳朶の基準電極（A_1 または A_2）との間の電位差を測定するのが，基準導出法（単極導出法）である．頭皮上の2つの電極間の電位差を測定するのが双極導出法で，位相逆転があれば局在性の同定が可能となる．

記録の手順は，通常検査室内で安静覚醒閉眼状態にて記録開始．較正信号の記録の後，後述する賦活（開閉眼・過呼吸・光刺激など）や単極導出および種々の双極導出を記録する．電極の組み合わせや記録の手順を定めた方式をモンタージュと呼ぶ．紙記録の場合，通常1秒間に 3cm のスピードで記録する．近年の脳波計はデジタル脳波計であり，前頭部中央部に基準電極を装着して記録しておくと，保存したデータから必要な導出を自由に引き出すことができる．

2. 脳波は周波数と振幅で表現する

脳波は頭皮上に電極を装着し，脳の微弱な電位変動を増幅器によって拡大して記録したものである．覚醒中に眼を閉じて安静にすると，周波数が 10Hz 前後で振幅が 50μV 前後のサインカーブに似た律動波が出現する．これが α（アルファ）波である．脳の活動水準が高くなると（たとえば開眼すると）周波数が高くなり（速波化），活動水準が低下すると（たとえば眠くなったり，機能が落ちると）

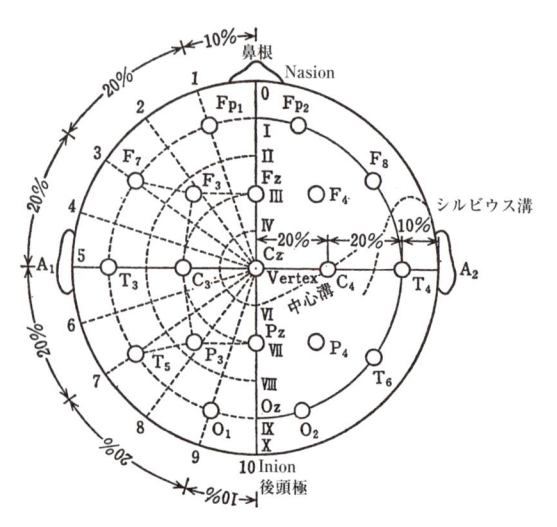

図1 脳波記録電極の配置（国際 10-20 法）

周波数が低くなる（徐波化）と理解すると分かりやすい．周波数によって図2のように分類する．

3. 脳波賦活法

安静覚醒時の記録では発現しない脳波異常を顕在化させる操作を脳波賦活法と呼び，以下のような操作を行うのが一般的である．

(1) 開閉眼（10秒間隔で開閉眼を繰り返す）

上記のように安静覚醒閉眼時には，通常後頭部優位のα波がみられるが，開眼により減衰する．軽度意識障害ではα波が抑制されないときがある．眠気が強い時には，開眼によってα波が出現することがあり逆説的α波抑制と呼ばれる．

(2) 過呼吸賦活（通常3～5分間の過呼吸を行わせ，過呼吸終了後もそのまま3～5分間記録する）

健常な小児の大多数や成人の一部において，脳波の徐波化と振幅の増大を示す場合があり，build upと呼ぶ．顕著な高振幅徐波化（big build up）はてんかんや脳の器質的異常を疑うが，左右差・広汎性出現や過呼吸中止後30秒以上続く場合に異常性が高くなる．てんかんの欠神発作が誘発されやすく，3Hzの棘・徐波複合（後述）が出現する．

(3) 光賦活・閃光刺激賦活

強い光を眼前で点滅させる（毎秒3Hzから10秒おきに10秒間ずつ徐々に30Hzまで頻度を増やす）と，後頭部に光駆動反応が出現するが正常である．一部のてんかんでは突発性異常波が誘発されることがある（光けいれん反応）．

(4) 睡眠賦活

自然睡眠賦活と薬物誘発睡眠賦活がある．側頭葉てんかんでは睡眠で異常波が誘発されやすいので睡眠記録が必須である．

4. 脳波の判読方法

脳波の判読において最も重要なのは，脳波

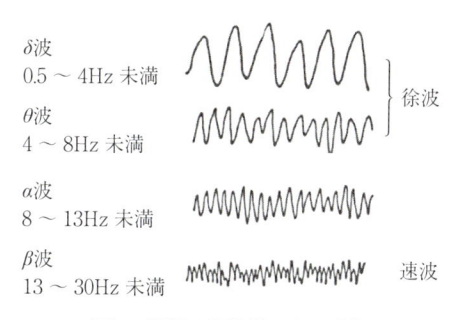

図2 脳波の周波数による分類
（大熊輝雄：現代臨床精神医学より一部引用して作成）

δ波 0.5～4Hz 未満
θ波 4～8Hz 未満
　　　　　　　　　　　　　徐波
α波 8～13Hz 未満
β波 13～30Hz 未満　　　　速波

以外の電気活動（アーチファクト）を異常所見と間違えないことである．アーチファクトが全く入らない脳波を測定できれば（現実的には無理であるが）コンピュータによる判読も可能であろう．薬物の影響にも注意が必要である．

脳波は脳の機能をみるのに極めて有用であるが，脳波だけで全てが分かるわけではない．正しい目的と目的に沿った施行および適切な判読に加えて，得られた所見を総合的な臨床診断に生かすことが重要である．臨床所見に相当する明らかな異常脳波が出現すれば判読は難しくないが，異常脳波が出現しても必ずしも脳が異常とはいえず，脳波が正常だからといって脳が正常とは限らない．それが脳波であり，脳波の有用性を活かすかどうかは，その使い方次第である．

5. 正常脳波

年齢により正常脳波は変化する．同じ波形でも年齢によって正常となったり異常となったりする．

成人の安静覚醒閉眼時の背景脳波はα波とβ波と少量のθ波で構成される．背景脳波の主要成分となる基礎律動は，周波数が9.5～10.5Hzのα波で，振幅が（漸減漸増のパターンで）20～60μVで，頭頂・後頭部優位に，連続的・律動的に出現する．そして，左右差がなく，突発性異常波がみられず，著明な徐波（θ波とδ波）がないのが正常である．

6. 異常脳波

異常脳波には，持続的に出現する「非突発性異常波」と背景活動と区別される「突発性異常波」があり，それぞれ「局在性」に出現する場合と「全般性」に出現する場合とがある．肝性脳症などでみられる三相波など特有のパターンを示し特別の呼称があるものを含めて，種々の異常脳波があるが，その基本を述べる．

(1) **非突発性異常波**：全般性の脳機能低下／意識障害や脳腫瘍など局在性の異常を疑う所見
- 背景脳波の基礎律動（α波）の徐化（成人で8.5Hz以下）．
- 散発性あるいは持続性に，局在性あるいは全般性に出現する徐波（θ波とδ波）．
- 局在性あるいは全般性の高振幅（50μV以上）速波（薬物によるものは除く）．

(2) **突発性異常波**（図3）：主としててんかんを疑う所見
- 棘波（spike）：局在性で陰性（上向き）の場合異常．
- 鋭波（sharp wave）：棘波より緩徐．睡眠中の頭頂部鋭波は正常である．
- 棘・徐波複合（spike and slow wave complex）：3Hzの棘・徐波複合は欠神発作でみられる．
- 鋭・徐波複合（sharp and slow wave complex）．

7. 脳波でわかること（精神医学における脳波の有用性）

(1)「てんかん性放電」の有無や局在や種類が，てんかんの診断に有用である（14章参照）．

てんかんの診断あるいは除外診断には総合的評価が必要であるが，特徴的異常波が出現すると診断が容易である．しかし，1回の脳波検査の結果だけで，てんかんを確定診断・除外診断できるとは限らないことに注意が必

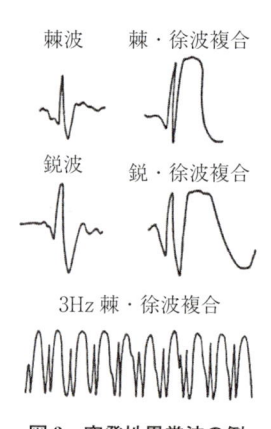

図3 突発性異常波の例
（大熊輝雄：現代臨床精神医学より一部引用して作成）

要である．症状出現時の脳波をみるためには長時間記録が必要となる．

(2) 覚醒中の「徐波」の出現様式によって，局在性あるいは全般性の脳機能低下が評価できる．

局在性の徐波は脳腫瘍や脳血管障害などの脳器質疾患を疑う所見である．軽度の全般性徐波の出現は認知症などによる全般性の脳機能低下を疑う．

(3) 覚醒中の「徐波」の出現様式によって，意識障害の有無・程度が評価できる．

意識障害の脳波像は種々あるが，一般にα波消失・θ波出現・δ波出現と全般性に徐波化する．精神症状がみられる時に，脳炎や代謝性脳症などを除外診断するのに極めて有用である．

(4) 覚醒度（覚醒しているか，うとうとしているか，眠っているか）がわかる．

次項参照．睡眠による頭頂部鋭波や徐波を異常波と間違わないことが重要である．睡眠による脳波は覚醒刺激によって（覚醒させると）急速に変化する．

(5) 脳死の判定に利用できる．

脳機能が低下すると徐波化・高振幅徐波の出現がみられるが，さらに機能が低下すると平坦化し，脳死に至ると脳電気的無活動状態となる．正しい条件で測定すれば脳死の判定に有用であるが，脳波だけで脳死の判定はで

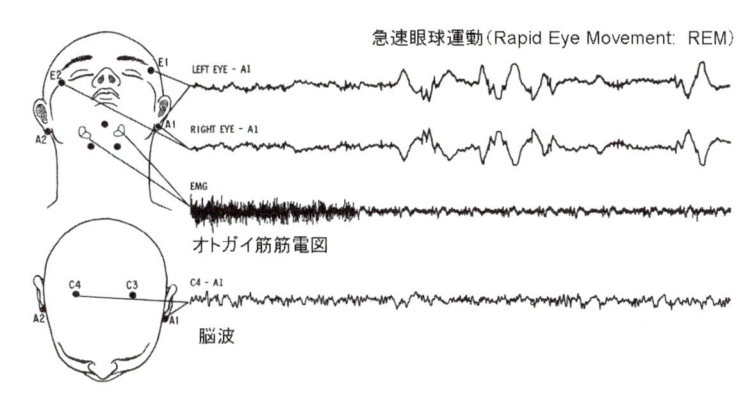

図4 Rechtschaffen & Kales（1968）原法による睡眠ポリグラフ検査（PSG）の電極配置：図では，左3分の1のノンレム睡眠の睡眠段階1から，右3分の2はREMsの出現と筋電図の低下を特徴とするレム睡眠へ移行している．

きない．

3 睡眠ポリグラフ検査（polysomnography; PSG）

睡眠関連症状に対する診断や治療を進めるためには患者の睡眠に関する情報について調べることが必須であるが，睡眠に関する情報は通常の精神疾患の臨床においても重要で，睡眠日誌図の記録が有用である（15章参照）．ここではPSGについて簡単に説明する．

1. PSGとは

PSGとは，生体の多現象（poly-）を睡眠中に（-somno-）記録する（-graphy）ものである．「夜間睡眠の質や量を調べる」ために，脳波（EEG）・眼球運動（EOG）・おとがい筋筋電図（chin EMG）を測定するのが，1968年に報告されたRechtschaffen & Kales（R & K）criteriaの基本的方法である（図4）．脳波は，α波が出現しやすい後頭部（O_1・O_2）と，睡眠紡錘波が出現しやすく徐波の判定に必要な中心部（C_3・C_4）の計4チャンネルを用いることが一般的であるが，睡眠中のてんかんが疑われる場合には，側頭部などチャンネル数を増やすことが必要である．R & K以降，「睡眠中の生体現象を調べて，そ の異常が睡眠に与える影響を調べる」ために測定項目が増えていった．心拍数や自律神経系の活動をみる目的で心電図（ECG）が加えられ，睡眠呼吸障害の有無・重症度判定目的で鼻と口の呼吸（nasal/oral airflowまたはair pressure）・胸腹部呼吸運動（chest/abdominal motion）・いびき（snoring）・経皮的動脈血酸素飽和度（SpO_2）・体位（body position）などが測定される．睡眠中の周期性下肢運動（periodic leg movements in sleep: PLMS）の有無・程度を調べるために両側の前脛骨筋筋電図を測定する．睡眠中の異常運動を調べる目的では，ビデオの同時記録が必須であり，ビデオ映像をPSGと同時にコンピュータに記録することができる装置もある．

2. PSG記録データのスコアリング

PSGの記録データのスコアリングにはR & Kの基準が広く用いられている．睡眠段階をStage W，Stage 1〜Stage 4およびStage REMに分類する（表1）．一晩の睡眠構築を視覚化するために，睡眠段階の変化を時間経過で図示したものが睡眠経過図である（15章参照）．米国睡眠医学会（American Academy of Sleep Medicine; AASM）は2007年に総合的なスコアリングのためのマニュアルを作成し，2012年に改訂（version

表1 覚醒および各睡眠段階における脳波・眼球運動・筋電図の特徴（R＆Kの基準）

睡眠段階	脳波	眼球運動	筋電図
覚醒(Stage W)	α波が50%以上	急速，衝動性	高振幅
睡眠段階1 (Stage 1)	α波が50%未満 低振幅混合波 頭頂部鋭波の出現	緩徐	中等度振幅
睡眠段階2 (Stage 2)	睡眠紡錘波やK複合の出現 睡眠徐波が20%未満	ほとんど(−)	中等度〜低振幅
睡眠段階3 (Stage 3)	睡眠徐波が20%以上50%未満	(−)	低振幅
睡眠段階4 (Stage 4)	睡眠徐波が50%以上	(−)	低振幅
睡眠段階レム (Stage REM)	低振幅混合波 鋸歯状波の出現	急速，衝動性	最低振幅 筋攣縮がみられる

睡眠段階1〜4をノンレム睡眠（傾眠状態から深睡眠に移行していく），睡眠段階3と4を徐波睡眠という．睡眠徐波とは，2Hz以下で75μV以上のδ波である．

2.0）した．AASMマニュアルでは，睡眠段階をStage W，Stage N1，Stage N2，Stage N3およびStage Rと分類し，Stage N3はR＆KマニュアルのStage 3，Stage 4のことである．

4 誘発電位・事象関連電位・脳磁図

感覚刺激に対する頭皮上の電極による電位変化を数十回以上加算して得られた記録が誘発電位で，視覚誘発電位（visual evoked potentials; VEP），体性感覚誘発電位（somatosensory evoked potentials; SEP），聴覚脳幹誘発電位（brainstem auditory evoked potentials; BAEP）が臨床応用されている．

また，外界の刺激に対して何らかの精神作業をする課題を与えられた時の心理過程に関する大脳の電位変動を事象関連電位（event-related potentials; ERP）と総称する．潜時約300msecの陽性電位をP300と呼ぶ．P300は，認知症や慢性期統合失調症で振幅低下・潜時延長がみられると報告されている．

脳波は脳内のニューロンに発生する電気活動を電位変動として測定するが，電気活動に伴う微弱な磁場を捉える検査法を脳磁図（magnetoencephalography; MEG）という．磁気シールド室や高感度センサーなどが必要で，脳波のようにどこの病院でも検査可能なわけではないが，特殊な装置や検査技術があれば非侵襲的・簡便に測定でき，脳波と比べてより限局した部位の活動を測定できる利点がある．

5 検　査
（3）画像検査

POINT
①精神科の診療で用いる画像検査には，脳の形態をみるための解剖画像と，脳の働きをみるための機能画像がある
②主な目的は器質性精神障害の原因を見出すことである
③非器質性の精神障害でも機能画像などで脳機能の変化が見出されている

1　画像検査の種類

　精神科診療で最も重要な画像検査は脳画像である(注1)．脳画像は，脳の形態をみるための**脳解剖画像**と，脳の働きをみるための**脳機能画像**に分類される．

　脳解剖画像にはX線CTとMRIがある．主に器質性精神障害に関して，①病変の種類（脳血管障害や腫瘍・炎症・奇形・変性・脱髄巣・脳挫傷・水頭症など），②病巣の部位・拡がり・程度，を判定するために用いられる．

　脳機能画像には，SPECT，PET，fMRI，脳磁図，近赤外線分光断面図（光トポグラフィ，NIRS）などがある．脳の全般的な賦活の水準，局所的な機能低下・亢進状態を評価するために用いられる．また脳の機能を研究する目的で，健常者や患者に課題を与え脳の局所的な賦活状態の変化を測定する実験（脳賦活研究）にも用いられる．

　以下の項では臨床的に用いられる脳画像を解説する．

2　脳解剖画像

1．CT

　CTはX線コンピュータ断層撮影（X-ray-computed tomography）の略称．多方向から頭部をX線撮影し，コンピュータで断面像を合成する検査法である（**図1**）．

　高密度の人体部位や金属を多く含むほどX線の透過性が悪く，画像では白く写る．頭蓋骨（カルシウム）や血液（ヘモグロビンが鉄を含む）は白く，水や脂肪は黒く写る．脳実質はその間で種々の程度に灰色に写る．造影剤を点滴しながら撮影して血流が豊富な部分を強く描くことができる（**造影CT**）．

　脳出血などの血腫は白く描かれ，脳梗塞巣や血腫が吸収された後の脳軟化巣は黒く描かれる．

注：精神科診療でも一般内科的な胸部・腹部のX線検査はしばしば実施される．ことに入院時には，肺結核などの感染性呼吸器疾患の有無や，心不全・心肥大などの全身状態を確認しておく必要がある．また向精神薬の副作用として高頻度にみられる便秘は，ひどい場合には麻痺性イレウス（腸閉塞）をきたす場合もあるので，症状に応じて腹部X線が必要となる．

(1) 長所
① 検査時間が数分と比較的短い．脳出血やくも膜下出血など，急性発症の頭蓋内病変が疑われる際にまず行われる検査である．

(2) 短所
① 骨の近くにある脳実質はアーティファクト（人工産物）と呼ばれるノイズのため判読が困難である．特に脳幹は頭蓋骨底，脊髄は脊椎に囲まれているので判読困難となる．
② 脳梗塞の発生後数時間は変化をとらえることが難しい．
③ 放射線の被曝が問題となる．検診で受ける胃透視（いわゆる胃バリウム検査）の被曝量と同程度といわれている．

2. MRI

MRI は（核）磁気共鳴画像〔(nuclear) magnetic resonance imaging〕の略称．強い磁場に置かれた水素原子の物理的反応特性を利用して多方向から信号を検出し，コンピュータで断面写真を合成する検査法である．

水素原子の反応の時間的側面に注目して，T1強調画像とT2強調画像が得られる．また水素原子の密度や水分子の拡散にそれぞれ注目するプロトン強調画像や拡散強調画像，病変にコントラストをつける FLAIR 画像などがある（**図2，表1**）．

(1) 長所
① 解像力は CT より格段に優れている．
② 骨の影響を受けないので脳幹・脊髄も描出できる．
③ 任意の角度で信号を取り出すことができるので，水平断（軸断）だけでなく，冠状断

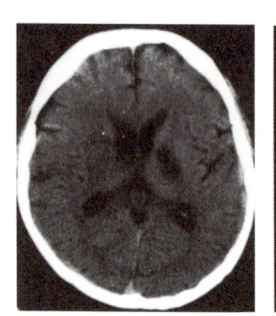

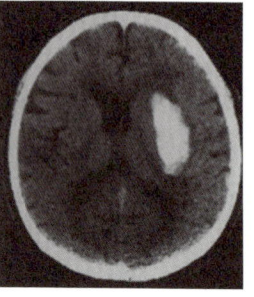

図1 頭部 CT：左図は脳梗塞，右図は脳出血．いずれも被殻に病変がある．

表1　MRI の撮像法の特徴

T1強調画像	脳溝がみやすい．認知症の萎縮の部位や程度を判定するのに有用． 脳実質・脂肪・骨髄は高信号（白く写る）． 多くの病変・水・空気・骨皮質・速い血流(flow void)は低信号（黒く写る）．
T2強調画像	病変に関する情報が一番多い．原因疾患が不明の場合に有用． 多くの病変・水・亜急性期血腫は高信号（白く写る）． 急性期血腫・慢性期血腫・空気・石灰化・骨皮質・鉄・速い血流(flow void)は低信号（黒く写る）．
拡散強調画像	細胞活動が低下している部位を検出しうる．脳梗塞の発生直後の判定や，脳炎やプリオン病など移動する病変の描出に用いる．
FLAIR画像／プロトン密度強調画像	病変を目立たせる撮像法．T2強調では皮質の表層や脳室周囲では病変と水の区別がつきにくいので，その欠点を補うために用いられる．

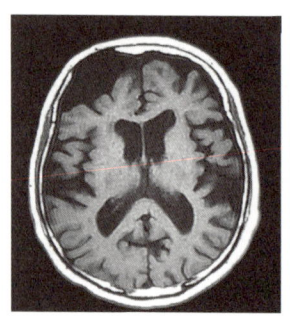

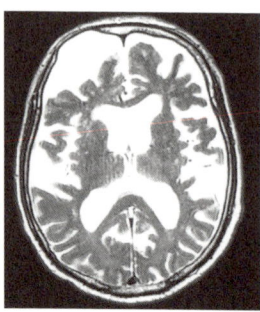

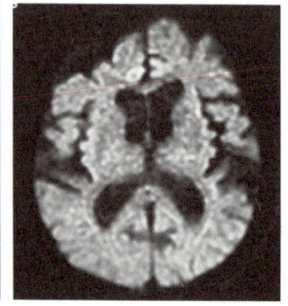

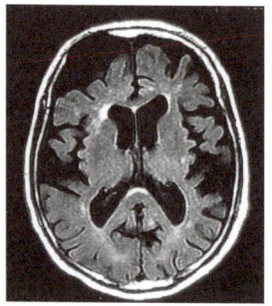

図2 頭部 MRI の撮像法：左から，T1強調，T2強調，拡散強調，FLAIR 画像．

（前額断），矢状断も得られる（図3）．
④早い血流の低信号を利用してMR血管撮影（MRA magnetic resonance angiography）を得ることができる．
⑤放射線の被曝がない．

（2）短所
①体内に強磁性体の金属（心臓ペースメーカー，骨折後の固定釘，刺青，マスカラなど）がある患者は検査できない．
②検査時間が数十分とやや長く，一定時間安静を維持できなければ検査できない．閉所恐怖のある患者は困難である．
③機械音のような音がしているので不安を招きやすい．

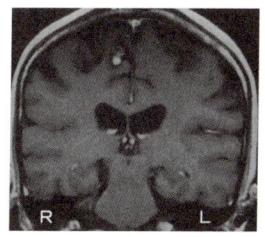

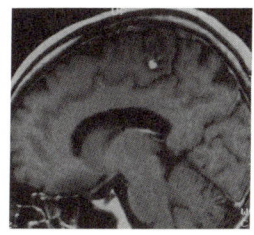

図3　MRI 冠状断，矢状断

3　脳機能画像

1. SPECT

SPECTは単光子放出コンピュータ断層撮影（single photon emission computed tomography）の略称である．放射性同位元素（^{99m}Tcや^{123}I，^{133}Xe）を含む薬品を血中投与し，核異性体転移によって生じるγ（ガンマ）線を多方向から検出して，コンピュータで放射性同位元素の集積状態の断面写真を合成するものである．

血流の豊富な脳部位ほどγ線放出の密度が高いので，血流分布を色彩や濃度で表示することができる（図4）．たとえばアルツハイマー病では脳の委縮が目立ち始める以前に脳機能の低下を反映する広範な血流低下を確認することができる．

放射線被曝が問題となる．放射性物質の厳重な管理を要するので大規模な医療機関以外では用いられない．

2. PET

PETは陽電子放出断層撮影（positron emission tomography）の略称．陽電子崩壊を起こす放射性同位元素（^{15}Oや^{18}F）を含む水やブドウ糖を血中投与し，陽電子崩壊に伴って生じるγ線を他方向から検出して，コンピュータで放射性同位元素の集積状態の断面写真を合成するものである．

水の場合は血流（細胞の代謝が活発なほど血流が豊富），ブドウ糖の場合は細胞のブドウ糖の取り込み（細胞の代謝が活発なほどブドウ糖が必要）を反映する．つまり，SPECTは脳血流を反映するのに対し，PETは血流のほかに酸素代謝量や酸素摂取率，糖代謝量が測定できる．また，PETはSPECTに比べて空間分解能が高く感度も優れている．しかし維持費が高額であるため，一部の医療・

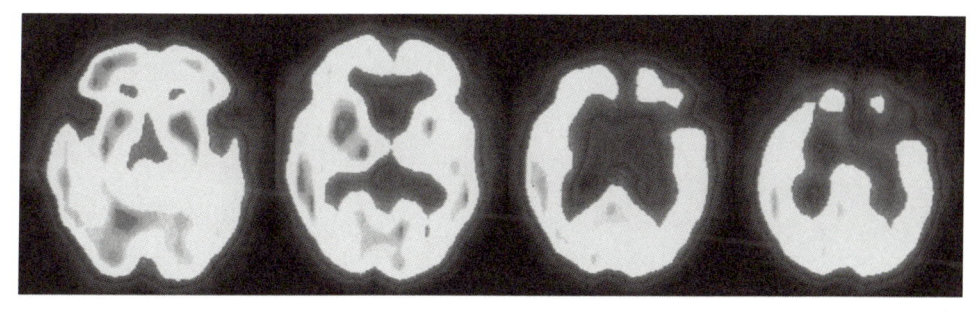

図4　SPECT：前頭側頭葉変性症の例．大脳皮質の暗い色が血流の低下部位を表わす．

研究機関でしか用いられない．

3. 光トポグラフィ，NIRS

　最近注目されているのが，課題作業中の脳機能を簡単に評価できる光トポグラフィ（または NIRS；near-infrared spectroscopy）である．脳の活動時には，酸素代謝とグルコース代謝の亢進に伴ってその部位の血流が増加するとともに酸素化ヘモグロビンの量が変化する．近赤外線を頭蓋の表面から脳に投射し，その反射光を分析することによって頭表から2〜3cmの深さにある大脳皮質の血流を測定することができる．

　安全，安価，簡便な装置なので臨床的に有用であり，うつ病と他の精神疾患の鑑別など実際の臨床においても用いられ始めている．

6 統合失調症および関連疾患

POINT
① 統合失調症は，精神病の代表であり，精神医学にとって重要な病気である
② 原因は不明であるが，遺伝や環境，脳内神経伝達物質の異常などが推定されている
③ 診断はこの病気に特有な症状（1級症状）を目安とする
④ 薬物療法，精神療法，生活療法（作業療法）を組み合わせ治療する
⑤ 統合失調症の関連疾患として，症状は統合失調症に近いが進行性ではなく周期性の経過をとる非定型精神病がある

本章は，統合失調症とその関連疾患，ICD-10ではコード番号F2に分類されるものを主にあつかう．

I．統合失調症

統合失調症（schizophrenia）は精神医学にとって重要な病気である．なぜなら…

まず，患者数が多い．発病率はおよそ100人に1名弱ぐらいであり，決してまれな病気ではない．若いときに発病することが多く，以後の人生において社会生活が困難になることがある．にもかかわらず，原因は不明である．

精神変調だと世間の人たちが漠然と考えるうちの大部分はこの病気による．精神病の代表であり，精神医学において主役を演じてきた．統合失調症の歴史は，精神医学の歴史でもある．その過去を振り返ってみよう．

1 回顧

1．クレペリンとブロイラー

現在の統合失調症につながる考えが始まったのは，そう昔のことではない．今からおよそ2世紀前のことである．

精神の病気は種々雑多な状態が目を引く．よってひとつひとつの症状がひとつの病気とされていた時期がある．これに対し19世紀中頃ノイマンは，それらの症状はひとつの病気が移行する段階で各々現れたものである，とする単一精神病論を唱えた．精神病は一種類しかないという説だ．精神医学の歴史において，単一精神病論を見なおそうという動きはしばしば現れる．現在もある．

同じく19世紀，ファルレーが周期性精神病を，モレルが早発性痴呆（démence précoce）を，ヘッカーが破瓜病（Hebephrenie）を，カールバウムが緊張病（Katatonie）を提唱した．クレペリン（Kraepelin, E）は，19世紀も終わろうとする頃，これらを集大成した．周期性精神病は気分が高揚した時期

と憂うつな時期が繰り返し現れるがまたもとに戻るのに対し，破瓜病と緊張病と奇妙な妄想を持つ病気は病状が進行して痴呆(注)に陥ることに着目し，前者を躁うつ病，後者を早発性痴呆（Dementia Praecox）と名付けた．早発性痴呆という病名は，若年に発症して痴呆状態まで進行する，という意味である．ここでの痴呆は，知能の低下よりも，感情や意欲などの精神活動の低下が主である．

ところが世紀が変わり，クレペリンいうところの早発性痴呆は必ずしも若年発症ではないし痴呆に陥るとも限らない，とブロイラー（Bleuler, E）は主張した．彼はこの病気の特徴を精神機能の統合が分裂していると考え，統合失調症（Schizophrenie）との名称を用いた．これが広く受け入れられ現在に至っている．

クレペリンは病気の経過を重視し，早発性痴呆と躁うつ病という疾患単位を考えた．一方ブロイラーは患者が呈している症状に注目し統合失調症を捉えようとした，と言える．

Schizophrenie という語は「schizo（分裂）+ phrenie（精神）」という意味であり，明治時代以来「精神分裂病」と訳されていた．しかしこの呼称は，精神が分裂してもう元に戻らない，等々との誤解や偏見を生む可能性があるとして，2002年「統合失調症」に改められた．

2．ヤスパースとシュナイダー

ヤスパース（Jaspers, K）は精神科医・精神病理学者から哲学者になった人であるが，精神病理学者時代，精神医学の方法論に大きく貢献した．それは1913年初版が公刊され版を重ねた『精神病理学総論』にまとめられている．

彼は，精神医学において「了解」という言葉に特別の意味を与えた．大事な概念なので，彼自身に説明してもらおう．

「ある場合には精神的なものが精神的なものから，はっきりそうとわかるように，明証性をもって出てくることをわれわれは了解する．われわれはこのように精神的なもののみにありうる様相で，攻撃された者は怒り，裏切られた恋人はやきもちをやくことを了解し，動機からこうしようという決心と行為が起ってくることを了解する．現象学ではいろいろの性質とか状態とかを心の中に描き出すのであり，それを静的な了解というが，今ここで述べているのは一つのものから他のものが出てくることがわれわれにわかるというので，これを発生的な了解という」

統合失調症に典型的な症状はその発生が了解不能であるがゆえに，そこには病的過程があるはずだ，とヤスパースは言う．

シュナイダー（Schneider, K）は，ヤスパースとともに，いわゆるドイツ流の伝統的・古典的な精神医学の基礎を築いた．シュナイダーもヤスパースと同様の考え方をしていた．統合失調症において「生命発展のまとまり，意味規則性，意味連続性が断裂されてしまう」とシュナイダーは言う．つまり健常と連続していないということだ．シュナイダーは統合失調症と躁うつ病の原因として（脳を含めて）身体的病変の存在を疑わなかった．それはまだ見つかっていないにもかかわらず．

シュナイダーは，統合失調症の目印となる症状を「1級症状」として選び出した．それが存在すると統合失調症である可能性が高く，診断の際，極めて重大な所見とされる．

3．100年来のナゾ

統合失調症と躁うつ病は内因性精神病と呼ばれる．クレペリンはそれら二大内因性精神病を疾患単位と想定し現代精神医学の枠組を定めた．

注：この「痴呆」は歴史的精神医学用語である．

精神医学における偉大な先人である西丸四方によると「内因というのは外の作用によるのではなく，内（心ではない）からひとりでに生ずるという意味である」とされる．もともとはそういう意味であるが，精神医学の発展とともに内因の概念は変遷してきた．

内因性精神病は今のところ，身体的基盤をもつ精神障害のような病変は見つかっていない．またその人の性質の上に心理的原因が重なって起こった病気などと異なり，それが生じたことを心理学的に導出できない．このように内因性精神病は「…ない」と否定形でしか定義できないようだ．何か病的過程や病変があるに違いない，と推定されるが，推定にとどまる．クレペリンから100年以上，精神医学における謎であり続けている．

西丸四方は「今のところこの2種の精神病（統合失調症と躁うつ病：引用者註）があるかのように取扱っておくと便利であるというだけのことである（太字強調は原著者）」とストレートに述べている．現状では内因と言っても原因不明であり，「内からひとりでに生ずる」と仮定して，内因性精神病があるかのように取扱っておくと便利である，患者にも有益である，ということかもしれない．

4.「了解不能」への批判

統合失調症は正体不明ゆえに，ある考え方が絶対に正しいとはなかなか言えない．ヤスパースが統合失調症において了解できないとしたところを，了解できると反対する立場がある．ヤスパースは患者を人間的に理解できず，それでは治療に差し支える，と主張し，あくまで患者サイドに立ち，ともにあろうとする態度である．

人間学的精神医学は，人間の根源的な存在様式は何かを問い，その存在様式が変えられて精神病になると考える．この考えに沿って，患者の呈する症状，幻覚，妄想，自閉などを解釈し理解しようとする．

1960年代には，既成の精神医学を否定する反精神医学が起こってきた．精神病は病気ではなく社会から貼られたレッテルに過ぎない，とそれは主張する．精神病の原因はその人にあるのではなく社会の側にある，というのだ．この必然的帰結として，精神病とラベルされた人を入院と称して隔離収容してはいけないし，従来の治療も間違いとなる．統合失調症は医学的な病気ではなくその患者を理解できる，とされた．このように反精神医学は理論的に異議申し立てをしたのだが，現実的には精神医療現場での改革運動と一体化していたように思われる．

2 原　因

統合失調症の原因は不明である．以下に代表的な仮説を述べる．

1. 遺伝と環境

一卵性双生児の統合失調症罹患一致率は約50％，二卵性双生児においては約10％である．統合失調症の親を持つ子供の発病率は約10％で，一般人口のおよそ10倍である．また統合失調症の親を持つ子供が生まれてすぐ養子に出された場合と，統合失調症の親に育てられた場合とでは，統合失調症の発病率は変わらない．

これらは統合失調症における遺伝的要因を示唆する．しかし一卵性双生児の罹患一致率が約50％であることは，遺伝子が同じでもおよそ半数は発病しないということである．つまり遺伝だけが原因ではなく，他の要因即ち環境も原因として考えられる．

環境については，患者の家族関係や親の育て方が原因とする説がある．社会環境に原因を求める考えもある．これを推し進めると前述の反精神医学となるであろう．また思春期の発病が多いことから，他者に対する患者の独立における不具合とする見方もある．

2. ドパミン仮説

統合失調症の治療に使われる抗精神病薬（major tranquilizer メジャー・トランキライザー）は脳内の主にドパミンを介する神経伝達を遮断する作用を持つ．

具体的に説明すると，ドパミンのレセプター（receptor 受容体）に抗精神病薬が結合するが，ドパミンと違い，それは神経伝達を起こさない．そのようにドパミンのレセプターが抗精神病薬に占拠されると，脳に本来あるドパミンがレセプターと結合できず，ドパミンによる神経伝達が抑えられる．

ドパミンの神経伝達を遮断する抗精神病薬により統合失調症の症状が改善するのであるから，統合失調症においてドパミンの神経伝達が過剰になっていると推測される．これがドパミン仮説である．

抗精神病薬は統合失調症を根本的に治療しているのではなく患者を鎮静しているだけで，治っていくように見えるのは鎮静時の患者自身による自然治癒力のためとする見解もあるが，多数ある統合失調症の病因仮説の中でドパミン仮説は有力である．

ドパミン以外の神経伝達物質（例えばグルタミン酸）における異常を想定する仮説もある．

3 症　状

1. 客観的症状

典型的な統合失調症は特有の硬さ，奇妙さ，冷たさ，とっつきの悪さを人に与えるとされ，プレコックス感（Praecox-Gefühl）と呼ばれてきた．しかしそのような感じのない患者もいる．

常同症（いつまでも無意味な同じ行動を繰り返す），カタレプシー（他人にさせられた姿勢を蝋人形のようにいつまでも保つ），昏迷など緊張病性の症状や，独語や空笑が，他覚的に観察できる症状である．これらは必ず存在するとは限らず，また最近多い軽症例ではあまり見られない．

2. 主観的症状

統合失調症の主たる症状は患者の異常な体験であり，それは患者に語ってもらわなければ知ることができない．患者の異常体験をわれわれが外から見れば，精神症状と言い表せよう．なお自分が病気であると認識していることを病識というが，統合失調症の患者では病識の欠如していることがある．以下に特徴的な精神症状をあげていく．

(1) 幻覚

物理的に音が存在しないにもかかわらず，音が聞こえるのが幻聴である．その定義からすればどんな音が聞こえても幻聴であるが，統合失調症では話し声が聞こえる幻聴（幻声）が圧倒的に多い．

自分の考えが聞こえることを考想化声という．また自分の行為に伴ってそれを言葉にして実況中継しコメントする幻聴や，患者のことを話し合う幻聴などがある．幻聴が患者に，ああしろ，こうしろ，と命令したり，逆に禁止したりすることもある．

一般に幻聴の内容は，非難，誹謗中傷，干渉，命令・禁止など，患者にとって不利益なものが多い．患者を喜ばすような幻聴は稀と言ってよいであろう．

幻聴の次に多い幻覚は，体感幻覚である．体の中に何か入っている，などと患者は表現する．これは身体的被影響体験と結びつく．例えば誰かに電気をかけられるなど，他者により自分の体に何かされるという訴えである．

(2) 妄想

妄想とは，その人だけが確信している間違ったあり得ない考えであり，他人からその誤りを指摘されても訂正不可能なものをいう．

統合失調症は，いろいろな妄想が出現しう

るが，患者にとって好ましくない内容，被害的内容のもの，即ち被害妄想が多い．関係妄想，注察妄想，追跡妄想などがある．

妄想はいろいろな精神疾患で見られる．統合失調症に特徴的な妄想は，なぜその人がその妄想を持つに至ったか，心理的にたどっていってもわからない，つまり了解不能とされる．なかでも妄想知覚が統合失調症に特有とされる．

妄想知覚とは，見たり聞いたりして知覚したことに対し，了解可能な動機なしに，ほとんどの場合自己関係付けという方向の異常な意味付け，妄想意味付けが生じることである．例えば，ある家の前に引っ越しのトラックが止まっているのを見たとき，普通の人はその家の人が引っ越しするのだろうと考える．ところが，自分を監視するためスパイ組織が新たな住人をよこしてきた，と信じて疑わなければ妄想知覚である．

躁状態による妄想は患者にとって都合よい内容であるが，統合失調症では，一般に，幻聴にせよ妄想にせよ，患者を苛め苦しめる．

(3) 支離滅裂

思考の進行に異常があり，バラバラなまとまりのない思考となる．これが重症化すると，支離滅裂な思考となる．患者の言葉は無意味な羅列（言葉のサラダ）となることがある．

(4) 考想伝播

自分の考えが頭から出て行って伝わっていき，考えが自分だけのものではなく，他人が世界中がその考えを知っている，と体験されるのが考想伝播である．患者は，自分の考えが周囲にバレている，頭の中を見透かされている，などと訴える．

(5) 被影響体験

思考の領域では，自分の頭から考えが誰かに抜き取られるという考想奪取，頭の中に考えが外部から吹き込まれるという考想吹入がある．考えるということは全面的にその人の意のままに行える．それが自分の自由にでき

なくなり，外部のもの，他者に影響されることになる．同じように行為，感情，欲動の領域においても，他者によってさせられ，影響され，操られることがある．これらは，させられ体験，被影響体験とまとめられる．

患者は，自己の自由になるもの（精神の働き）における自由の剥奪を体験している，と言えよう．

(6) 陰性症状

上で述べた症状は正常では見られず，統合失調症において出現したものだから，陽性症状と呼ばれることがある．これに対し，本来あるべきものが失われたとき，陰性症状という．以下は陰性症状であるが，病状が進行するにつれて見られるようになる．

慢性期にはしばしば，周囲の出来事や自分自身に無関心となる．また楽しいことがあっても悲しいことがあっても，感情の反応がなくなり，感情の平板化，感情鈍麻という．意欲もなくなっていき，終日何もせず茫然と無為に過ごすようになる．

幻覚と妄想の世界が患者にとって優勢となると，現実世界との接触が希薄となっていく．あるいはさらに進んで妄想や幻覚が消退しても，世界と生き生きした触れ合いが失われている．そして他人と交わらず自分だけの世界に閉じこもる．これは自閉と呼ばれる．家にひきこもり，家の中でも家族と没交渉となる．

このような末期が，人格荒廃，欠陥状態と呼ばれる．しかしそれは昔思われていたほどには逆戻りできない状態ではないかもしれない．無為になるのは患者にとって何もすることがないからかもしれず，積極的に働きかけると改善することがある．また自閉は，患者が安心して過ごすためにそうしているならば，マイナスだけのものではなさそうだ．

3. 自己と外界の境界不鮮明化

統合失調症における異常体験はさまざまであるが，それらをなんとか統一的に見ること

ができないか，と試みられてきた．そのひとつに，自己と外界の間の境界が曖昧になる，とする考え方がある．

自分の思考内容は口に出さなければ誰にもわからないし，他人の思考内容は聞かなければわからない．嫌々強制されて何かをすることもあろうが，自分の行為の実行者は自分以外にない．これらを，自己とその外部が明確に区別されるから，思考内容は自己の内部に保持され，行為は自己に占有される，と考えるのである．当たり前すぎて，かえってわかりにくいかもしれない．ところが自己と外界の境界が不鮮明になると，自己が外部に漏れ出していく，あるいは他者を含めて外部が自己の内部に侵入してくる，という事態に至る．考えが自分の頭の中から外部に伝わっていき，誰かが中に入ってきて自分の行為を取り仕切るようになる．

人が話している声の幻聴について，脳科学では，脳のある部位で音声情報が合成されそれが人の声として認識される，というふうになるのだろう．だがやはりそれが他人の声であることがポイントである．これも，自己と外界の境界が曖昧になり他者が侵入してきた，と考えると理解しやすい．

このようなことより統合失調症のおいては，自己の中に他者が忽然と姿を現す，などと言われる．なぜ自己と外界の境界が崩れるのか不明だが，患者たちの主観的体験として，自己の中に他者が現れることは確からしい．

4 病型と症例

統合失調症は，解体型（破瓜型），緊張型，妄想型の3つの病型に分けられるが，それは固定したものではなく相互に交代することもある．各々について症例を呈示するが，これらはクレペリンが記載した歴史的症例にもとづいている．

1. 解体型（破瓜型）

症例　21歳，大学受験生の男性

彼は，「治療にもっとアレグロを」，また「地平線を広げるための解放運動を」求め，「ゆえに講義にはいくらかの機知を要求」したいし，また「気をつけろ，お願いですから，罪のない人々のクラブに入れられるのは望みません」，「専門職は人生の香料です」など，ほとんど関連のない，奇妙でばかげた言葉の遊びを伴った，ありとあらゆる歪曲した中途半端な考えを表現した．彼はひどく泣き，激しく自慰を行い，目的もなく走り回り，ピアノをでたらめに弾いた．自分はヘルニアで脊髄癆(せきずいろう)にかかっていると考えていたが，実際どちらでもなかった．

今，彼の表情はまったく感情を示さず，時々ちょっと笑うだけである．時折，額にしわを寄せたり，顔をひきつらせたりする．患者は終始まったくぼんやりしており，恐れも希望も欲望も感じていない．

2. 緊張型

症例　18歳，高等実業学校の男子生徒

病院では，彼はほとんど物も言わず，カタレプシーもあり，出した手は硬直しひきつっていた．そして食べるものはほとんどすべて拒否した．

患者は自分のまわりで起こっていることはまったくよく理解していたが，概して指示には従わず，それどころか，時には要求されたことと正反対のことをした．それゆえ，彼の瞳孔に話が及ぶと彼は眼を閉じ，顔を見ようとするとハンカチで顔を覆い，また手を差し出さなければならないときにはそれを引っ込めてしまう．

あるとき，彼は隣りのベッドに脚を大きく開いて投げ出し，そのベッドが取り去られても，ずっとその姿勢でいた．

病気になって 7 ヵ月目に入り，黙っている期間に時々歌うようになった後，患者は興奮を示すようになった．

3. 妄想型

症例 35歳，未亡人

夫とは2人の子供をもうけたが，彼の死後約1年して彼女は不安になり，よく眠れず，夜には部屋で大声で話す声を聞き，以前住んでいたフランクフルトから来た人々に財産を取られるとか迫害されるとか思った．4年前には，精神科病院に1年間入院し，そこでも「フランクフルトの人達」がいると思い，食事に毒が入っているのに気づき，声を聞き，影響を受けていると感じた．

彼女は多年にわたって声を聞いており，その声は彼女を侮辱し，貞操に疑いを投げかける．仕事が妨害され，身体にいろいろな不快な感覚があり，身体に何か「される」．特に「母なる部分」が裏返しにされ，誰かが背中から痛みを送り，心臓に冷水をかけ，首を締め，背骨を痛めつけ，乱暴する．幻視―黒い人影や変形した人の姿―も存在するが，それらはずっとまれである．

5 経過と予後

ブロイラー（Bleuler, M）は 1941 年とその 30 年後の 1971 年，統合失調症患者の長期にわたる経過と予後に関する調査研究をおこなった．ここでは 1976 年の他の研究者によるものと合わせて，図1 にあげる．

図の見方は，横軸が年単位の時間であり，縦軸は上に行くほど病状が進行したことを表す．クレペリンが早発性痴呆と呼んだものは，この図では，発症後急速に進行し欠陥状態に陥る①型に相当すると思われる．ブロイラーはそのような経過・予後以外にも，統合失調症の患者には，人格荒廃の進行が途中でストップするもの，波状の経過をとるもの，結局は発病前の状態に戻る（つまり病気が治る）ものがあることを示した．

薬物療法など治療の進歩により，病状が急速に進行するものや人格荒廃に陥るものは減少傾向にある．

6 診 断

1. 精神医学における診断手順の原則

統合失調症の診断方法を述べるにあたって，精神疾患全体の診断手順を確認しておこう．これは大変重要な事柄なので，高名な精神病理学者で精神科医の笠原嘉の文章を引用したい．

「まず第1に体因的な可能性，いいかえれば『身体的基盤をもつ精神障害（シュナイダー）』の可能性を考える．それが否定できるか，ほとんど排除できるとき，はじめて2番目の内因性の精神疾患（統合失調症圏のものとうつ病圏のもの，ともに軽症者を含めて）の可能性について検討をはじめる．そして内因性疾患の可能性もまた否定できるか，あるいはほとんど排除できると考えたとき，はじめて3番目の心因性，環境因性の場合（性格障害，神経症，心因精神病など）を考慮する．決して逆をやらない」（笠原，2007）

ゆえに統合失調症を診断しようという場合，まず身体疾患による精神障害でないかどうか確かめなければならない．

2. シュナイダーの1級症状

身体疾患が除外されれば，次に統合失調症など内因性精神病の可能性を考える．

統合失調症を診断するとき，「シュナイダーの1級症状」が有名であり参照される．それを表1 に挙げる．その各々については「3. 症状」の項で説明した．

「こうした体験様式（1級症状を指す：引

6 統合失調症および関連疾患

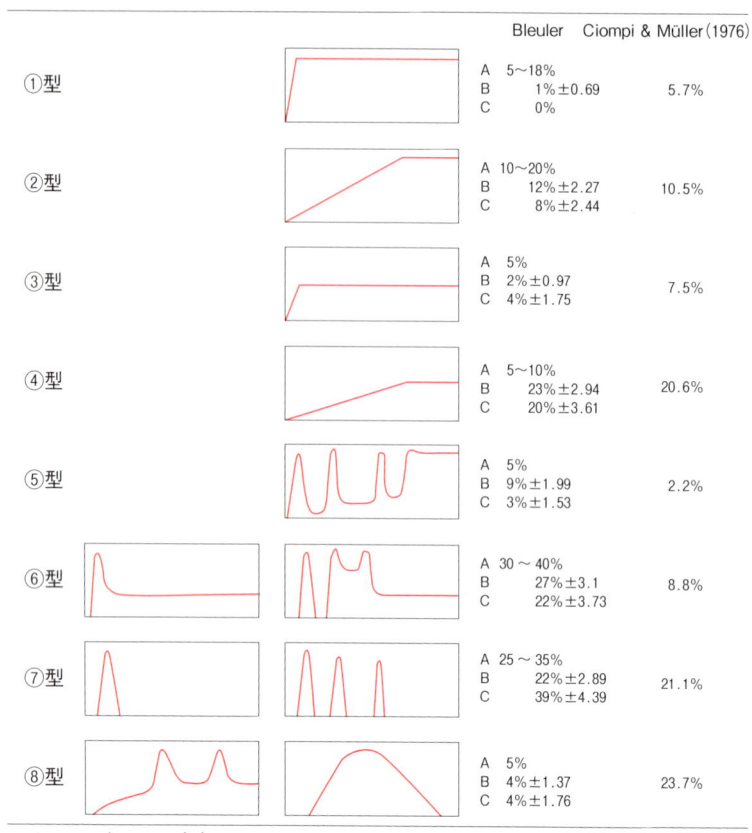

		Bleuler	Ciompi & Müller (1976)
①型		A 5〜18% B 1%±0.69 C 0%	5.7%
②型		A 10〜20% B 12%±2.27 C 8%±2.44	10.5%
③型		A 5% B 2%±0.97 C 4%±1.75	7.5%
④型		A 5〜10% B 23%±2.94 C 20%±3.61	20.6%
⑤型		A 5% B 9%±1.99 C 3%±1.53	2.2%
⑥型		A 30〜40% B 27%±3.1 C 22%±3.73	8.8%
⑦型		A 25〜35% B 22%±2.89 C 39%±4.39	21.1%
⑧型		A 5% B 4%±1.37 C 4%±1.76	23.7%

Aは1941のすべての患者について Bは1971のすべての患者について Cは1971の患者中, 初回入院者とその同胞について

図1 経過と予後

用者註）が異論の余地なく存在し，身体的基礎疾患を見いだし得ない場合，我々は臨床上，謙虚さを持ちつつ統合失調症と呼ぶ」とシュナイダーは言う．

ここでの「謙虚さを持ちつつ」とはどういうことか．

「ある症状を統合失調症状と呼ぶことは，できる限り私だけとの取り決めではなく，他の人と共同した取り決めでもあるべきである．私は誰に対してもそうするように強制はできない．すでに述べたことをもう一度繰り返そう．私は，それは統合失調症であるということはできず，私はそれを統合失調症と呼ぶ，あるいは，それは今日統合失調症と呼ばれている，としかいうことができない」（シュナイダー，2007）

表1 シュナイダーの1級症状

考想化声
言い合う形の幻声
自身の行動と共に発言する幻声
身体的被影響体験
考想奪取およびその他の考想被影響体験
考想伝播
妄想知覚
感情・志向（欲動）・意志の領域における他者によるすべてのさせられ体験・被影響体験

実際には患者が呈する全体を把握し診断する，としか言いようがないだろう．

表2 ICD-10 統合失調症診断ガイドライン

統合失調症の診断のために通常必要とされるのは，下記(a)から(d)のいずれか1つに属する症状のうち少なくとも1つの明らかな症状（十分に明らかでなければ，ふつう2つ以上），あるいは(e)から(h)の少なくとも2つの症状が，1ヵ月以上，ほとんどいつも明らかに存在していなければならない．

(a) 考想化声，考想吹入あるいは考想奪取，考想伝播．
(b) 支配される，影響される，あるいは抵抗できないという妄想で，身体や四肢の運動や特定の思考，行動あるいは感覚に関するものである．それに加えて妄想知覚．
(c) 患者の行動にたえず注釈を加えたり，患者のことを話し合う幻声，あるいは身体のある部分から聞こえる他のタイプの幻声．
(d) 宗教的あるいは政治的身分，超人的力や能力などの文化的にそぐわないまったくありえない他のタイプの持続的妄想（たとえば，天候をコントロールできるとか宇宙人と交信しているなど）．
(e) どのような種類であれ，持続的な幻覚が，感情症状ではない浮動性や部分的妄想あるいは持続的な支配観念を伴って生じる．あるいは数週間か数ヵ月毎日持続的に生じる．
(f) 思考の流れに途絶や挿入があるために，まとまりのない，あるいは関連性を欠いた話し方になり，言語新作がみられたりする．
(g) 興奮，常同姿勢あるいはろう屈症，拒絶症，緘黙，および昏迷などの緊張病性行動．
(h) 著しい無気力，会話の貧困，および情動的反応の鈍麻あるいは状況へのそぐわなさなど，通常社会的引きこもりや社会的能力低下をもたらす「陰性症状」．それは抑うつや向精神薬によるものではないこと．
(i) 関心喪失，目的欠如，無為，自己没頭，および社会的引きこもりとしてあらわれる，個人的行動のいくつかの側面の質が全体的に，著明で一貫して変化する．

3. ICD診断ガイドライン

このようなシュナイダーの謙虚さに対して，ICDは統合失調症の診断基準を決めており，それに従って診断することが求められるとき（公的書類の作成や疾患の統計的集計など）使用される．

ICDの診断基準には，1級症状と似たようなものが並んでいる．同じ内因性精神病でも躁うつ病では，こうはいかない．シュナイダーは言う．

「循環病（＝躁うつ病）の領域で1級症状と呼び得る症状を，我々は今のところ知らない．これがあれば循環病（＝躁うつ病）である，といえる症状を我々は知らない」

統合失調症では，1級症状のような項目を並べ，それを参照しつつ診断できる．ところが，躁うつ病においてそれはできない，ということだ．

いずれにせよ，統合失調症に関しては，ICDのようなガイドラインに従って診断することが，ある程度可能である．ICD-10における統合失調症の診断ガイドラインを表2にあげる．

7 治療

薬物療法，精神療法，生活療法（作業療法）を必要に応じて組み合わせ治療する．

1. 薬物療法

1952年クロルプロマジンが精神病に有効であると発見されたことは，統合失調症治療における一大革命であった．睡眠薬による持続睡眠療法などがあったが，それらと比較にならない症状の改善がクロルプロマジンにより得られた．

以後多くの抗精神病薬が開発され，最近はさらに非定型抗精神病薬と呼ばれる新しいタイプが導入され治療効果をあげている．

2. 精神療法

患者の不安を和らげことなどを目的に行われる．また患者が現実で直面している困難な事態や具体的な問題を解決すべく，相談や助言もする．

3. 生活療法（作業療法）

統合失調症は多彩な症状が出現するが，究

極的には社会生活ができなくなることが一番の問題であるとも言える．ゆえに患者が社会の中で暮らしていけるよう，生活療法，（広義の）作業療法を行う．

軽い作業を行ったり，園芸や手芸などの趣味活動，スポーツやゲームなどによるレクリエーション療法，音楽や絵画など芸術を介する芸術療法，その他ありとあらゆるものがあるとしても過言ではないほど，いろいろ試みられている．

Ⅱ．関連疾患

1　ICD-10における統合失調症の関連疾患

1．統合失調型障害（schzotypal disorder, F 21）

これは統合失調症にみられるものに類似した奇異な行動と，思考，感情の異常を特徴とする障害である．

2．持続性妄想性障害（persistent delusional disorder, F 22）

このグループは，長期にわたる妄想が唯一あるいは最も目立つ臨床的特徴である．

3．急性一過性精神病性障害（acute and transient psychotic disorder, F 23）

急性発症する一過性の精神病性障害はICD-10ではここに分類される．

4．感応性妄想性障害（induced delusional disorder, F 24）

これはフランス語で"folie à deux"と言われる精神病に相当する．直訳すれば「二人での狂気」であるが，二人組精神病と呼ばれる．

妄想は原則，その人だけが確信している訂正不可能なあり得ない間違った考えである．複数の人間に共有されているものは，どんなに客観的に誤りでも，彼らが合理的説得に応じなかっても，妄想とは言わない．しかし，稀に二人の人間に（極めて稀に三人以上の人間に），妄想が共有されることがある．それらの人物のうち1人だけが，真の精神病性障害に罹患しており，もう1人には妄想は感応されて生じ，通常は2人が分離されると消退する．

5．統合失調感情障害（schizoaffective disorders, F 25）

これは，感情障害症状と統合失調症状の両方が，病気の同一エピソード中に，できれば同時に，そうでなくてもお互いが少なくとも数日以上のずれがなく，ともに顕著となる障害である．

6．他の非器質性精神病性障害（other nonorganic psychotic disorders, F 28）

統合失調症（F20）あるいは気分（感情）障害の精神病型（F30-F39）の診断基準を満たさない精神障害，および持続性妄想性障害（F22）の症状基準を満たさない精神病性障害は，ここに分類される．

7．特定不能の非器質性精神病（unspecified nonorganic psychosis, F 29）

このカテゴリーは病因不明の精神病にも使われる．

原理的に，すべてを網羅しようとすると，「他の」や「特定不能の」といった項目が必要となるのは致し方なかろう．

2　非定型精神病

　統合失調症の関連疾患において，ICDを離れて言及しておくべきと考えられるものに，非定型精神病がある．

1. その過去

　非定型精神病の「非定型」とは定型的ではないという一般的な意味ではなく固有名詞的語法であり，非定型精神病をひとつの疾患単位と考える立場がある．それは海外ではレオンハルト（Leonhart, K）により，日本では主に満田久敏によって提唱された．

　海外でもレオンハルトのように非定型精神病を認める人がないではないが，それは日本固有の疾患概念と言ってよかろう．さらに日本国内でも地域差があり，関西で使われることが多いという．筆者は大阪の人間（精神科医）なので，非定型精神病はどこでも通用する病名だと思っていたが，井の中の蛙であった．ICDやDSMによる精神医学のグローバリゼイションに取り残された病名であることは確かである．

　過去においても，非定型精神病には苦難があった．ドイツ精神医学の大御所であるシュナイダーは，次のように言う．
「これらの（統合失調症と躁うつ病から成る：引用者補）「内因性精神病」の領域から，さらに別の類型を説得力のある方法で取り出し公認を得ることには，いまだ誰も成功していない．実情は今日でも次のとおりである．身体的本質が不明の精神病（＝内因性精神病）から，多少とも定型的な循環病性精神病（＝躁うつ病）を差し引いた残りを，統合失調症と呼ぶ」

　つまり彼は，内因性精神病において躁うつ病を除いたもの全部を統合失調症としていた．そこにさらに追加して別の疾患あるいは類型を考えることに反対だったのだ．

　満田久敏がシュナイダーの前で非定型精神病に関する自説を披露する機会を持ったというが，シュナイダーは興味を示さなかったと伝えられる．シュナイダーの学問的主張からすれば当然であろう．非定型精神病は統合失調症に含まれるものであり，統合失調症から独立してそのような病名を作ることを彼は認めていなかったのだから．

2. どんな病気か

　「非定型精神病」と言っても，人により微妙に概念がズレていることがある．非定型精神病の患者は，意識レベルが下がっている，あるいは意識野の狭窄を起こしている，との印象があるが，必ずそうでないと非定型精神病と言えないか，に関しては議論が分かれるかもしれない．そういうことはあるのだが，非定型精神病はおよそ次のようなものと考えられる．

　それは，精神病レベルの多彩な症状で発病するが，比較的短期間で病前の状態に戻り，再発傾向がある精神病である．

　症状的には，躁うつ病より統合失調症に近い．進行性の経過をとらず周期性であることは，統合失調症ではなく躁うつ病の性格を持つ．統合失調症と躁うつ病の混合ともとれるが，独立した疾患とする立場があるのは，上で述べたとおりである．

　最近，非定型精神病の臨床的有用性を積極的に認めようという動きがあり，非定型精神病診断基準（案）が作成され，妥当性の検討が始まっている．非定型精神病の輪郭を示すのに好都合なので，表3に示す．

3. なぜ有用か

　シュナイダーは非定型精神病を認めなかった．ここでいう非定型精神病は統合失調症と診断されることがある．ゆえに先にあげた統合失調症の経過をまとめた図1における⑦型と⑧型は，非定型精神病を含む可能性がある．

　医学の原則として，診断するのは治療方法

表3 非定型精神病診断基準(案)

A：精神的に健康な状態から，突然，精神病症状(B症状)が発現し，顕在化(診断基準に該当すること)まで2週間以内であること〔B症状の発現前に前駆症状(不眠，不安)が出現することがある〕
B：次の3つの項目のうち少なくとも2つの症状が同時に起こること
　1. 情緒的混乱
　2. 困惑，および記憶の錯乱
　3. 緊張病性症状または，幻覚または，妄想
C：障害のエピソードの持続期間は，3ヵ月未満で，最終的には病前の機能レベルまでおよそ回復すること(3ヵ月後に診断確定となるが，それまでは疑いとする)
D：物質または一般身体疾患の直接的な生理学的作用による障害は除外とする

(精神神経学雑誌 112: 388, 2010)

を決めるためである．症状は統合失調症と似ている，場合によっては区別がつかない，にもかかわらず，非定型精神病という疾患概念をたてるのは，両者の間で治療法が異なるからだ，と私は考える．

統合失調症では，急性期あるいは増悪期が過ぎても，引き続き抗精神病薬を服用する必要があることが多い．症状の改善に際して，どう減薬するか，いつ投薬中止するか，大いに迷うところである．非定型精神病という疾患が存在するならば，その患者たちは統合失調症に比して速やかに回復すると考えてよいから，症状が収まった時点で投薬を止めることができる．ただし周期的な再発の危険性は常に念頭に置かねばならない．非定型精神病という疾患概念を持たなかったら，彼らに抗精神病薬の投薬を続けてしまうかもしれない．これは非定型精神病の患者にとって不利益である．

このように考えると，統合失調症と非定型精神病の鑑別は重要である．が，精神医学の常として，ある病気に特異的な症状はなく，症状と疾患が一対一に対応しないと言える．非定型精神病も例外ではない．その診断基準の作成が試みられているが，それでもって鑑別診断が完璧に可能になるとは，現実問題として期待できない（これは非定型精神病だけでなく，すべての精神疾患に妥当する）．しかし，患者への利益を考えると，非定型精神病という可能性を持つことは有意義と思われる．

【文　献】
1. 笠原嘉：精神科における予診・初診・初期治療, 星和書店, 2007
2. シュナイダー：臨床精神病理学(新版), 文光堂, 2007

7 気分障害

POINT
① 気分障害の分類を理解する
② うつ病の基本症状を知る
③ 躁うつ病（双極性障害）の基本症状を知る

1 気分障害とは

　気分障害とは気分や活力，活動性の異常を主症状する精神疾患の総称で，感情障害とも呼ばれる．気分障害と健康な人の気分の浮き沈みとは，気分の異常の程度，持続期間，日常生活での支障の大きさ，随伴症状などで区別される．

　気分の異常には**うつ状態**（抑うつ状態とも言う）と**躁状態**があり，病気の全経過の中でうつ状態だけがみられる場合を**うつ病**（**単極性うつ病**），うつ状態と躁状態の両者がみられる場合を**躁うつ病**（**双極性障害**）という．躁うつ病（双極性障害）のうつ状態を**双極性うつ病**ともいう．

　うつ状態や躁状態は，通常，「エピソード性（挿話性）」の**病相**として現れる．ただし，長年にわたり軽いうつ状態が続いたり，普段から軽い躁とうつを繰り返す「持続性」の気分障害もある．

　従来は（図1），うつ病や躁うつ病は内因性の場合のみを意味し，心因性（神経症性）のうつ状態とは区別されていた（後者は「反応性うつ病」，「神経症性うつ病」，「抑うつ神経症」などと呼ばれていた）．しかし現在は（図2），既知の身体因以外は病因によらない分類をするため，内因性と心因性の区別はせず，いずれも気分障害として扱う．

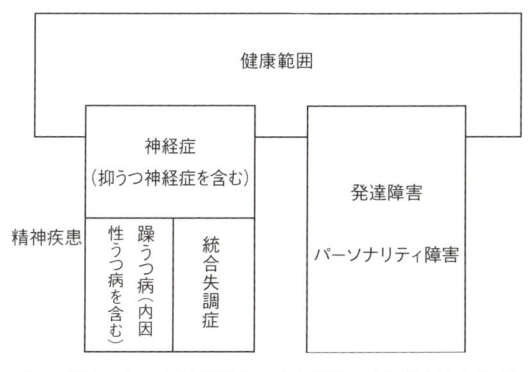

図1　従来のうつ病（内因性うつ病と躁うつ病）（笠原より改変）

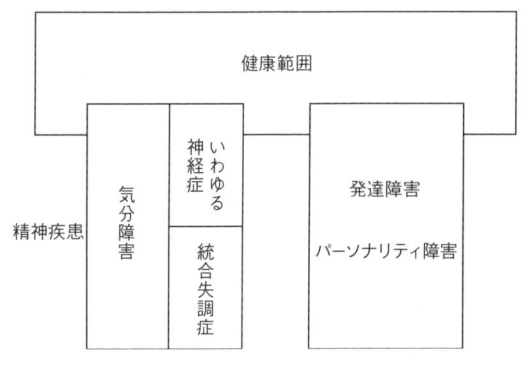

図2　現在のうつ病（気分障害）（笠原より改変）

> **症例　うつ病　42歳　男性　技術職**
>
> 理系大学院を卒業し，25歳の時，メーカーに就職．まじめで責任感が強く，完全主義で，周囲によく気を使う性格．29歳で結婚，子供は2人．
>
> チームリーダーとして大きなプロジェクトを終え，4月に課長に昇進．約2ヵ月後から，全身倦怠感，億劫感，不眠，食思不振，頭痛，不安感，憂鬱感が出現．マネージメントは苦手な方だが，これといって自分では特別なきっかけは思い浮かばない．仕事がはかどらず，遅れを取り戻すために夜遅くまで会社に残るが，疲れがたまり，ますます能率が落ちる．深夜に帰宅しても眠れず，朝早くから目が覚めるが，ベッドから起き上がれない．食欲が無くなり，何を食べても砂をかんでいるようで，体重も1ヵ月で5kg減少．新聞を読んだりテレビを見るのがうっとうしい．頭が働かず悲観的になり，焦りばかりがつのる．こんな情けない人間で，会社にも家族にも申し訳ないと考える．

> **症例　躁うつ病（双極性障害）25歳　男性　会社員**
>
> 大学卒業後，営業職として就職．性格は明るく，友人も多い．既往では，大学3年生の時に軽いうつ状態になり，約1ヵ月間引きこもりがちになったことがある．
>
> 発症は入社3年目の春，仕事が面白くなった時期にあたるが，特別な出来事はない．自分では快調に仕事がはかどる感じがし，取引先との接待も連日深夜に及ぶ．酒を飲んで深夜に帰宅し，わずかな睡眠をとるだけで出勤しても疲れは無かった．サングラスをかけて派手な色のワイシャツを着て職場に行くようになり，上司が注意したところ，服装は自由だと反抗．上司が心配して会社の産業医に相談．産業医が面談すると，多弁，高揚した気分，浪費がみられ，本人は「上司が邪魔ばかりする」と言う．本人の了解を得て家族を会社に呼び，精神科受診を助言．約2ヵ月の入院治療で気分は安定するが，復職はまだできていない．

2　歴　史

　気分が沈んでふさぎこむ病気はギリシャ時代から知られており，ヒポクラテスはこれをメランコリーと呼んだ．当時は体液説が信じられており，メランコリーは「黒胆汁」により起こると考えられていた．

　19世紀末にドイツの精神医学者クレペリン（Kraepelin, E）は，心因性の神経症よりも重篤で，外因性精神病とは違って原因が不明である内因性精神病に関して，主として経過と転帰をもとにして，「躁うつ病」と「早発性痴呆（現在の統合失調症）」を区別し，それぞれが独立した疾患であるとみなした．ここで取り上げられた躁うつ病の特徴は「病気が繰り返すが回復する」，すなわち，病気が周期性であること，周期と周期の間には完全に回復すること，最終的に人格の荒廃は起こらないことである．

　クレペリンは，病気の経過中に躁状態が出現することも，うつ状態が出現することも，両者があわさった**混合状態**が出現することもあるが，気分の病気はすべて躁うつ病という一つの疾患にまとめられると考えた．また，クレペリンの言う躁うつ病は，経過を通してうつ状態だけや躁状態だけを繰り返す場合も含む（さらにクレペリンは，内因性の躁うつ病は，心因性のうつ状態やいつも憂鬱な性格に，明確な区別なく移行してゆくと考えていた様である）．

　1960年代になって欧州大陸では，単極性うつ病と双極性うつ病（双極性障害）とが発症年齢，家族歴，病前性格，症状，治療反応，経過などの点で異なることが指摘されるようになり，単極性うつ病と双極性うつ病（双極

性障害）が区別されるようになった．一方，英国では内因性のうつ病と神経症性のうつ病が区別できるか否かで大論争が起こっていた．

1970年代になり米国では，本格的な躁状態（双極Ⅰ型障害）に至らずに軽躁に止まる双極性障害（双極Ⅱ型障害）が区別されるようになった．

こうした歴史を踏まえて，世界保健機関WHOのICD（国際疾病分類）でも米国精神医学界APAのDSM（精神疾患の診断・統計マニュアル）でも，内因性か心因性（神経症性）かは区別せず，単極性か双極性か，および，エピソード性（挿話性）か持続性かを区別することとした．またDSM-Ⅳ（1994）では正式に双極Ⅱ型障害が診断名として採用された．

3 気分障害の分類

1．病因による分類

従来は，病因による分類がなされていた（**表1**）．

現在，必ずしも原因による分類は用いられないが，実際の診療ではこの区別は重要である．必ず身体因性→内因性→心因性の順に考えてゆく．注意すべき薬剤（**表2**），身体疾患（**表3**）の主なものを示す．

2．臨床像による分類

ICD-10では，気分障害は単極性の「躁病エピソード」，「うつ病エピソード」，「反復性うつ病性障害」と，双極性の「双極性感情障害（躁うつ病）」に分けられる．DSM-Ⅳでは躁状態の有無により，単極性の「大うつ病性障害」（うつ状態のみ）と躁状態のある「双極性障害」（躁状態とうつ状態の両者，および躁状態のみ）とに大別される．

これら以外に，軽症持続性の「気分変調症（気分変調性障害）」（軽うつのみ）と「気分循環症（気分循環性障害）」（軽躁と軽うつの繰り返し）とがある[注]．

表1　従来の診断名

身体因性（外因性）：器質性，症候性，中毒性の気分障害
内因性：躁うつ病，内因性うつ病
心因性：反応性うつ病，神経症性うつ病，抑うつ神経症

表2　躁ないしうつ状態の原因となる主な薬剤

降圧剤：レゼルピン，αメチルドーパ，βブロッカー，クロニジン
ホルモン製剤：ステロイドホルモン，黄体卵胞ホルモン
抗潰瘍薬：シメチジン
免疫系薬剤：インターフェロン
向精神薬：バルビタール，抗精神病薬，抗てんかん薬，抗不安薬
抗パーキンソン薬：アマンタジン，L-DOPA
覚醒剤および麻薬：コカイン，アンフェタミン
アルコール

表3　躁ないしうつ状態の原因となる主な身体疾患

内分泌代謝疾患：甲状腺機能障害，副甲状腺機能障害，副腎皮質機能障害，性腺機能障害，電解質異常
自己免疫疾患：SLE（全身性エリテマトーデス），リウマチ性関節炎
中枢神経系病変：脳血管障害，脳腫瘍，アルツハイマー病，パーキンソン病，ハンチントン病，多発性硬化症，慢性硬膜下血腫，脳炎，髄膜炎，てんかん，ナルコレプシー
感染症：インフルエンザ，HIV感染症，伝染性単核球症
膵疾患：膵癌，膵炎

注：以後，特に特定が必要な箇所を除いて，ICD-10のうつ病エピソードと反復性うつ病性障害ないしDSM-5の大うつ病性障害を「うつ病」と表記し，ICD-10の躁病エピソードと双極性感情障害ないしDSM-5の双極性障害を「躁うつ病」と表記する．

3. 両分類の対応と特定の病型

従来の病因による分類と，現在の臨床像による分類の対応を示す（**表4**）.

かつての内因性うつ病は，現在はDSMの「メランコリー型」ないしICDの「身体症候群」のうつ病に相当する．また，かつての抑うつ神経症は，現在は気分変調症と呼ばれる．反応性うつ病や神経症性うつ病は，うつ病に相当することもあれば気分変調症に相当することもある．

「メランコリー型（身体症候群）」うつ病では，楽しい出来事にも気分が反応しない，何事に対しても興味が湧かない，日内変動（午前中の調子の悪さ），食思不振と体重減少，早朝覚醒型の不眠，性欲減退，強い自責感などの特徴がみられる．

これに対して，「非定型」うつ病では，喜ばしい出来事に気分が反応する，過眠や過食などの逆転自律神経症状，極度の疲労感（手足が鉛のように重たく感じられる），対人的な拒絶への過敏性などの特徴がみられる（ただし，気分の反応性や逆転自律神経症状は非特異的である）．

「メランコリー型」，「非定型」の症状特徴は単極性うつ病だけでなく，双極性うつ病でもみられる．

その他，幻覚や妄想がある「精神病性」，カタレプシーなどの緊張病の症状がある「緊張病性」，「産後の発症」（以上はうつ病相，躁病相，両者に適用），2年以上続く「慢性」（うつ病相にのみ適用），「季節型」（双極性障害ないし反復性うつ病にのみ適用），1年に4回以上の病相がある「急速交代型」（双極性障害にのみ適用）といった病型がある．

4. 笠原—木村分類

多次元的視点からの，臨床に有用な分類もある（**表5**）.

表4　従来の分類と現在の分類の対応

	単極性	双極性
身体因性	器質性・症候性・中毒性の気分障害	
内因性	うつ病（メランコリー型ないし身体症候群）	躁うつ病
心因性	うつ病 気分変調症	
その他		気分循環症

表5　笠原—木村分類

病型	病像	病前性格	発病状況	治療反応性	経過	年齢
I型	うつ主体（重症では軽躁や非定型精神病像）	メランコリー親和型ないし執着性格	状況の変化	休養と抗うつ薬に反応	良好	成人〜中高年
II型	躁とうつ	循環性格	生物学的要因（季節，出産）	リチウムや抗けいれん薬に反応	反復傾向	若年〜成人
III型	症状誇張的神経症症状あり	未熟 他者配慮少ない 他責傾向	対人葛藤 過大な負荷	抗うつ薬に反応乏しい	慢性化	若年と中高年の二峰性
IV型	アイデンティティの拡散	統合失調質	自立	抗精神病薬が必要	統合失調症	青年
V型	悲哀反応	特徴なし	悲哀体験	抗うつ薬に反応乏しい	一過性	特徴なし
VI型	その他（身体因性など）					

4 疫　学

うつ病（大うつ病性障害）の生涯有病率は米国では10～15％，日本では7％，12ヵ月間の時点有病率は米国では6～7％，日本では3％という調査結果がある．

躁うつ病（双極Ⅰ型障害）の生涯有病率は米国では1％，日本では0.7％とされる．統計的には，芸術や文学の才能に秀でた人が多い．

男女比は，うつ病（大うつ病性障害）では1:2で女性に多く，躁うつ病（双極Ⅰ型障害）では1:1である．

発症年齢は躁うつ病では10代後半から20歳代が多く，うつ病よりも若い．従来日本では，メランコリー型うつ病（内因性うつ病）は中高年に多いとされたが，メランコリー型に限定せずうつ病全体では，20～30歳代の発症も多くみられる．初老期に初発するうつ病は「退行期うつ病」と呼ばれ，単極性・双極性を区別しないクレペリンは躁うつ病に含めたが，現在は単極性のうつ病と考えられている．

一卵性双生児の発症一致率は100％ではないが，二卵性双生児よりも2～5倍高い．また，躁うつ病の方がうつ病よりも一卵性双生児における発症一致率が高い（約70％対約50％）．

5 症状と状態像

1. うつ状態

うつ状態における症状を，精神，身体，行動に分けて示す（表6）．

2. 躁状態

躁状態における症状を示す（表7）．

表6　うつ状態における症状

A．精神症状 　認知：悲観的な考え，後悔，思考制止（頭の回転が鈍い，考えが浮かばない，些細なことでも決断できない），集中力低下，希死念慮，妄想（貧困，罪業，心気），仮性認知症（pseudo-dementia） 　感情：抑うつ気分（気がめいる，悲しい，寂しい），不安感・焦燥感，内的不穏，失快感症（何をしても楽しくない），感情喪失感（悲しむことができない） 　意欲：制止（やる気が出ない，億劫） B．身体症状 　疲労感，易疲労性，疲労回復の遅れ 　自律神経症状（便秘，動悸，胸部不快感，疼痛） 　睡眠障害（不眠，過眠） 　食欲・体重の変化（食思不振と体重減少，過食と体重増加） 　性欲の減退 C．行動 　精神運動制止（動作が緩慢になる，喋るのが遅くなる），焦燥・激越（じっとしておれず動き回る），小声になる，自殺企図，抑うつ性昏迷

表7　躁状態における症状

気分が高揚し爽快になる 自尊心の肥大，無遠慮になる，誇大的になる 短時間しか眠らなくても元気，食欲や性欲の亢進 普段より社交的になり，早口で多弁になる いろいろな考えやアイデアが次々と頭に浮かんでくる 観念奔逸（話しがあちこちに飛ぶ，音連合により結びついた思いつき） 注意力散漫，注意転導性の亢進（注意の対象が移り変わる） 後で困るような快楽におぼれる（浪費，セックス，ギャンブル） 行為心迫（意志の発動性の過剰により，次々といろいろなことをする） 思い通りにならないと怒りっぽくなる

6 病因と危険因子

1. 遺伝

双生児研究より，遺伝が一定の役割を果たすと考えられる（疫学参照）．ただし，一卵性双生児の遺伝一致率が100%ではないので，環境も関与する多因子疾患である．

2. 生化学的要因

ストレス刺激は視床下部-下垂体-副腎皮質系や，脳内神経伝達物質の機能を介して，気分に影響を及ぼす．脳内の神経伝達物質，中でもノルアドレナリン，ドパミンなどのカテコールアミンやセロトニンの代謝や機能の異常が気分障害と関連すると考えられている．これらの異常は，単にシナプス間における神経伝達物質の量的な変化だけでなく，受容体への結合能や2次メッセンジャーの機能，および脳内各所における相互のフィードバックなど，複雑な過程が関与したものである．

3. 病前性格

躁うつ病（双極性障害）の病前性格は，クレッチマー（Kretschmer, E）によれば循環気質（循環性格）とされる．循環気質（循環性格）の人は社交的，陽気，親切で，人当たりは良いが，寂しがりやでセンチメンタルな面を持ち，陽気と陰気（爽快と抑うつ）の二極性を有する．この性格の釣り合いの取れた場合を同調性という．他には，発揚性格（楽天的で活力にあふれるが軽率で徹底性に欠け，時には好争的なこともある性格）も躁うつ病（双極性障害）の病前性格としてみられる．

日本では，メランコリー型うつ病（内因性うつ病）の病前性格として，執着性格（下田光造）やメランコリー親和型性格（テレンバッハ Tellenbach, H）が取り上げられる．執着性格とは仕事熱心，几帳面，凝り性，熱中しやすい，徹底的，完全主義，強い正義感などの特徴からなる性格であり，元来は，一旦生じた感情が持続しやすい，という体質的な概念である．メランコリー親和型は執着性格と似て勤勉で責任感が強く良心的であるが，より弱力で，秩序を愛し，他人への配慮が強いという特徴を併せ持つ性格である．欧米では，これらの性格は強迫性格として捉えられている．強力性・精力性が強まるほど，病像に躁的要素が混入する．

執着性格やメランコリー親和型性格の者では，通常は大きなストレスとはみなされない出来事（転勤，昇進，負荷の軽減，家族成員の変化，転居など）に続いて発症がみられることが知られている．状況の変化や新たな役割への適応といった，慣れ親しんだ秩序のゆらぎが重荷になると考えられており，こうした全体の布置を状況因と呼ぶ．

メランコリー型に限定せずうつ病（大うつ病性障害）全体では，病前から神経症傾向（neuroticism）が高いことが知られている．

4. ストレスフルな出来事

ストレスとなる出来事は，神経症傾向が高い程，うつ病発症との関連が強まる．また，初発時はストレスとなる出来事とうつ病発症との関連が強く，再発を繰り返すと徐々にその関連が弱まり，出来事なしに発症するようになる．

一般に，うつ病に関連する心理社会的ストレス因子の代表としては喪失体験（親しい者との死別や別れ，地位・財産・健康・自信などの喪失）があげられる．また，パーソナリティが未熟，自己顕示的，神経質な者では，対人葛藤が大きな要因となる．

一方，躁病は，幸福な出来事ではなく重荷となる体験の後に生じることがあり，負荷躁病という．特殊なものでは葬式躁病がある．

5. サポート

社会的サポートの欠如はうつ病の発症に関与する．

6. 幼少期体験

幼少期の親との死別や被虐待体験は，うつ病に限らず，非特異的に精神疾患発症の危険因子となる．

7. その他

双極性障害は産後に発症することがあり，内分泌環境の変化が関係すると考えられている．また，双極性に位置づけられる季節性感情障害では日照時間が関連する．

7 診断と鑑別診断

気分障害の診断は，うつ状態や躁状態が一定期間みられ，他の精神疾患が否定される時になされる（表8）．診断は発症年齢，性別，現病歴，既往歴，家族歴，精神現在症などの情報と，理学所見や検査所見に基づいてくだされる．主症状が診断基準に合致する必要はあるが，診断基準に合致するか否かのみで診断されるのではない．また，症状だけでなく，本来のパーソナリティ（病前性格），過去の適応状態（病前適応），現在のストレス状況（発症状況），身体疾患や薬物の影響について

表8 鑑別診断で考慮すべき精神疾患

身体因性気分障害（器質性，症候性，中毒性）
認知症
統合失調症や"いわゆる"非定型精神病などの精神病性障害
躁うつ病（双極Ⅰ型障害，双極Ⅱ型障害），気分循環症
うつ病
気分変調症
全般性不安障害やパニック障害などの不安障害
身体化障害などの身体表現性障害
適応障害
死別反応

も把握する．すでに何度か病相がある場合は診断が容易である．

統合失調症の初期症状としてうつ状態や躁状態が出現することがあるので，若年者の初発時には注意を要する．また，統合失調症では，経過中にうつ状態が出現することもある（精神病後抑うつ）．

気分障害を考えたなら，身体因性，内因性，心因性の順にチェックしてゆく．患者や家族は往々にして「心因論者」であるが，心因や環境因を過大評価してはならない．心因や環境因は心因性うつ病に限らずしばしば見いだされ，内因性うつ病では発症の契機にすぎないことが多い．

うつ病者の多くは，身体症状を訴えて内科や総合外来を受診する．この中には，抑うつ的でないうつ病者もおり，「微笑うつ病 smiling depression」と呼ばれる．また，身体症状や不安が前景にあり，抑うつ症状が目立たない場合，「仮面うつ病 masked depression」と呼ばれる．この場合でも，経過を追えば抑うつ症状が明確になる．仮面うつ病は身体疾患および不安障害や身体表現性障害との鑑別の際に念頭に置く必要がある（ただし，実際には，単に抑うつ気分を見落として，あるいは身体症状の強い「普通の」うつ病や身体表現性障害のようなうつ病ではないものを，「仮面うつ病」と診断していることがある）．

8 経過・予後

未治療のうつ病相は数ヶ月から1年持続し，治療下でも20％は1年以上，10％は2年以上続く．未治療の躁病相の持続は1〜数ヶ月である．

単極性うつ病の約50％は1回だけのエピソードで，再発を繰り返す場合は反復性とよばれる．2回病相があると約70％で3回目があり，3回あれば約90％で4回目がある．再発を繰り返すと，ストレスとなる出来事なし

に再発しやすくなり，病相と病相の間隔（寛解期間）が短縮する．

一方，躁うつ病（双極性障害）では病相を繰り返すが（個人差が大きく2～30回，平均10回），初発の病相はうつ状態が多く，2～4回の病相のうちに躁状態が現れる（初発から6～10年後）．このため，初発がうつ病の10～15％が後に躁うつ病（双極性障害）と判明する．最終的には，単極性うつ病：躁うつ病（双極性障害）は2～4：1とされる．単極性躁病は躁うつ病（双極性障害）の5％にみられる．

躁うつ病とくに双極Ⅱ型障害では不安障害，アルコール・薬物乱用，摂食障害，パーソナリティ障害の併存が多い．

気分変調症では，経過中，大半がうつ病を併発し，「二重うつ病 double depression」となる．二重うつ病のベースにある気分変調症の寛解率は低いが，併発したうつ病は比較的容易に寛解する．なお，気分変調症が経過中に双極性障害に転じることもある．

うつ状態では希死念慮がみられ，5～15％は自殺に終わる．自殺は発症直後と回復期に多い．回復期に多いのは，抑制（制止）が除かれたが，抑うつ気分や希死念慮が残存するためとされる．人とのつながりが希薄，強い焦燥感，薬物・アルコールの乱用や依存があると自殺の危険が高まる．気分障害に限らず一般的な自殺の危険因子を示す（表9）．

表9　自殺の危険因子

```
自殺の既往
家族や近親者に自殺
精神障害：うつ病，双極性障害，統合失調症，アル
　コール・薬物依存，パーソナリティ障害
サポート不足：単身者（未婚者，離婚者）
性別：既遂 男性＞女性，未遂 女性＞男性
年齢：高齢
喪失体験：愛する人，地位，財産，健康
事故傾性：不注意，危険の否認
被虐待経験
```

9　治療

1. 休養

メランコリー型うつ病やパーソナリティ障害のないうつ病では，休養の効果は大きい．

2. 精神療法

(1) 小精神療法ないし心理教育

(i) うつ病（パーソナリティ病理なし）

急性期には，①怠けではなく病気であることの確認．②休息の勧め．③回復への時間的見通しを述べる．④自己破壊的行動をしないことを約束する．⑤経過は一進一退であるが原則的に回復することを説明する．⑥重大な決断は延期してもらう．⑦服薬の重要性と副作用をあらかじめ告げる．

慢性期には，①休息から社会復帰へ，を目標とする．②回復可能と繰り返し告げる．③生活史や家族関係を控えめに取り上げる．④症状の推移を2～3週を単位にみてゆく．⑤改善した症状や残遺症状を取り上げ，回復過程における位置を確認する．⑥服薬の意味を再確認する．⑦周囲の人に心理的支持を与える．⑧陰性逆転移に注意する．

寛解期（再発予防期）には，①残遺症状のない完全寛解を目指す．②6～12ヵ月は服薬を続ける．③再発初期症状を把握し，その出現に注意する．④病前の生き方の振り返りを行う．

(ii) 双極Ⅱ型障害（パーソナリティ病理なし）

急性期には，①軽躁エピソードの既往を見逃さない．②パーソナリティ障害の過剰診断に注意する．③双極性障害としての薬物療法を的確におこなう．④高率に併存する不安障害とアルコール乱用を並行して治療．

慢性期には，うつ病の慢性期の小精神療法に準ずるが，症状の強化（二次疾病利得）や慢性化が起こりやすいため，①退行を助長しない．②生活リズムの正常化を目指す．③陰

性逆転移により一層注意する.

寛解期（再発予防期）には，①軽躁の指標を把握し，その出現に注意する．②うつだけでなく（本人には心地よい）軽躁も含めて安定化させる必要を説明する．

(iii) うつ病ないし双極Ⅱ型障害（パーソナリティ病理あり）

①長年にわたるパーソナリティ病理ではなく，一時的現象であるうつ病や軽躁の治療を優先する．②メランコリー型うつ病とは異なる病型であることを告げる．③日常生活での出来事と症状増悪との関連パターンを共同で検討し，何がストレス刺激になるか，今後はそれにどう対処するかを話題にする．④日常生活は可能な限り維持させる．⑤可能なら，認知療法や対人関係療法のエッセンスを取り入れる．同時に成熟を待つ姿勢も必要．⑥急性期以降も断酒継続を要する場合がある．

(iv) 双極Ⅰ型障害

双極性障害に関する疾患教育を行い（躁はうつより重篤な症状，躁があればうつがほぼ必発，単極性うつ病との違いなど），疾患コントロールによる長期安定を目標とする．治療アドヒアランスの向上が鍵となる．

(2) 認知療法

ベック（Beck, A）が創始した，非現実的で歪んだ認知を現実的，適応的なものに修正することで，感情反応や行動を変化させる治療法．

(3) 対人関係療法

外来治療可能なうつ病に対する治療法で，対人関係での問題への対応を学習する．

(4) 社会リズム療法

気分障害は日内リズムが障害される疾患のため，睡眠覚醒の時間をはじめとして生活リズムを一定にすることに重点を置く治療法．対人関係療法と組み合わされることが多い．

3. 身体的治療

(1) 薬物療法

単極性うつ病には三環系抗うつ薬（イミプラミン，クロミプラミン，アミトリプチリンなど），四環系抗うつ薬（ミアンセリン，マプロチリンなど），SSRI（selective serotonin reuptake inhibitor）（フルボキサミン，パロキセチン，セルトラリンなど），SNRI（serotonin noradrenaline reuptake inhibitor）（ミルナシプラン，デュロキセチンなど），NaSSA（noradrenergic and specific serotonergic antidepressant）（ミルタザピン）を用いる．効果発現には約２週間かかる．抗うつ薬の増強には炭酸リチウム，甲状腺ホルモン，少量の非定型抗精神病薬（クエチアピン，オランザピンなど）を用いる．双極性うつ病には，炭酸リチウムや抗てんかん薬の投与があれば，抗うつ薬は不要という知見もある．また，双極性うつ病が単極性うつ病と誤診され，炭酸リチウムや抗てんかん薬の投与がないまま，不適切に抗うつ薬が使用されていることがある．

躁うつ病には炭酸リチウム，抗てんかん薬（バルプロ酸，カルバマゼピン，ラモトリギン，クロナゼパム）を用いる．躁状態の興奮を抑えるために抗精神病薬も使用されるが，遅発性ジスキネジアが出現しやすいので注意する．

(2) 修正型電気けいれん療法（modified ECT）

難治性うつ病や副作用で服薬の難しい場合（高齢者など）に用いる．

(3) 高照度光線療法

冬季に悪化する季節性感情障害に用いる．2500から3000ルクスの光を照射する．

(4) その他

反復経頭蓋磁気刺激法（rTMS），断眠療法，有酸素運動などもうつ病に有効とされる．

10 新しい考え方と今後の課題

現在，一旦区別した双極性と単極性の間に様々な中間体を見いだし，双極性障害を拡張して気分障害を捉える双極スペクトラムという考え方がでてきている．そして，一見単極性うつ病にみえるが実は潜在的な双極性うつ病に対して抗うつ薬治療が行われ，余計に悪化しているという指摘がなされている．一方，これに対して，現在，双極性障害は過剰診断されていると警鐘を鳴らす者もいる．

いずれが正しいかは検証を要するが（いずれも部分的に正しい可能性もある），少なくとも，単純に躁状態の有無で単極性と双極性とに分けるのは，今後変更される可能性がある．

8 神経症性障害，ストレス関連障害および身体表現性障害

POINT
①神経症性障害および類縁障害の概念，歴史，病因，分類について説明できる
②現代社会とストレスの関連について理解する
③職場ストレスとメンタルヘルス対策について理解する
④主な類型の病態と症状について説明できる
⑤主な類型の診断と基本的な治療（薬物療法，精神療法）について理解する

1 神経症性障害と類縁障害

1. 神経症の歴史

　神経症（neurosis）という用語は，スコットランドのエディンバラ大学教授で医師のカレン（Cullen, W, 1777）によって作られた．カレンのいう神経症には，今日からみると精神病だけでなく，神経疾患や他の身体疾患も含まれている．やがて医学の進歩と共に脳器質性疾患や内因性精神病（統合失調症や躁うつ病）が除外され，19世紀末には，神経症は心因によって精神的あるいは身体的症状を起こす状態を指すものとされた．ただし，ここでいう身体症状は機能的なもので器質的な身体症状は含まない．精神的な原因で器質的身体症状が生じる場合には，心身症と呼ばれる．

2. 疾患概念の発展

　アメリカでは神経科医のベアード（Beard, GM）が，1869年に神経衰弱（neurasthenia）という疾患原型を提示している．これは，神経症や精神病などすべての精神疾患の前段階で，その症状は身体症状を含み多彩である．やがて，神経症概念は，ヒステリーの研究や催眠療法でその治療を行ったフランスのシャルコー（Charcot, J-M），意識や無意識の研究を行ったジャネー（Janet, P），自由連想法という治療法を編みだし精神分析を創出したフロイト（Freud, S）などが中心となって作り上げられた．

3. 従来分類と操作的診断基準

　ICD-10（1992）からは，精神病（psychosis）や神経症（neurosis）という区分がなくなったが，かつて，クレペリン（Kraepelin, E）やシュナイダー（Schneider, K）は，神経症を心因との関係で概念規定していた．
　たとえば，クレペリンは「精神障害」（第8版）で心因性疾患やヒステリーについて記述している．しかし，今ではヒステリーや神経症という用語は基本的には使われていない．
　従来の恐怖症，不安神経症や強迫神経症は神経症性障害として，恐怖症性不安障害（広場恐怖，社会［社交］恐怖など），他の不安

障害（パニック障害，全般性不安障害など），強迫性障害などに分類された．なお，心気神経症は，身体表現性障害，特に下位分類の心気障害に分類された．

従来分類の心因反応のように，心理的負荷となるストレス因を明確にした分類も，操作的分類では例外的な位置づけとして残されている．それは，急性ストレス反応，心的外傷後ストレス障害，適応障害などストレス関連障害と総称される．

4. 病因（発生機序）

不安とは，「明確な対象のない恐れの感情」と定義できる．不安は，神経症の根底にあるものでこれがさまざまな形で表現されるのである．恐怖は，不安と異なり，状況や対象が明確である．我々が，危険を回避するため日常的に自己防衛行動を取るのは，不安や恐怖があるからで，外的環境に適応するために必要な反応といえる．

たとえば，不安や恐怖を感じると，自律神経系が興奮し，動悸，息苦しさ，血圧上昇，発汗，口渇，肩こりなど種々の身体症状や不快感が現れる．これは，危険を回避して自己を守るために，危機的な状況の中での正常な反応と言えるものである．この防衛機制を過度に使用すると，適応的な反応が，何らかの原因で過剰となったり誤作動を起こすが，こうした病態がこの領域の障害の特徴である．

ここで扱う障害は，環境との間に欲求不満や葛藤を引き起こしやすい性格傾向の人に発症しやすい．なお，生物学的基盤としては，青斑核，縫線核，前頭葉灰白質の関与が注目されている．

2　現代社会とストレス

1. ストレスとは

ストレスについては，精神障害や自殺に繋がるネガティブなイメージと人生のスパイスとして必要不可欠なものというイメージの両面がある．それゆえ，セリエ（Selye, H）の時代から今日までストレスは適応なのか防衛なのか，未だ定かではない．またストレスという用語は，原因であるストレッサーによって引き起こされるストレス反応としてだけでなく，その原因のストレッサーの意味でも用いられている．

心理社会的ストレス因の定量化については，ホームズとレイ（Holms, TH & Rahe, RH, 1967）の社会的再適応評価尺度が世界的によく知られている．表1にペイケル（Paykel, ES, 1971）が作成したものを示すが，これはいわゆるライフイベント（life event）法と呼ばれるストレッサー評価法である．やがて，ラザルス（Lazarus, RS, 1984）らは，日常苛立ち事（daily hassles）のような相対的には小さいが頻度の高い慢性的なストレス要因の方がライフイベントよりも心理的負荷影響の大きいことを報告した．このようなストレス研究の成果のひとつとしてよく知られる米国労働安全保健研究所（NIOSH）職業性ストレスモデルを図1に示す．

現在，ストレス研究は，分子生物学，脳科学の顕著な進展によって，ストレス刺激に対する反応をホルモンや神経レベルだけでなく遺伝子や鮮明な画像での解明も進められている．人間は種々の出来事など外部刺激を心理的負荷として受けとめ，それに対して認知，感情，感覚，身体症状等のストレス反応として表出するが，それは人によって異なり，個々人でみても状況や条件によって変化する．つまり，年齢や性，性格，行動様式，生活態様，周囲の支援，対処法等その人の持つ資源によって修飾されるのである．ストレッサーが圧倒的であったり，緩和因子が弱ければストレス反応が悪化したり長引くことで精神障害の発症に至る．

一方，環境由来のストレスと個体側の脆弱

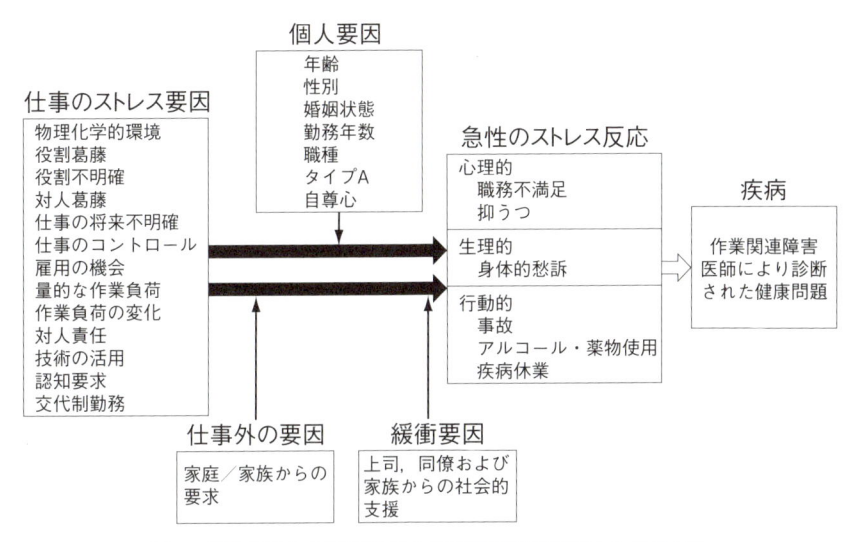

図 1　米国労働安全保健研究所（NIOSH）職業性ストレスモデル

仕事のストレス要因
- 物理化学的環境
- 役割葛藤
- 役割不明確
- 対人葛藤
- 仕事の将来不明確
- 仕事のコントロール
- 雇用の機会
- 量的な作業負荷
- 作業負荷の変化
- 対人責任
- 技術の活用
- 認知要求
- 交代制勤務

個人要因
- 年齢
- 性別
- 婚姻状態
- 勤務年数
- 職種
- タイプA
- 自尊心

仕事外の要因
- 家庭／家族からの要求

緩衝要因
- 上司，同僚および家族からの社会的支援

急性のストレス反応
- 心理的
  - 職務不満足
  - 抑うつ
- 生理的
  - 身体的愁訴
- 行動的
  - 事故
  - アルコール・薬物使用
  - 疾病休業

疾病
- 作業関連障害
- 医師により診断された健康問題

表 1　Paykel らによるライフイベント・スコア

イベント	平均スコア	イベント	平均スコア
1　子供の死	19.3	33　閉経	11.0
2　配偶者の死	18.8	34　中等度の経済的問題（出費の増加，貯蓄の問題）	10.9
3　刑罰の判決（拘禁）	17.6	35　親しい友人や親族との別離	10.7
4　両親あるいは兄弟の死	17.2	36　重要な試験	10.4
5　配偶者の不貞	16.8	37　争い以外の理由による別居	10.3
6　多額の負債あるいは借金	16.6	38　勤務時間の変化（超過勤務や副業など）	10.0
7　事業の失敗	16.5	39　新しい家政婦を雇う	9.7
8　解雇	16.5	40　定年	9.3
9　流産あるいは死産	16.3	41　仕事上の状況変化（新しい上司，部署など）	9.2
10　離婚	16.2	42　仕事の方向性の変化	8.8
11　争いによる別居	15.9	43　定期的にデートができない	8.8
12　重い法律違反	15.8	44　他の都市への転居	8.5
13　望まない妊娠	15.6	45　転校	8.2
14　家族の重度の病気による入院	15.3	46　卒業または退学	7.7
15　1ヵ月間定職がない	15.3	47　子供が家を出る（進学などで）	7.2
16　親しい友人の死	15.2	48　調停のために配偶者が家を出る	7.0
17　降格	15.1	49　軽い法律違反	6.1
18　大きな病気（1ヵ月間の入院）	14.6	50　出産（母親において）	5.9
19　浮気	14.1	51　妊娠（夫において）	5.7
20　個人的に重要なものをなくす	14.1	52　結婚	5.6
21　訴訟を起こされる	13.8	53　昇進	5.4
22　学業の失敗（試験や落第など）	13.5	54　軽い健康上の問題	5.2
23　希望に反した子供の結婚	13.2	55　市内での転居	5.1
24　婚約破棄	13.2	56　子供が産まれる，養子をとる（夫において）	5.1
25　配偶者との口論の増加	13.0	57　学業の開始	5.1
26　家族との口論の増加	12.8	58　子供の婚約	4.5
27　婚約者や恋人との口論の増加	12.7	59　婚約	3.7
28　半年以上のローン	12.6	60　望まれる妊娠	3.6
29　子供の徴兵	12.3	61　望んだ相手と子供の結婚	2.9
30　上司や同僚との衝突	12.2		
31　同居していない親族との争い	12.1		
32　他国への転居	11.4		

（Paykel ら，Arch Gen Psychiat 25: 340-347, 1971）

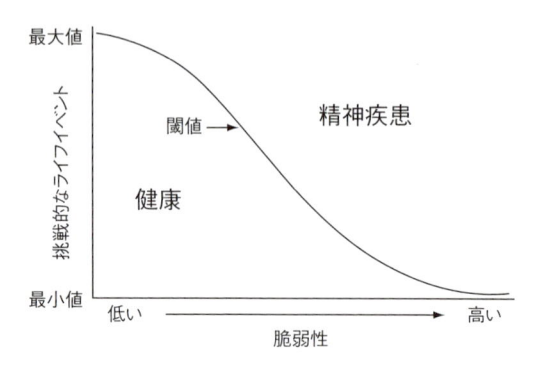

図2 脆弱性とライフイベントの関係（Zubinら，1977）

性との関係によって精神的破綻が生じるかどうかが決定されるという考え方，「ストレス―脆弱性」理論（図2）は統合失調症の研究に端を発するが，今では精神障害全般に拡大され，何らかのストレス因（環境因）と個人因（素因）の相互作用により発症するという理解が受け入れられている．人間は脆弱性（vulnerablity）と，それとほぼ反対の意味で使われるレジリエンス（回復力 resilience）を同時に持つことが知られ，レジリエンスを患者の積極的な治療参加（adherence）に結びつける試みが行われている．

2. 現代社会とストレス危機

現代社会は，ストレス社会といわれストレスが蔓延している．日本は世界的に見て自殺率が高く，自殺者の多いことが社会問題にもなっている．それだけ人々を不安にする状況が増加，拡大しているのだろう．従来から，誰にでも大きな苦悩を引き起こすほどの破局的なストレス性の出来事や状況が，重篤な障害を起こすことが知られてきたが，これらストレス性の障害も増えている．例えば，地震，洪水，津波，山火事などの自然災害，航空機事故や交通事故，工場災害，原発事故，火災などの人工災害，戦争，テロ，拷問，暴行，強姦，犯罪の犠牲，変死の目撃などでストレス関連障害が発現する．

3. 職場ストレスとメンタルヘルス対策

日本では働く人の職場ストレスや雇用不安を起因とするメンタルヘルス不調や過労自殺に対してもさまざまなメンタルヘルス対策が取られている．経済的危機によって自殺が増えることは，西欧でも古くから知られ，デュルケム（Durkheim, E）は，社会的規範の弛緩や崩壊によって，個人の欲求が制御不能状態に陥る結果，欲求は無規制，無際限に肥大化するが，それが満たされず個人を焦燥，幻滅，むなしさで苦しめる状態をアノミーと言い，こうして生じる自殺をアノミー自殺としている．つまり集合的秩序が揺らぐ時，社会現象として自殺が増大するという見解である．

警察庁の発表によると自殺者数は1998年以降14年連続3万人を超えていたが，不況や失業は自殺と強い相関がある．バブル経済崩壊後の失われた20年とリーマン・ショック後の金融不況は，日本的雇用慣行の崩壊を早め，失業や非正規雇用の拡大に代表される雇用不安を招いている．この間，ディーセント・ワーク（人間らしい労働）やワーク・ライフ・バランスの実現，企業によるメンタルヘルスケアの推進は重要な課題となり企業の社会的責任（CSR; corporate social responsibility）のひとつとして位置づけられ，健康管理義務，安全配慮義務などの法的基盤も整備されてきた．"精神障害等の労災認定"もここ10余年申請数，認定数とも急増している．

「労働者の心の健康の保持増進のための指針」（2006）には，具体的な進め方が示されている．また，カラセック（Karasek, R）らによる職場ストレスに関する実証研究（図3, 4）は，メンタルヘルス対策だけでなく働きがい（QWL）や生きがい（QOL）の向上につながる医学的根拠を明らかにしてきた．

こうした早期の包括的な対策を重視する世界の潮流は，これまで，復職支援・再発防止の三次予防に追われていた現場でも受け入れ

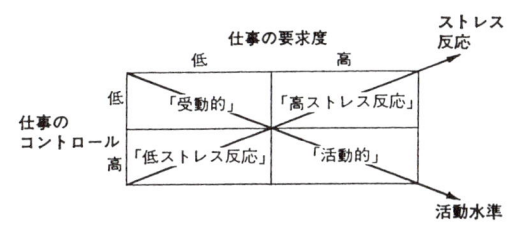

図3 仕事の要求度—コントロールモデル
(Job Demand-Control Model)

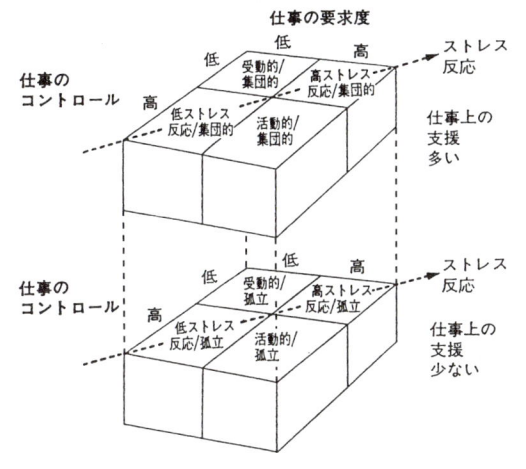

図4 仕事の要求度—コントロール・社会的支援モデル
(Demand-Control-Support Model)

られ，疾患対応だけではメンタルヘルス不調者は減らないことが広く認識されてきた．

それゆえ個人の対応では限界のある職場ストレスに起因した神経症圏の発症が多い職場では，早期発見・早期治療の二次予防，発症防止・メンタルヘルス教育の一次予防へとより早期の対策に関心が向き法制化の動きもある．

3 恐怖症性不安障害（F40）

1. 概　要

不安障害は，不安（anxiety）による著しい苦痛や不快な機能障害や説明のつかない生理学的症状（動悸や呼吸困難，血圧上昇，発汗など）を伴い，不安が阻止された時に恐怖（fear）が出現する場合がある．恐怖症性不安障害は，「通常危険でない，ある明確な状況あるいは対象によってのみあるいは主としてそれによって不安が誘発される．その結果，これらの状況あるいは対象は特徴的な仕方で回避される」とある．大多数の人は恐れない程度の恐怖刺激に対して，持続的に強く恐れ，回避することで生活や職業上の機能に障害が出る．

たいていは数ヵ月から数年で強まったり弱まったりして，自然に消失するが，重症になると数十年続き，うつ病性障害と併発するようになる．男性よりも女性に多く，突然始まる．

2. 主な類型と病態・診断
（1）広場恐怖（症）

広場恐怖が生じやすい典型的な状況は，家の外に一人でいる時，店や雑踏など混雑の中にいる時，列車，バス，飛行機など公共の乗り物などに乗っている時である．

女性に多く，成人早期に発症しやすい．抑うつ・強迫症状や社会恐怖があっても良いが，それらが主症状であってはならない．患者の多くが，後述のパニック障害を伴う．

（2）社会恐怖（症）

「青年期に好発し，比較的少人数の集団内で他の人びとから注視される恐れを中核とし，社交場面をふつう回避するようになる」とされる．DSMでは社交不安障害として大きく扱われている．たとえば，人前での食事あるいは発言，視線，異性と出会うことなど状況が限定している場合と家族以外のほとんどの社交状況を含んでいる場合がある．通常，低い自己評価と批判される恐れと関連している．症状は，赤面，手の振え，悪心，尿意頻回などでパニック発作に発展する可能性もあり，回避は社会的孤立に至ることもある．有病率は3〜15％で，病因として生物学的要因の大きいことがわかっている．

日本には，対人恐怖（症）というよく知られた神経症の一型がある．そのほか自己臭恐

怖, 自己視線恐怖, 醜形恐怖などが含まれる.

(3) 特異的（個別的）恐怖症
動物, 高所, 雷, 暗闇, 飛行, 閉所, 針, 公衆便所での排尿あるいは排便, 特定の食物の摂取, 血液あるいは外傷の目撃, 特定の疾患の罹患などに対する単一の恐怖である.

3. 治 療
(1) 薬物療法
恐怖を軽減するため抗不安薬が, 行動を制限する自律神経症状に対しては, β遮断薬が用いられる. 広場恐怖には, パニック発作の有無にかかわらず後述のパニック障害の治療薬が使われる. 社交不安障害には, SSRIが有効とされる.

(2) 精神療法
曝露療法, 系統的脱感作療法, フラッディングなど認知行動療法が有効である. 生活技能訓練（SST）も社会活動に問題のある患者には必要なこともある.

4 他の不安障害（F41）

1. 概 要
不安が出現する際, 周囲の特別な状況に限定されない不安障害である.

2. 主な類型と病態・診断
(1) パニック障害
①病態と診断

ICD-10によると,「本質的な病像は, いかなる特別な状況あるいは環境的背景にも限定されず, したがって予知できない, 反復性の重篤な不安（パニック）発作である」とある. 発作は, 急性かつ劇的に症状を呈するが, 持続はふつう数分以内で1時間以上続くことはほとんどなく, 自然に消失する.

生涯有病率は3〜5%で男性より女性で多くみられ, 年齢別には若年成人期に多いが, どの年齢でも発症しうる.

症状は, 患者によって異なるが, 動悸, 胸痛, 窒息感, めまい, 非現実感は共通している. 自律神経系の強い症状からの身体的変調で, このまま死んでしまうのではないかという感覚を抱き, 混乱, 困惑, 恐怖のほかしばしば戦慄を覚える. 発作は, 人込みやストレスのかかる状況が契機になることもあり, 患者は予期不安（発作の予感）からそうした場所や状況を避けるようになる.

②治療

薬物療法は不可欠で, 患者に有効な薬物を少量から始め増量していくのがよい. SSRIや三環系・四環系抗うつ薬やベンゾジアゼピン系抗不安薬がよく反応する. 再発率は高いので維持療法が必要となる. 曝露療法などの認知行動療法は, 投薬と組み合わせて用いる.

> **症例　パニック障害**
>
> 銀行員のAさん（女性, 28歳）は, 年度末で残業が続いていた. ある朝, 満員の快速電車の中で, 急に強い不安に襲われ, 動悸や呼吸困難も出現し冷や汗が出てきた. 自分は気が狂って死んでしまうのではないかという恐れも感じた. 途中の停車駅に着くとすぐにベンチに横になった. 苦しそうなAさんをみて駅員は救急車を呼んでくれたが, 搬送された救急病院に着く頃には動悸も息苦しさもおさまり, 心電図など種々の検査でも身体的異常は認められなかった. 翌日もまた同じような症状が出るのではないかと不安で「もし具合が悪くなってもすぐに降りられる」各駅停車の電車で通勤していた. 1週間ほどかろうじて乗ることができたので快速急行に乗ってみた. すると前と同じような強い不安と動悸や息苦しさを感じたので, 最初の停車駅で慌てて降り, そこからはタクシーで出勤した. 出社後, 会社の診療所で相談したところ, パニック発作の疑いで精神科を紹介された. Aさんはすぐに会社の近くにある総合病院の精神

科を受診したところ，パニック障害と診断された．

(2) 全般性不安障害
①病態と診断
この不安は，「全般的かつ持続的であるが，きわめて優性であっても，いかなる状況にも限定されない」（ICD-10）．この障害は，女性に多く，しばしば慢性的ストレスと関係していて，その経過は動揺しながらも慢性化し一生持続する可能性もある．生涯有病率は約5%でやや女性に多い．患者の50〜90%に他の精神障害との併存がみられる．

症状は多彩で，将来の不幸に関する気がかり，いらいら感，集中困難，落ち着きのなさ，筋緊張性頭痛，振戦，身震い，くつろげないこと，ふらつき，発汗，頻脈あるいは呼吸促拍，心窩部不快，めまい，口渇などである．一過性に抑うつ気分が出現することが多いが，気分障害の診断基準を満たすことはない．

②治療
薬物療法と精神療法の両方を考慮することが大事である．精神療法は，認知行動療法，支持的精神療法などがある．精神分析的方法では不安を取り除けないが，患者の不安耐性を増強することは可能である．いずれも長期的な治療戦略が必要となる．

(3) 混合性不安抑うつ障害
①病態と診断
不安症状と抑うつ症状がともに存在するが，いずれも不安障害や気分障害の診断基準を満たすほど重症ではない．不安と抑うつの組み合わせは，その患者の機能を大きく低下させる．生涯有病率は，1%程度である．

不安とうつに加え，振戦，動悸，口渇，胃の激しい動きなどの自律神経症状が存在する．

②治療
抗不安薬と抗うつ薬による薬物療法と認知行動療法を併用する．投薬は，ベンゾジアゼピン系抗不安薬やセロトニン系の抗うつ薬が最も有効と考えられている．

5 強迫性障害（F42）

1. 概　要
この障害の本質的病像は反復する強迫思考（obsession）あるいは強迫行為（compulsion）である．強迫思考はほぼ常に苦痛で自分でもおかしいと思うため，それに抵抗しようとするが成功しない．強迫行為は，意識され，定型化された反復行為で数唱，確認，回避などである．

多くは小児期から成人早期に発症し男女差はない．一般人口における生涯有病率は，2〜3%である．

2. 病態と診断
主要な症状として，強迫思考には，身体からの排泄物・毒素に対する心配，恐れ，対称性・秩序・正確さに対する心配，几帳面などである．強迫行為は，過剰なあるいは儀式化された清潔行為（手洗い，シャワー，入浴，歯磨き），繰り返される儀式（ドアの出入り，階段の昇降），確認行為（ドア，鍵，ガス栓の確認），数かぞえなどがある．

3. 治　療
かつての精神分析的理解よりも生物学的要因の解明が積み重ねられている．実際，薬物療法と行動療法あるいは認知行動療法の組み合わせで中等度から著明な改善が期待できる．標準的な薬物療法は，強力なセロトニン再取り込み阻害作用のある抗うつ薬（クロミプラミン，SSRIなど）が効果があり，行動療法では，儀式を行う患者には，曝露反応妨害法という曝露と反応抑制（強迫行為を自ら抑える）の組み合わせを用いる．

> **症例　強迫性障害**
>
> Bさん（男性，28歳）は，外出する時はいつも玄関や窓の鍵をかけ忘れていないか，ガスの火を消し忘れていないかと不安になった．しかも一度気になると繰り返し確認せずにはおれない．確認しているうちに記憶や感覚が曖昧になって，一緒に出かける家族にも確認に行かせたり，「もう大丈夫だ」という保証を繰り返し要求することがあった．何度も確認した上でやっと外に出ても駅に向かう道順が決まった通りでないと進めない．回り道だとわかっていても駅から遠ざかる方向にある神社を経由しないと不安が抑えられない．神社には囲いの石柱が並んでいるが，その数を何度も数え始める．その数の数え方も決まったものがあり意味のない不合理さを感じながらも止めることができず，そこで外出が中断することもあった．また，夜中であっても一旦顔や手の汚れが気になると起き出して出勤まで30回ほど手洗いを繰り返すことがあった．次第に外出や出社がままならなくなり，日常生活にも支障を来すようになったため，精神科を受診したところ，強迫性障害と診断された．

6　重度ストレス反応および適応障害（F43）

1. 概要

ここで扱うものは急性ストレス反応（acute stress reaction; ASR）〔DSMでは，急性ストレス障害（acute stress disorder; ASD）〕，心的外傷後ストレス障害（posttraumatic stress disorder; PTSD），適応障害（adjustment disorder）など，ストレス関連障害として包括的に括られることも多い．

ASR（ASD），PTSDは，かなりストレスの強い心的外傷的出来事（トラウマ）の体験や目撃の後で起こる障害であり，適応障害は，著しい生活変化が持続的で不快な状態をもたらす．いずれも，この病態を引き起こす原因を前提とし，その衝撃なしには発症と病態は起こらなかった考えられることを重要視している．

2. 主な類型(1)：急性ストレス反応（ASR）〔急性ストレス障害（ASD）〕／心的外傷後ストレス障害〔外傷後ストレス障害〕（PTSD）

(1) 概要

歴史的には，PTSDに似た症候群は，南北戦争の頃より記述があり，第1次世界大戦の時には，砲弾ショック（shell shock）と呼ばれていた．現在のような心的外傷後ストレス障害は，ベトナム戦争の退役軍人の精神医学的病理から1980年にDSM-IIIにおいて出現した．PTSDの生涯有病率は約8%と推定されているが，特定の集団では高い．

日本では，阪神淡路大震災と東京地下鉄サリン事件以降注目され，東日本大震災やJR西日本尼崎事故など災害や事故の後に被災者や目撃者でみられた．このほか，心的外傷体験は，重度の喪失や強烈なストレス（テロや捕虜体験，強姦や犯罪に巻き込まれた経験など）が挙げられる．早期の適切な対応は大切だが，その反面，拡大解釈による問題も増えている．

(2) 病態

ストレス因子は一次的病因ではあるがすべての人がこの障害になるわけではない．罹患しやすい脆弱性として，小児期の心的外傷の存在，パーソナリティ特性，家族や周囲の支援不足，精神疾患の遺伝素因などがある．生物学的知見として，視床下部-下垂体-副腎（HPA）軸の機能障害，ノルアドレナリン系の亢進，βエンドルフィンの濃度低下，海馬の萎縮などが指摘されている．

(3) 診断

①急性ストレス反応（ASR）〔急性ストレス障害（ASD）〕

再体験，心的外傷を思い出させる刺激の回避，過覚醒（睡眠障害，集中困難，驚愕反応）がみられる．PTSDよりも，現実感消失，離人症，"ぼうっとしている"感じなどの解離症状が強調されている．通常，衝撃直後から数分以内に始まり2，3日以内（しばしば数時間以内）で終息する．DSMでは，心的外傷後4週間以内までは急性ストレス障害（ASD；acute stress disorder）と呼ばれる．

②心的外傷後ストレス障害（PTSD）

死の危険を感じるほど著しく驚異的，破局的な心的外傷（トラウマ）体験を前提としている．まず，たいていの人が病気になるほどに衝撃が圧倒的であるのかについて吟味しなければならない．

症状については，心的外傷への曝露を前提として，次の3症状の確認が必要である．

・再体験は，自己の意思とは無関係に起こる侵入的な想起や反復的で苦痛な夢のことである．フラッシュバックとも呼ばれるものは，単なる想起ではなく，実際にその現場に連れ戻されているかのような感覚を伴うことに特徴がある．

・次に，心的外傷と関連した刺激の持続的回避と全般的反応性麻痺の症状がみられる．

・3番目に特徴的な症状として，過覚醒は，不眠や集中困難，怒りの爆発などを示す．

以上の3症状が心的外傷後，数週から数ヵ月の潜伏期間（しかし6ヵ月を超えることはまれ）を経て発症する．DSMでは，ASDが1ヵ月以上続き，社会的に，あるいは職業的に重要な領域で機能障害を起こした場合にPTSDと診断される．

PTSDに合併する精神疾患は，うつ病やアルコール依存症や薬物依存症などで，併存率は高く，約3分の2に少なくとも2つの疾病がみられる．

> **症例** 心的外傷後ストレス障害（PTSD）
>
> 小学校教員で38歳のCさんは同じ小学校に勤務する5歳年上の夫と28歳で結婚した．なかなか子供ができず34歳でやっと長女を出産した．夫は家事全般に協力的で，Cさんは長女を保育園に預け，勤務を続けていた．平穏な日々が続き幸せを感じていた．ある夕方，長女が保育園の前で，風に飛ばされた帽子を取るため道路に飛び出して車にはねられた．迎えにきていたCさんは長女の死亡を目撃した．現場は血が飛び散り，悲痛な叫び声と救急車のサイレンで騒然となった．Cさんにとって，事故の記憶は，ところどころ飛んでいて他人事のように感じられた．しばらく生きている実感がなく，ぼんやりと過ごす日が続いた．悲惨な事故の情景が突然頭に浮かんだり，音や声に過度に怯えた．Cさんは事故現場のある街を離れ実家に戻った．そうした症状は，事故から1ヵ月以上経っても消えず職場復帰ができなかった．そこで，母親と夫に連れられ総合病院精神科を受診したところ，心的外傷後ストレス障害（PTSD）と診断された．

(4) 治療

症状の多くは一進一退しながら軽快していく．PTSD患者への主な接し方としては，支持的な励まし，種々の対処機制について教えることである．ASDの段階では，正常範囲内の過程にある場合や，他の障害である可能を考えておかなければならない．

これまでのところ，PTSDの薬物療法の第一選択としては，選択的セロトニン再取り込み阻害薬（SSRI）が使われている．まず少量からはじめ，維持量が決まれば1年間継続し，寛解が得られなければ，三環系抗うつ薬，抗てんかん薬，抗精神病薬が用いられる．

患者にはカタルシスをはかるため「語り尽くさせる」ことと，人生が正常に回復する可能性があり，戻りつつあることを認識させる必要がある．精神療法は，教育，支持のほか，

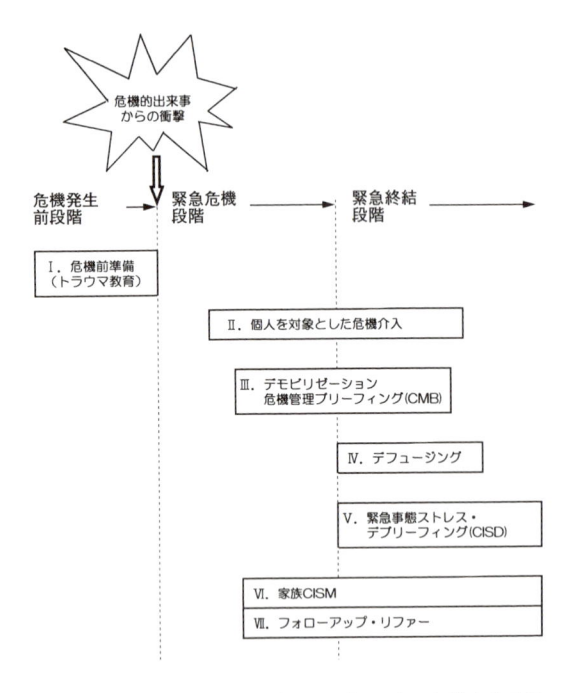

図5 緊急時ストレスマネジメント（CISM）の危機介入方法と段階
- デモビリゼーション（demobilization）：数日に渡る救助活動の場合に，任務を交代する時に被害者または救援者を一同に集め，情報を与え，助言し，救済を図るストレスマネジメントが目標．
- デフュージング（defusing）：救援活動が一段落した時に，小グループで行う体験共有と心身のケア教育，症状の緩和，軽減，トリアージが目標．
- 緊急事態ストレスデブリーフィング（debriefing）：被害者，救援者を小グループで集め，思考，感情体験を語るためのセッション．お互いに話を共有し，否定的な体験を肯定的な体験に転換する．心理的な安定，症状の軽減，トリアージが目標（現在はデブリーフィングの効果は，国際的にも否定的な見解となっている）．

認知行動療法が使われ，曝露療法で外傷的体験を徐々に再体験させたり，系統的脱感作療法のように段階的に行うのもよい．そのほか，眼球運動脱感作および再処理法（EMDR；eye movement desensitization and reprocessing）が行われている．最近では，患者が過去の再統合で身につけたレジリエンス（resilience：回復力）に着目した解明，治療が試みられている．

図5に示すデブリーフィングは，かつてアメリカでは災害時の早期危機介入としてPTSD予防に有効とされていた．しかし，急性期のこころのケアについて，個人対応はともかく，緊急援助としてグループで体験を語り感情を表出することの効果は，今は国際的に否定されているので注意されたい．

3. 主な類型(2)：適応障害
(1) 概要
　適応障害は，ICD-10では「主観的な苦悩と情緒的障害の状態であり，通常社会的な機能と行為を妨げ，重大な生活の変化に対して，あるいはストレス性の生活上の出来事の結果に対して順応が生ずる時期に発生する」とある．通常ストレス性の出来事や生活変化が生じてから1ヵ月以内で発症し，遷延性抑うつ反応を除き6ヵ月を超える場合は他の障害に変更すべきとされる．適応障害はストレス因子があって起きるとされるが，症状は，即座に生じるとは限らない．

(2) 病態
　個人的素質や脆弱性は，この領域の他のカテゴリーよりも適応障害の発症リスクと症状形成に大きな役割を演じているとされている．たとえば，適応障害は，心的外傷後ストレス障害と比べるとストレス因子の強度が比較的軽度で，個人的な脆弱性がその発症に関わる割合が高いとされている．適応障害は，いかなる年齢でも起こりうるが，ストレス因子として，青年期では学校問題，親の拒絶や離婚などが多い．成人では，結婚や婚姻上の問題，転居や経済問題，職場での種々の出来事があげられる．

(3) 診断
　症状は，一般に抑うつ気分，不安，心配，社会的または職業的（学業上）機能の著しい低下など多彩である．青年期では行為障害，小児期では夜尿症や指しゃぶりのような退行現象となって現れることがある．抑うつや不安のほか，成人では，攻撃的行動，過剰飲酒，ひきこもり，自律神経症状，不眠や自殺行為が出現することもある．
　ICD-10では，ストレス因子の1ヵ月以内

に起こり，6ヵ月以上は持続しないとされている．一方，DSMでは，3ヵ月以内に出現し，6ヵ月未満の持続を急性，それ以上持続するものを慢性とし，死別反応（愛する人の死に伴う正常な悲嘆反応）は含めない．他の診断基準を満たせばそれが優先されることになる．

鑑別が必要な障害は，大うつ病性障害，死別反応，全般性不安障害，身体化障害などである．適切な治療が行われれば，ほとんどの患者は3ヵ月以内に以前の機能水準まで回復する．

(4) 治療

薬物療法は，それぞれの病型に合わせ，抗うつ薬や抗不安薬を使用する．薬物は治療上有効であるが，短期間の使用に留めるべきである．最近は，SSRIなどの抗うつ薬を用いることが増えている．精神療法は，適応障害の治療手段として非常に有効である．その発症のストレス因子を取り除くことが根本的な解決である．ストレス因子への適応を援助することや周辺の人への影響が出るような緊急性や重篤度を見極めた介入が必要な場合もある．疾病によって責任から解放されることで疾病利得が定着すると症状が強化され，精神療法は困難である．したがって，二次的な疾病利得には特に注意を払う必要がある．

7 解離性（転換性）障害（F44）

1. 概要

解離性障害は，かつてヒステリーとして知られ，精神障害の中心になってきたカテゴリーである．ヒステリーは，さまざまな意味を持つために今日では可能な限り使用を避ける方向になっている．現在でもこの領域の疾患概念と定義は混乱しており，ICD-10とDSMでも一致していない．例えば，転換性障害は，ICD-10では，解離性障害に含められているが，DSMでは，解離性障害は狭い範囲に限定され，転換性障害は身体表現性障害の一部に含まれている．

解離は，受け入れがたい心的外傷（トラウマ）や解決が困難な葛藤に直面した時に，それに関連した情動や記憶を，関与しない精神部分から切り離して自我を守る防衛機制である．これは，解離の適応的な機能として，自我の一部を削除することで，現実の制約から逃避し破局的な体験から自我の統合性全体を保護しようとする試みでもある．転換という言葉は，「患者が解決できない問題や心理的葛藤（心因）により生じた不快な感情が身体・運動機能に関する症状に置き換わる」ことを意味する．

ほとんどの人は統合された自己感覚を持つが，解離性障害では，ある特定の精神活動が正常意識から分離され，思考・感情・行動などに解離がみられる．

この障害の概念は，精神分析的理解から発展してきた．ジャネー（Janet, P）は，解離を心的エネルギーの消耗から捉えた．つまり，健常人が健常であるためには種々の精神機能（感覚，記憶，意欲など）の統合が必要で，一定の心的エネルギーを要するが，病的にそれが低下すると，精神機能のコントロールが失われ，彼が"意識の視野"と呼んだ人格的認知が狭くなり解離が生じる．解離の原因としては，主に心的外傷体験を考え，自我が弱くなり意識の狭窄によって，体験の一部が切り離されることで解離が起こるとした．

フロイト（Freud, S）は，外傷的体験を受けた人は，その痛ましい記憶を意識的に思い出さないように強い自我が積極的に抑圧という防衛機制を用いて無意識に追いやってしまうとした．

ヒルガート（Hilgart, ER）は，解離と抑圧の相違について，ネオ解離理論を提示した（**図6**）．解離された情報は，水平方向の精神構造では，変形されずに保持されているので催眠などで得ることが可能である．しかし，抑圧

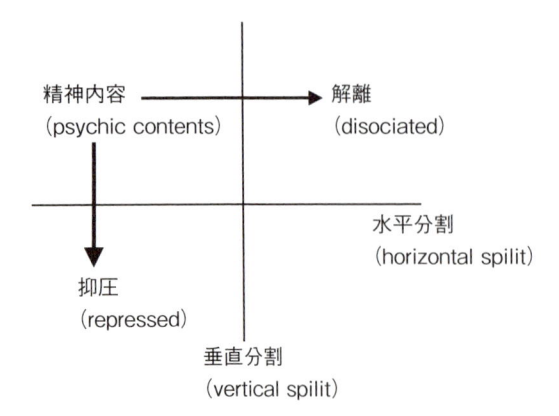

図6 ヒルガートのネオ解離理論(Hilgart ER: Divided Consciousness: Multiple Control in Human Thought and Action. Wiley-Interscience, NY, 1977)

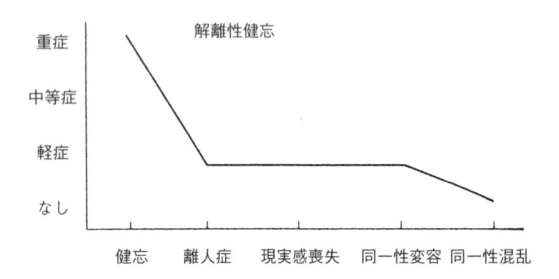

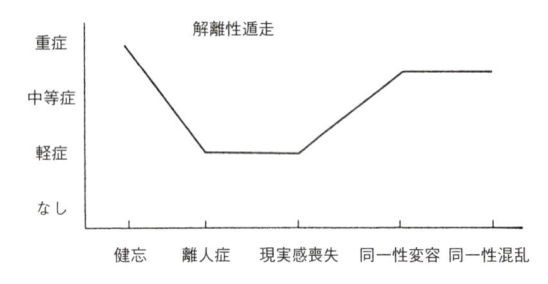

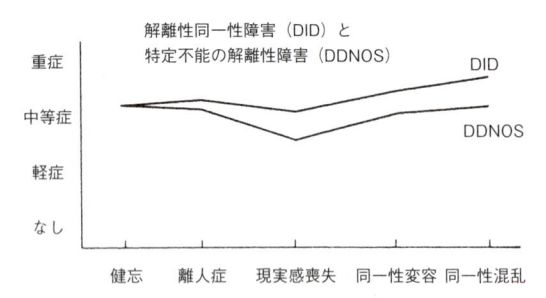

図7 SCID-Dによる解離性障害の症状プロフィール
(Steinberg M: Structured Clinical Interview for DSM-IV Disorders (SCID-D), revised, American Psychiatric Press, Washington DC, 1994)

された記憶は垂直方向の深い無意識に入っているので表出させるのは容易ではない．現在の精神医学では，解離を個人が破局的な体験を乗り越えるための防衛機序として認識する方向になっていて，病的な現象とは必ずしもみなさない．

解離性障害の診断ツールとして，スタインバーグ(Steinberg, M)によるSCID-D(DSM-IV解離性障害のための構造化された臨床面接)がある．図7の通り，これは5つの中核症状から構成され，それぞれの重症度を評価し作成されたパターンは，障害によって特徴がみられ診断に役立つ．

2. 主な類型と病態・診断

(1) 解離性健忘／解離性昏迷

解離性健忘は，器質的な精神障害でなく心理的要因による記憶喪失で，通常の物忘れや疲労では説明できない．健忘は，事故や強姦など心的外傷の出来事の後にほとんどは前向性に生ずるが，部分的かつ選択的である．回復は速やかで，記憶は完全によみがえる場合が多い．遁走の部分症状である場合は，解離性遁走に分類すべきである．

解離性昏迷は，心的外傷に続いて起こる昏迷であるが，それを説明する身体的要因や精神障害は認められない．患者は，外的刺激に対する正常な反応が著しく減弱あるいは欠如し長時間じっとしているが，意識障害に陥っているわけではない．

(2) 解離性遁走（フーグ）

解離性遁走（フーグ dissociative fugue）は，有病率0.2%の稀な障害であるが，耐え難いストレス状況における情動的苦痛体験から身も心もすべて逃げ出し，全てを忘れられる逃走である．この患者は，突然に，家庭や職場などの日常生活から逃げ出し，放浪する行動をとる．その間，過去の生活や人間関係など遁走前のことはすべて忘れているが，自らの身辺管理（食べることなど）や見知らぬ人と

の単純な社会的関係（乗車券やガソリンの購入など）は保たれている．新たな自己同一性（名前，家族，職業）を獲得し別人として生活している場合もある．

解離性遁走は，さまざまな強いストレス因子とパーソナリティ要因が重なると，解離や遁走で危機をかわすことができない場合も生じて，自殺リスクが高くなる．解離性遁走は，ストレス因子である生活出来事の内容と強度だけで発生するのではなく，その後に，個人の脆弱性，ストレス耐性，周囲のサポート等の関係性で内的葛藤を伴う個人的危機が原因となる．

鑑別診断では，記憶障害の見られる脳出血や認知症などの器質性疾患や気分障害，統合失調症などの機能障害のほか詐病との鑑別も必要である．

（3）トランスおよび憑依障害

自己の感覚と周囲の状況認識が，一次的に喪失する障害である．あたかも神や霊魂に取りつかれたかのように振舞ったり，何かに乗り移られたようにトランス状態となる．幻覚や妄想を伴う精神病や解離性同一性障害のトランス状態，身体的障害や精神作用物質の中毒と密接に関連するものは含めない．

（4）解離性運動障害，解離性知覚麻痺〔転換性障害〕

ICD-10 の運動および感覚の解離性障害は，DSM における身体表現性障害の転換性障害とほぼ一致する．転換性障害は，主に心理的要因の関与によって，既知の神経疾患あるいは身体疾患では説明のつかない感覚，運動系の神経症状（例えば，協調運動または平衡の障害，麻痺または部分的脱力，嚥下困難または"喉に塊がある感じ"，失声，尿閉，触覚または痛覚の消失，複視，盲，聾，幻覚，けいれん発作）を示す障害をいう．小児期から成人早期の女性に多く，予後は良好で患者の多くは短期間に症状を解消する．かつて転換ヒステリーとして分類されていた．

フロイト（Freud, S）は，この障害においては，無意識に抑圧された心理的葛藤が身体症状に転換され，その症状よって精神的苦痛を意識しないですむと仮定している〔一次的疾病利得〕．また転換症状の結果，外的利益（例えば，家族の愛情，病気のため大事にされること）の獲得，他者操作，嫌なことの回避といった現実的な利益を得る役割も指摘している〔二次的疾病利得〕．ただ詐病と異なり，無意識に行われる．

鑑別が必要な神経疾患，身体疾患は多く，脳血管障害，脳腫瘍，多発性硬化症，重症筋無力症，膠原病（SLE など），代謝性疾患などがある．したがって，回復するまでは，常に類似した症状を呈する神経疾患や身体疾患の可能性を疑いながら，対応していくことが必要である．

症例　転換性障害

Dさん（女性，32歳）は，大学卒業後，クレジット会社に就職しそこで知り合った夫と25歳の時に結婚した．27歳の時，長男の出産を契機に退職し専業主婦となった．夫はDさんにも長男にも優しく接した．実家が近くしばしば行き来する平凡だが平穏な日々が続いていた．ところが，夫の母親が交通事故に遭い，手指と口の動きが悪くなる後遺症が残った．そのため，夫は地方都市に住む両親と同居するため，その地方の自動車販売会社に転職した．夫は仕事が忙しく連日帰宅は深夜であった．Dさんは，家事全般と育児，介護に明け暮れる毎日であった．夫の両親は，家事や育児に口うるさかった．ある時，ふとしたことから夫の浮気が発覚した．相手は離婚して現在は独身だが，子どもが二人いる28歳の女性であった．夫と取っ組み合いの大喧嘩となりDさんは突き飛ばされて壁で頭を打ち，ぐったりした．夫が大声で呼んでも頭を縦に振ったり，横に振ったり，口をもごもごさせるだけで声が出なくなった．びっくりした夫

> はDさんを大学病院の救急外来に連れて行き，そこで種々の検査をしても身体的な異常は認められなかった．そこで，翌日，精神科を受診したところ，転換性障害と診断された．

（5）解離性同一性障害（多重人格障害）

かつて稀とされたが，最近は普通にみられ軽度のものはよくみられる．同一個人に，二つ以上の別の人格がはっきりと存在し，時によって交代し，いずれかが優性になって現れる．それぞれの人格は他の人格に気づくことはほとんどないが，気づくこともある．人格交代は，ストレス性の出来事，リラクセーション，催眠治療などの際に起きやすい．この障害は，女性により多くみられ，おそらく虐待への反応として小児期に始まり，慢性化する傾向がある．

3. 治　療

（1）古典的治療法

解離は，侵襲的な外傷となる体験における圧倒的な恐怖，痛み，絶望から自我を守る原始的で幼い防衛様式である．最近では，生物学的所見として，脳の特定部位の血流低下や萎縮が報告されているが，多くは精神分析的理解を基盤にしている．患者は未熟性や幼児性を持つ傾向があり，治療の維持に苦慮する場合が多い．他の神経症性障害と違って，薬物療法や認知行動療法が奏功しにくく，古典的な催眠療法や自由連想などの精神分析的面接を行うことが多い．

（2）回復過程の留意点

解離性遁走は，解離性健忘と比較して，健忘が長期化する傾向があり，なるべく早期の人物確認が望ましい．治療目標は，場所を戻しての記憶の回復と，心的外傷（トラウマ）からの回復である．失われた記憶の回復は，多くは自発的である．解離性遁走は心理的自殺ともいわれ，現実や葛藤に再び直面するので，治療過程における自殺の危険性には十分な注意が必要である．解離性同一性障害は最も治療が難しい．

（3）疾病利得への対応

疾病利得は，詐病や虚偽性障害と異なり，その症状は意図的に作り出されたものではなく，コントロールできない症状である．患者にとって，解離や転換は，ある種，最善の形を自然に選択した結果であるということもできる．したがって，直面している問題や葛藤に対して，適応的な形を具体的に示しながら援助を行わないと治療はうまくいかない．

8　身体表現性障害（F45）

1. 概　要

身体表現性障害は，十分な医学的説明ができない身体症状（例えば，疼痛，胃腸症状）を繰り返すことを特徴とする広範な疾患群からなる．つまり器質的身体疾患を示唆する身体症状が認められても医学的検査で所見がないか，あるいはたとえ関連する一般身体疾患があっても，その身体愁訴やその結果生じている社会的，職業的障害が臨床検査所見などから予測されるものをはるかに超えている，あくまで精神医学的な診断名である．

心気妄想との鑑別は難しいが，身体表現性障害では，話し合い，保証，検査など医療への期待や依存があり鑑別は可能である．そのほか統合失調症とその関連疾患，気分障害，パニック障害等の罹患中に起こっている身体愁訴との鑑別は重要である．なお，心身症は，その発症や経過に心理社会的因子が密接に関与していても，器質的ないし機能的障害が認められる点で身体疾患とされ，身体表現性障害とは区別されている．

2. 主な類型と病態・診断

(1) 身体化障害

　身体化障害は，30歳以前に始まり反復的で多様な身体症状が何年にも渡って続くが，それを説明しうる身体的な障害が見いだせないことを特徴とする疾患で，男性よりも女性に多い．ICD-10の診断ガイドラインによれば，多発性で変化しやすい身体症状が少なくとも2年間存在すること，症状を身体的に説明できる原因がないこと，社会的・職業的に支障を来していることが，確定診断の要件となっている．

(2) 心気障害〔心気症〕

　ICD-10による病像は，「1つ以上の重篤で進行性の身体疾患に罹患している可能性への頑固なとらわれ」とある．DSM-IV-TRでは，同様の病態が6ヵ月以上持続すると心気症と呼ばれる．心気障害の患者は，身体疾患であることを証明するため医師に執拗に検査を求める．その結果，病的所見が認められなくても病的な確信は続き主治医に強い不満を持つことが多い．特定の発症時期はないが中高年に多く，性差はない．一般に，心気障害の患者は，精神医学的治療には抵抗を示す．

▶身体醜形障害

　DSM-IV-TRの身体表現性障害の下位分類である身体醜形障害は，ICD-10では心気障害に含まれる．これは，外見についての想像上の欠陥へのとらわれがあるか，わずかな身体的異常であっても過剰な心配をすることで，情動的な苦悩を味わったり，重要な領域における機能が障害される．発症は15～20歳で，女性が男性よりいくぶん多い．身体的異常としては，顔（形や大きさ，目，鼻，唇，皮膚など），毛，体型，生殖器に関する訴えが多い．この障害の患者が希望して形成手術を受けることもあるが，手術によって欠陥が解消されることはほとんどない．

(3) 持続性身体表現性疼痛障害

　主な愁訴は，「頑固で激しく苦しい痛みであり，それは生理的過程や身体的障害によっては完全には説明できない」とされる．痛み（例えば，腰痛，頭痛，顔面痛，骨盤痛など）は，情緒的葛藤や心理的社会的問題に関連して生じる．その疼痛は，身体疾患，神経疾患では十分な説明ができず，心理的要因がその発症，重症度，悪化に重要な役割を果たしている．鎮痛薬による治療は，一般にほとんどの疼痛性障害患者に有効ではなく，長期間鎮痛薬をのみ続けている患者はしばしば物質乱用や依存が問題となる．

(4) 他の身体表現性障害

　この障害の愁訴は，自律神経系を介さず，特定の系統や身体部位に限られるとされる．ヒステリー球（嚥下障害を引き起こす咽頭部にかたまりがある感じ），心因性斜頸，心因性掻痒症，心因性月経困難，歯ぎしりなどはここに含める．

3. 鑑　別

(1) 身体疾患の除外

　身体疾患の有無の確認がまず重要で，問診や診察，検査で決める．その際，長期的な経過の把握が大切である．また経過中は，常に身体疾患を疑っておく必要がある．

(2) 検査と説明

　神経的，身体的検査は，検査をすることで，症状の固定，疾病行動の強化，疾病役割を積極的に認めることのないよう必要最小限にしなければならない．

(3) 鑑別診断

　身体表現性障害は，身体症状以外に抑うつ，不安，焦燥などの精神症状を認める場合には，他の精神障害が併存症であることも多い．身体症状だけが見られる場合は，気分障害における初期症状のことがあるので，鑑別はさらに複雑になる．

4. 治療

(1) 薬物療法
薬物療法は原則的には用いないが，対症療法として少量使用される場合もある．身体化障害では薬物乱用の可能性が高いのでなるべく使用しない方がよい．心気障害では，薬物療法はそれ自体には効果がないとされる．

(2) 精神療法
身体化障害と持続性身体表現性疼痛障害は治療同盟を構築するという長期的な管理戦略を立てるのがよい．心気障害の治療は非常に困難であるが，患者の訴えを傾聴し不安をしっかり受け止めることがのぞましい．

(3) 環境調整
原因となる環境ストレスを取り除くことは効果的だが，それがすぐには困難な場合には，周囲のストレス緩衝因子の強化を図ることも有効である．

9 他の神経症性障害（F48）

1. 神経衰弱
ICD-10の中でも今に残る歴史的なカテゴリーで，多くの国では一般に使われていない．主要な病像は，「精神的な努力の後に疲労が増強するという訴え」と「わずかな努力のあとの身体的な衰弱や消耗についての持続的な苦痛の訴え」とある．

2. 離人・現実感喪失症候群
患者が自分自身の精神活動や身体が分離され自分自身のものではないと感じる（離人症状）．周囲全体が非現実的で，人工的で，色彩がなく，生命感がないようにみえる（現実感喪失症状）．これら両方の症状を満たし主観的で自発的な変化であること，知覚が明瞭であると診断が確定する．

3. 虚偽性障害

(1) 概要
虚偽性障害の患者は，実際には心身の疾患がないにもかかわらず，"病気になりたがる人"である．そのため，意図的に身体症状や精神症状を引き起こし病人であるがごとく偽る．虚偽性障害は，動機が患者役割を演じようとする心理的要求であり，金銭的報酬や兵役・訴追の義務回避など外的報酬を伴う詐病とは異なる．女性の方が男性よりも多く，症状をよく知る医療従事者に多い．この障害は，ミュンヒハウゼン（Munchhausen）症候群ともいうが，母親が子供を病気に仕立てる代理ミュンヒハウゼン症候群は虐待である．ICD-10では，成人のパーソナリティおよび行動の障害に分類されているが，神経症性障害と関連づけた方が理解しやすく，ここで取り上げた．

(2) 病態と診断
発熱，腹痛，血腫，低血糖，血尿，皮膚損傷などねつ造される身体症状は，多様である．病気を意図的に悪化させたり治療拒否がみられるが，自分の身体を傷つけたり手術を強要して症状を作り出すこともある．心理的症状は，抑うつ，幻覚，解離，転換，健忘などがある．障害の進行に伴い患者は医学や病院について熟知し病気を装うことが巧妙になる．空想虚言があるので，治療歴，生活史を調べ，本人以外から本当の情報を得る必要がある．

(3) 治療
予後不良で特別な治療法もないので，管理に焦点を当てることになる．検査によって客観的所見がなくても治療や入院継続を求め，所見のないことを認めないまま退院したり転院することが多い．重篤なパーソナリティ障害を併存している場合も多く，治療者を欺きトラブルも多いので，医療従事者は，怒りや憤りなど逆転移しやすい．

▶**身体表現性障害類似疾患の鑑別ポイント**

類似の症状を示す身体化障害，転換性障害，虚偽性障害，詐病との鑑別ポイントを表2に示す．

表2　身体表現性障害（身体化障害，転換性障害）と虚偽性障害，詐病との鑑別ポイント

	身体化障害	転換性障害	虚偽性障害	詐病
年齢	30歳以前の成人早期	若年者が多い	成人早期が多い	不明
性差	女＞男	女＞男	女＞男	不明
環境ストレス	あることが多い	あることが多い	不明	ある
心理過程	無意識的 抑圧 身体化	無意識的 抑圧 転換	意識的，意図的 空想虚言 自虐	意識的，意図的 逃避的 短絡的
動機	内的	内的	内的	外的
臨床像	再発と慢性化 多症状 長期で複雑な既往歴	急性 単一症状，軽度 低教育，低社会層に多い	病歴や症状は虚偽 病気になることが目的 患者役割を演じる 自ら傷を作ることもある	症状偽装の目的や利益が明確 外的報酬（刑事訴訟や徴兵を逃れるなど）を伴う
症状の特徴	多様な身体症状	偽神経学的症状	劇的な身体症状や精神症状	単純な身体症状や精神症状
併存疾患	気分障害，物質乱用，パーソナリティ障害など	気分障害，不安障害，パーソナリティ障害など	気分障害，物質乱用，パーソナリティ障害（境界性）など	不明
治療戦略	治療同盟	示唆と説明，多様な技法	管理に焦点，逆転移に注意	ストレス管理
予後	中位〜不良	比較的良好	不良	変動
その他	多手術症（poly-surgery）	類似性・象徴性 疾病利得（一次的，二次的） 満ち足りた無関心	医療関係者が多い 多手術症（poly-surgery） ミュンヒハウゼン症候群 代理ミュンヒハウゼン症候群	外傷後

JS.ベンジャミンほか（井上令一ほか監訳）カプラン臨床精神医学テキスト第2版，699頁，メディカル・サイエンス・インターナショナル，2004．櫻井浩治：転換性障害．臨床精神医学講座6．身体表現性障害・心身症，上島国利，吉松和哉編，169頁，中山書店，1999．などを参考に作成．

9 パーソナリティ障害，行動障害

POINT
①パーソナリティ障害の概念を理解する
②境界性パーソナリティ障害の特徴を知る
③自己愛性パーソナリティ障害の特徴を知る

1 パーソナリティ障害とは(注)

パーソナリティとは，人がさまざまな状況でどの様に感じ，考え，行動するかに表れる，個人に独自の持続的な体験・行動様式のことである．自己のパーソナリティのために本人が悩むか，社会的（対人的）・職業的な機能が損なわれる場合，**パーソナリティ障害**と呼ばれ，中心となる特徴の違いにより，特定のパーソナリティ障害が区別される．

パーソナリティ障害では，その人の属する文化における標準から著しくはずれた体験や行動の持続的パターンが，認知，情動，対人関係，衝動制御などの領域に表れる．このパターンは，精神疾患のエピソードの間だけでなく，**青年期以降持続して，幅広い状況で認められる**．

具体的な表れとしては，「他人を信用せずにいつも警戒している」，「人との交流に関心がなく，社会的に孤立して暮らしている」，「繰り返し自傷行為や自殺未遂をおこす」，「自分勝手で他人の苦しみなど全く気にかけない」，「特別扱いを当然のことの様に要求する」，「いつも注目をあびていないと気がすまない」，「いちいちどうしたらよいか尋ねる」などである．

パーソナリティ障害には軽いもの（例：少し几帳面すぎる強迫性パーソナリティ障害）から，重篤なもの（例：平気で人を殺せる反社会性パーソナリティ障害）まで，様々なものがある．また，同じパーソナリティ障害の中でも（例：自己愛性パーソナリティ障害），健常者の性格と大差のないもの（例：少し自慢が多い）から，極端なもの（例：皆に嫌われる，尊大で傲慢な「俺様」的態度）まで，いろいろな程度がある．

なお，シュナイダー（Schneider, K）はパーソナリティが極端で平均的でない場合を**異常人格**と呼び，その異常性のために本人が悩むか社会が悩む場合を**精神病質**（現在のパーソナリティ障害）と呼んで区別した．異常人格は平均概念であり，人並みはずれた優しさや精神の高貴さも異常人格と言える．一方，精神病質は価値概念である．

また，シュナイダーは，特定の疾患・病態

注：英語の personality は日本語では人格となるが，日本語の人格は価値判断を含み（例：人格者，人格卑劣），実際の用法では英語の personality は日本語の性格にニュアンスが近い．しかし，欧米では，character 性格を後天的に作られたものとし，生まれつきの temperament 気質と対比させ，その両者をあわせて personality とよぶこともあるため，ここでは personality をそのままパーソナリティと表記する．

には特定の精神病質が多く見られるが，精神疾患と精神病質は全く別の系列とした．しかし，クレッチマー（Kretschmer, E）の様に，パーソナリティ障害を精神疾患と正常の中間にある病態として捉える考え方もある．

2 パーソナリティ障害の分類

パーソナリティ障害の分類には，パーソナリティ障害の非体系的なカテゴリー分類（いずれかのパーソナリティ障害の典型に合致するか否かを評定する）と，パーソナリティ特性の体系的なディメンション分類（すべての基本的なパーソナリティ特性の程度を量的に評定する）とがある（図1）．

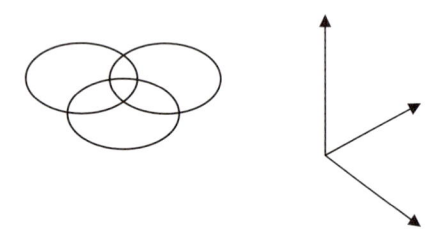

図1 カテゴリー分類とディメンション分類

現在，世界保健機関 WHO の ICD-10（国際疾病分類）や米国精神医学会 APA の DSM-5（精神疾患の診断・統計マニュアル第4版本文改訂版）はカテゴリー分類を採用している．ICD-10，DSM-IV，シュナイダーによる分類を対比する（表1）．

ICD-10 と DSM-5 は共通点が多いが，ICD-10 には自己愛性パーソナリティ障害という診断カテゴリーはなく，また，統合失調型はパーソナリティ障害ではなく統合失調症圏の疾患として分類されている．

DSM-5 では，**奇妙で風変わりな A 群**（妄想性，統合失調質，統合失調型），**劇的で無軌道な B 群**（反社会性，境界性，自己愛性，演技性），**不安で怖がりの C 群**（回避性，依存性，強迫性）の3群10パーソナリティ障害と，特定不能のパーソナリティ障害があげられている．DSM-5 の特定のパーソナリティ障害の特徴を表2に示す．

表1 ICD-10，DSM-5，シュナイダーによる分類

ICD-10	DSM-5	シュナイダー
妄想性	妄想性	熱狂精神病質
統合失調質	統合失調質	
統合失調型障害*	統合失調型	
非社会性	反社会性	情性欠如精神病質
情緒不安定性 衝動型		爆発精神病質
境界型	境界性	気分変動精神病質
演技性	演技性	顕示精神病質
強迫性	強迫性	自信欠乏精神病質（強迫精神病質）
不安性(回避性)	回避性	自信欠乏精神病質（敏感精神病質）
依存性	依存性	意志欠如精神病質
	自己愛性	
		発揚精神病質
		抑うつ精神病質
		無力精神病質

*「統合失調症，統合失調型障害および妄想性障害」に含まれる．

表2 特定のパーソナリティ障害の特徴

妄想性：疑い深く，他人を信じない態度．秘密主義で，他者の言動に悪意を感じやすく，攻撃されたと邪推して怒って反撃する．
統合失調質：非社交的で，感情表出が乏しい．他人と打ち解けず，孤立し，よそよそしい．
統合失調型：外見・知覚・思考・会話・行動などが奇妙で，風変わり．
反社会性：社会規範に従わず，良心の呵責に乏しい．無責任で，平気で嘘をつく．衝動的で，冷酷で，暴力的だが，表面的には人当たりの良いこともある．
境界性：不安定で強烈な対人関係，曖昧な自己像，慢性の陰性感情（怒り，不快感，空虚感，不安，抑うつ），衝動制御の悪さ，孤独に弱いなどの特徴があり，自傷や自己破壊的行動が繰り返される．
演技性：誇張された情動表出と，注目されることへの強い欲求．外見への強いこだわり，芝居がかった態度，誘惑的態度が見られる．
自己愛性：自分の能力や才能への誇大感（ないし強烈な劣等感や恥の意識），共感性の欠如，傲慢な態度や特権意識，自己中心的な対人関係．
回避性：他人からの評価や批判に過敏．劣等感が強く，引っ込み思案．
依存性：依存的で従属的な行動パターン．常に助言や保証を求める．
強迫性：完全主義と融通のなさ．秩序や形式にとらわれ，堅苦しい態度．

> **症例　境界性パーソナリティ障害**
> **21歳　女性　アルバイト**
>
> 会社員の父，専業主婦の母，5歳年上の兄，3歳年上の姉の5人家族．父はアルコール症で，母と諍いが絶えない．本人も母と折り合いが悪い．
>
> 高校卒業後，何をしたいのかわからないまま，空虚な気持で大学に進学．初めから講義を欠席しがちで，夏休み前にはすっかり大学から足が遠のく．アルバイト先の飲食店では，些細なことで癇癪を起こすため，同僚からは孤立しがち．一方，外見の良い客から声をかけられると，気安く付き合う．しかし，すぐにけんかになり，相手がうんざりして別れ話になる．別れ話が出ると，過換気発作を起こしたり，リストカットや大量飲酒をして「今から死ぬつもり」と電話をかける．こうした，付き合っては別れる，を何度も繰り返す．今回の受診も過換気発作のため．
>
> 結局，大学は3年で中退し，以後はアルバイトをする生活．生きている実感がなく，リストカットをして血を見た時だけ，実感がわくと言う．

> **症例　自己愛性パーソナリティ障害**
> **25歳　男性　大学院生**
>
> 大学教授の父，専業主婦の母，2歳年下の妹の4人家族．
>
> 理学部を卒業し，医学部の大学院に進学．研究室の教授のことは尊敬しているが，「忙しいのはわかるが，もう少し自分の面倒をみるべきだ」とも思っている．実際に指導を受けている助教のことは，「何にも分かっていないのに余計な口だしをする」とイライラした口調で言う．先輩の大学院生のことは，「話にならない」と馬鹿にする．自分の研究は独創的で，世界で認められるべきだが，特別な人にしか理解できないと信じている．また，研究室では掃除の割り当てがあるが，自分は重要な研究をしているので，そんなことをしている暇はないと平気で言う．しかし，実際には，今まで論文が掲載されたことはない．
>
> 今回の受診は，次の留学先にと考えていた研究室から「受け入れできない」という返事が来たことで，憂鬱になったため．しかし，「本当は精神科なんかに来たくなかった」と言う．

3　疫　学

通常，思春期後期から成人期に顕在化するが，顕在化しないまま中年以降に問題が生じて診断されることもある．

米国では一般人口の約10％に少なくとも1つのパーソナリティ障害が見られるとされる．

非社会性（反社会性）パーソナリティ障害は男性に多く，情緒不安定性パーソナリティ障害境界型（境界性パーソナリティ障害）は女性に多い．

4　病　因

病因としては，遺伝素因と環境要因の相互作用から生じる，パーソナリティの偏りと発達不全が考えられている．統計的には不幸な幼少期体験（身体的・性的虐待，家庭内不和，貧困など）が多く，また，たとえ別々の家庭で育っても，一卵性双生児の一致率は高い．

5　経　過

狭義の精神疾患（病気）の様な寛解や再発はないが，ストレス下では増悪し，加齢と人生経験により変化する．

6　併存症

劇的で無軌道なB群パーソナリティ障害では，身体化障害，アルコールや薬物の乱用・

依存，うつ病や躁うつ病（双極性障害），摂食障害が多く，自殺率も高い．

不安で怖がりな C 群パーソナリティ障害では不安障害，うつ病が多い．

7 診 断

パーソナリティ障害の診断は，他の精神疾患同様，発症年齢，性別，主訴・現病歴，既往歴，家族歴，精神現在症などの情報と，理学所見や臨床検査所見に基づいてなされる．特徴として，生活歴（生育歴・親子関係，教育歴，職歴，婚姻歴・家族関係，交友関係など）や価値観がより重要となること，青年期以降，寛解や再発することなく持続的に幅広い状況でみられる必要があること，診断閾値は文化依存的であること，などがあげられる．なお，パーソナリティ形成途上である未成年者に対するパーソナリティ障害の診断は控える．

本人の性格や行動の特徴を把握するには，「普段どんな人か」を本人だけでなく身近な人（家族，友人，同僚など）からも聞くようにする．反社会性パーソナリティ障害や自己愛性パーソナリティ障害では，本人よりも周囲の者による評価が重要である．

医療現場での実際の言動も，診断を裏付ける情報となる．パーソナリティ障害は「対人関係」の中に現れやすいので（「自分との折り合い」という関係もある），患者の特徴は医療者―患者関係の中にも再現される．

また，患者は，通常，パーソナリティ障害そのものではなく，不安やうつなどの精神症状や，自傷行為，アルコール・薬物の乱用といった問題行動のために受診する．こうした症状や問題行動に対する患者自身の態度や構えの中にも，患者の特徴は再現される．

8 防衛機制

防衛機制とは，内的・外的ストレス要因に対する無意識的な対処方法のことである．パーソナリティ障害では未熟な防衛機制が頻繁に使われる．代表的な防衛機制を，ヴァリアント（Vaillant, GE）による成熟水準に沿って示す（表3）．

9 診断上の留意点

（1）診断は類型診断を基本としているため，個々のパーソナリティ障害の境界は明瞭でなく，重複診断されることが多い．また，正常パーソナリティとの境界は文化により異なる（このため，パーソナリティ障害の頻度は地域，民族，社会経済階層，性別などにより大きな影響を受ける）．さらに，診断にはパーソナリティの極端さだけでなく適応状態も考慮されるため，診断閾値には，環境や状況との相性が関係する．

（2）不安や抑うつなどの症状があると，一見パーソナリティ障害を思わせる変化を人格にもたらす（例：依存的になる，演技的になる，他人の言動に過敏になる，疑心暗鬼になる，衝動性や攻撃性が増す，等）．したがって，症状エピソードの軽快と共に改善するものをパーソナリティ障害と過剰診断してはならない．アルコール・薬物による一時的な影響にも留意する必要がある（ただし，アルコール・薬物の乱用や依存は，パーソナリティ障害に併存しやすい）．また，ストレス状況が退行を促し，たとえ不安や抑うつなどの症状が顕著でなくても，非機能的なパーソナリティの特徴を強めることがある．時には，立場や役割が，ある種のパーソナリティ特性を強めることがある（例：指導のため厳しい態度をとる）．こうした，一時的な特徴を持続的なものと誤ってはならない．

（3）パーソナリティ障害の診断の信頼性（あ

表3　代表的な防衛機制（いずれも，内的・外的ストレス要因に対処するために行われる）

A．未熟な防衛機制
否認：現実を拒否して認めないこと．
自閉的空想：現実から目をそらして空想すること．
投影：受け入れられない自分自身の心的内容（考え，感情，衝動）を，自分ではなく他人が持っていることにすること．
投影性同一視：自分自身の心的内容を他人に投影するが，自分でもその心的内容を多少認識している．この結果，本人は，相手（本当は，投影した自分の心的内容）に反応して自分はこうなった（元々の自分の心的内容）と感じ，一方，相手は，元々は投影された心的内容がその後実際にも引き起こされる．こうして，本当は最初に誰が誰にどう感じたかが明確に出来なくなることが多い．
スプリッティング：自分や他人の良い面と悪い面を統合せずに，どちらかだけを体験すること．他者を良い人と悪い人に二分割する場合もある．
行動化：言語ではなく行動に現すこと．単なる不適応行動ではなく，その行動が情緒的葛藤と関連している．
援助の拒絶を伴う愁訴（心気症）：心身の症状や人生の問題で援助を求めるが，助言や指示には従わないという行動パターン．他者への非難や敵意が隠されていると考えられている．
受動攻撃性：内心では怒りや不満を感じながらも表面的には従うこと．ミスをしたり期限に遅れることで結果的に失敗に終わる，という現れ方をする．
価値の切り下げ：自分や他人のネガティブな面を誇張すること．

理想化：他人のポジティブな面を誇張すること．
万能感：自分の能力や才能が特別であると感じること．

B．中間の防衛機制
解離：意識，記憶，自己の統一性を失うこと．
合理化：自分に都合の良い説明により本心を隠すこと．
知性化：理屈や抽象的な話に持ち込むこと．
感情の隔離：ある考えや記憶に伴う感情を分離して感じないこと．
反動形成：自分で受け入れられない自分自身の考え，感情，衝動の正反対の行動をとること．
取り消し：自分で受け入れられない考えや行動に対して，言葉や行動でそれを修正すること．
置き換え：ある対象に対する感情を，より脅威的でない他の対象に移し変えること．
抑圧：ある考えや記憶を意識から排除すること（ただし，それに伴う情動は感じている）．

C．成熟した防衛機制
愛他主義：他人を援助すること．反動形成の自己犠牲とは異なり，満足感が得られる．
昇華：学問，芸術，スポーツなど社会に受け入れられる行動をすること．
ユーモア：面白い側面や皮肉な側面を強調すること．
予期：予測や練習すること．
抑制：葛藤や問題をわざと考えないようにすること．意識的に行う点で，抑圧とは異なる．

る患者に対して複数の医師が行う診断の一致率）を高めるための工夫は，必ずしも成功していない．（半）構造化面接と呼ばれる，診断に必要な情報のもれをなくすためにあらかじめ用意された質問を系統的に行う方法は，時間がかかり，また，どうしても不自然な面接になる．自己記入式質問紙は，スクリーニングテストとして補助的に役立つが，本人の自己申告は意識的無意識的に歪んでいる可能性がある．身体病理という金の基準（Gold Standard）のない精神医学では，鉛の基準（Lead Standard: Longitudinal Expert evaluation using All Data）が診断の基準になるが，パーソナリティ障害の診断はこの代表格と言える．

10　主な治療法

本人が求めていないときには，徒に本人を変えようとすべきではない．まずは「そのような人」と考えて，互いに嫌な思いをしなくてすむような対応を心がける．つかず離れずの微妙な距離を維持し，巻き込まれないように注意する．医療者側の陰性感情や過剰な陽性感情は，自覚した上でコントロールしなければならない．また，医療スタッフ間で，患者への対応について十分に意思疎通をはかる必要がある．

患者本人が問題意識を持ち，本格的にパーソナリティ障害に治療介入する場合でも，治療は薬物療法，精神療法，リハビリテーションの組み合わせが必要なことが多く，単独の

様式での治療は困難である．パーソナリティ障害そのものの治療ではなく，不安や抑うつのような随伴症状の治療を求めている場合は，本人の問題意識に応じた対応をしながら，治療意欲を高める．治療の枠組みを意識しておくことや，アルコール・薬物の乱用防止は，治療上常に重要である．

基本的な対応法として，DSM の A 群パーソナリティ障害では，本人のプライバシーを尊重し，侵入的にならないようにする．B 群パーソナリティ障害では，相手の言動に巻き込まれず，常識的な対応を心がける．C 群パーソナリティ障害では，不安を煽らないようにし，適切な自己主張を認める．そして，一人ひとりの個別具体的な問題について解決の援助をする中で，適応力が向上し，物事の受けとめ方や行動が変化するよう促す．

薬物療法は，現実歪曲には少量の抗精神病薬を，抑うつ症状には SSRI，少量の抗精神病薬を，不安には抗不安薬，少量の抗精神病薬を，攻撃性や衝動性には少量の抗精神病薬，気分安定薬，抗てんかん薬，SSRI を用いる．抗不安薬や三環系抗うつ薬を単独で使用するのは避ける．

> **Memo**
>
> ## 行動障害
>
> ### 1）習慣および衝動の障害
> 病的賭博，放火癖（病的放火），窃盗癖（病的窃盗），抜毛癖（抜毛症）などがある．そうした行為の動機は金銭的，物質的な直接利益ではないが，行為による満足感はある．
>
> ### 2）性同一性障害
> 性転換症では，異性の一員として暮らし受け入れられたいという願望や，解剖学的な自分の性に対する違和感や不快感がある．異性の服装をする場合（服装倒錯症），性的興奮は伴っていない．
>
> ### 3）性嗜好障害ないし性倒錯（パラフィリア）
> 性的興奮や性的満足を得るため，通常とは異なる対象や方法を用いる（表4）．
>
> ### 4）心理的理由による身体症状の発展
> 心理的理由により身体症状が誇張される．代表的なものに賠償神経症がある．医療スタッフの注目をひくためにも起こる．
>
> ### 5）虚偽性障害
> 詐病のような直接的利益（金銭，嗜癖薬剤，刑事罰の免除）がないのに，症状を偽装する．ただし，代理人による虚偽性障害は除く（これは，実態は虐待である）．ミュンヒハウゼン（Münchhausen）症候群とも呼ばれる．
>
> **表 4　性嗜好障害**
>
> | |
> |---|
> | フェティシズム：性的興奮のための刺激として無生物（ゴム，プラスチック，革など）に頼る．大半が男性． |
> | フェティシズム的服装倒錯症：性的興奮を得るために異性の服を着る．異性の一員になりたいからではない．男性に多い． |
> | 露出症：公衆の面前で性器をさらす．大半が男性で，通常，相手は女性． |
> | 窃視症：性的情景を覗き見する持続的，反復的傾向． |
> | 小児性愛：小児への性的愛好．犯罪であり，再犯性が高い．自己評価が低く，成人との性行為を恐れている． |
> | サドマゾヒズム：身体的・精神的に他者を害したり，他者から害される性行為を愛好すること． |

10 アルコール関連障害と物質関連障害

POINT
①健全な飲酒と病的な飲酒との間には明確な境界がない
②依存症においては否認の防衛機制と自己誇大感の希求が目立つ
③ほとんどの依存症においては耐性の上昇と制御能力の喪失が認められる
④離脱症状は多種多様である
⑤底つき体験が治療上重要な役割を果たす

1 酒は百薬の長

　人類が初めて酒の味を知ったのは，偶然の結果であったろう．貯蔵した果実が自然に発酵してできた，芳香を放つ液体を思わず飲んでしまった者は，その美味とえもいわれぬ幸福感に驚き，喜んだことであろう．当然繰り返し飲みたいと望み，酒ができる条件が研究されたであろう．やがて醸造という，意図して生産する技術が確立した．その上で更に味を良くする工夫が続けられた．紀元前5000年の古代メソポタミアでは，すでにビールが作られていたと推測されている．古代文明が発生したのとほぼ同じ時期より，人類は酒を愛し，酒を求めた．おいしい酒を作るために費やされた情熱と努力は膨大なものであり，それを上回るほどの情熱が注がれた対象が他にあったであろうかと思われるほどである．

　酩酊をもたらす酒の主成分は，エチルアルコール（以下アルコールと略す）である．後述するように，アルコールには幾つかの精神作用があり，現在に至るまでに最も長く，広く使用されてきた薬物でもあるのだが，酒はそれ以上に重要な役割を社会において果たしてきた飲み物である．

　酒の原料とされるのは，世界中のそれぞれの地域で収穫される代表的な穀類，果実，根菜類である．そして，それぞれの地域に根ざし育まれてきた固有の文化とともに，酒の味は深められ，洗練されてきた．文化を構成する重要な因子のひとつである．酒は料理の味を引き立てる．そして酒を飲まなくてはおいしく食べることができない料理や食物が，それぞれの地域で数多く考案されて発達してきた．またそれだけにとどまらず，酒は思索を深め，美意識を磨く．人の心に関心を向けさせる．人間にとって得難い伴侶となったのである．酒の味が衰退した所では，そこの文化も衰退した．

2 健全な飲酒

　公的な理由であれ私的な理由であれ，誰かと共に飲酒する場合は健全である．そのような状況では，飲酒する時間帯も環境も社会から許容される範囲の内であることがほとんどである．そして互いに相手を観察し，注意する事によって，会話もできなくなるほどに酒

を注いで酩酊させることもあまりないであろう．

　冠婚葬祭のように宗教性を帯びた儀式ばかりでなく，複数の人が参加する酒席では，適度に酩酊することによって，自他の対立感や緊張感が弱められて集団の一体感が強められる．人間関係における理解と親密さが深められ，また新しい人と知り合う契機にもなる．個人の社会的な広がりがいよいよ拡大する．そして新しい商談が始められたり，契約がまとめられる機会が増える．酒を飲めない者は裕福になれないと日本で言われるのはそのような理由からである．仕事と関係がない趣味に関わるつき合いでも，共に酒を飲み語り合う事によって仲間達との絆が強められる．

3 病的な飲酒

　飲酒に起因して発生する有害な事象や症状を表1に示す．それらのほとんどは，長期間にわたりほぼ連日多量の飲酒を繰り返し行った結果生じたものである．ただし，1回だけの飲酒によっても，時には生命さえ失われかねない状態に陥ることもある．それが急性アルコール中毒である．アルコールの血中濃度と酔態との関係を表2に示す．

　酒の致死量は常用量の10倍程度でしかないことに注意してほしい．日本酒1升を急速に5〜10分間のうちに飲みほすと，半数以上の者が呼吸中枢の麻痺を起こして死亡する．また，泥酔して眠り込んでから嘔吐すると咽喉に詰まって窒息する危険もある．

　精神医学の領域において，飲酒に関する中心的な問題は，①アルコール依存症と②断酒によって生じる離脱（禁断あるいは退薬ともいう）症状である．

アルコール依存症

　アルコール依存症（かつては慢性アルコール中毒，略してアル中といわれた）という病的な飲酒は，長い年月にわたって連日多量の飲酒をすることが外見上の特徴であり問題でもある．しかしその真の問題は酒量の多寡ではなくて，仲間や家族を失う方向に飲酒者を

表1　飲酒がもたらす有害な事象

①急性中毒	記憶の欠落 飲酒運転 暴力 意識障害（重篤な場合は昏睡） 呼吸抑制（重篤な場合は死亡）
②慢性中毒	幻覚（アルコール幻覚症） 妄想（嫉妬妄想が多い） 知的能力の低下
③依存	
④離脱症状	手指の震え 多量の発汗 不眠 意識障害（譫妄） 痙攣
⑤身体疾患	脂肪肝 肝炎 肝硬変 食道静脈瘤 膵炎 糖尿病や痛風の悪化 タバコとの併用で食道癌と喉頭癌

表2　アルコールの血中濃度と酔態との関係

アルコールの血中濃度（％）	主観的変化と客観的症状
0.02	体の熱感 フラッとする感じ
0.03	軽度にはしゃぐ
0.04	手が少し震える 手指の運動が不器用になる
0.05	認識力や判断力が鈍る 衝動性が亢進する マッチでタバコに火をつけることが困難になる
0.10	ふらつきがひどくなる 眠気が強まる ライターでもタバコに火をつけられない
0.20	泥酔 一人で歩けない
0.30	話せない
0.40	昏睡
0.50〜0.80	90％の人が死ぬ

徐々に変化させてしまうことである．社会的な広がりを失わせ，孤立化させ，ついには一人ぼっちにさせて，社会的にも精神的にも破綻させ，最終的には身体面でも破綻させるに至る．そのような過程をたどらせる飲酒の様態のことである．

「人間らしくやりたいナ，人間なんだからナ」という洋酒メーカーの宣伝文句のように，ほとんどの人は飲酒を始めてから15〜25年間にわたり，健全な飲酒を行うことができる．職場の上司や同僚たちと，あるいは遊び仲間や家族達と，なごやかな会話を楽しみながら酒を飲める場合が多い．しかし，われわれの生活には必ずといってよいほどに不調の時期が訪れる．年齢とともに仕事上の責任が重くなっていくこととも関係があろうが，40歳前後の年齢に至って解決が困難な仕事の上での問題にしばしば直面する．そのような時期においては，家庭内でも子供が反抗したり，進学や学費などに関する問題も重なる．こうして公私にわたって悩みが深まる．そしてこのような変化が起こる時期には，長年にわたる飲酒に起因する心身の変化も表面化する場合が多い．同じ程度に酩酊するために必要な酒量が増加してゆく．このような変化を，薬理学では耐性の上昇という．

アルコール依存症者の特徴的な酒の飲み方は，一人で飲むことが増えていくことであり，ついにはいつも一人で飲むことである．共に飲む相手が減っていき，ついには誰もいなくなってしまう．そして一人でいるときをしら・ふで過ごせない．飲みすぎることをいさめる相手がいなくなって，酒量が激増する．

> **症例** アルコール依存症
> 主訴：仕事中に飲酒する．記憶を失う．
> 54歳．男性．自動車部品メーカーの管理職．
> 　工業高等専門学校卒業後に工場で就労．毎晩遅くまで働き，休日にもしばしば出勤した．死に物狂いで働いた．つらかったが収入が増え，充実した毎日であった．終業後にはたいてい上司や同僚達と居酒屋に行き，夜中に帰宅した．睡眠時間が短かったが，疲れを感じなかった．
> 　真面目な人柄を評価され，30歳で上司の姪と見合い結婚し，二人の子供が生まれた．結婚後にも平日の夜には仕事仲間と飲み歩いた．40歳で課長になった．この頃から職場の人間関係で気苦労が増えた．外で飲酒しても，帰宅してから一人で飲むようになった．51歳で部長に昇任した頃に社長が交代した．新しい社長とは意見が合わず一層悩むようになった．仕事の注文が減り，休日に出勤しなくなった．しかし趣味がないので，休日には朝から飲酒するようになった．酩酊すると尊大な態度になって，そばにいる者を怒鳴りつけるようになった．部下もつきあってくれなくなって，次第に一人で飲む日が増えた．酒量がどんどん増えていったが，それでもなかなか寝つけなくなった．二日酔いで欠勤することが増えて，それを専務に叱責された．その後，ウイスキーを小さな金属製の容器に入れて隠し持ち，職場でもこっそり飲むようになった．聞いたことをしばしば忘れるようになった．重要な会議があることさえも忘れてしまうようになった．

4　アルコール依存症者の心理

アルコール依存症者は飲酒しているときだけではなく，しらふでいるときにも仕事の能率が落ちる．また，孤立化に伴い，口論が増える．そして，そのような好ましくない，不都合な状態や変化を認めようとしない．他人に対してだけではなく，自己の心をも欺こうとする．自分には落ち度や非がないと思い，主張するようになる．そのような心の防衛機制を否認という．そして様々な誤まった考え方をするようになる．

アルコール依存症者に起こる誤まった思考

の内容を，以下におおむね軽い方から順に列記する．なお，これらの思考は，他の薬物依存症者においてもおおよそ共通して認められる．

① 大量に飲酒したときに，理性を失うことだけが問題だ．酔いつぶれたり，暴れたりしなければ，飲酒してもよい．飲酒は少量だけに留めるならば，本来の自分を取り戻せる妙薬だ．
② ときどき飲みすぎることだけが問題だ．ほどほどに飲めばよく，自分にはそのようにしようと思えばできる能力が備わっている．
③ 飲みすぎるときにはいつも理由がある．嫌なことがあったり，ストレスが強くなったときだけだ．
④ 止めようと思えば，酒なんていつからでも止められる．今日はもう飲んでしまったが，明日からでも止められる．自分はアル中ではない．
⑤ しらふでいるときの自分は正常だ．飲酒しなければ，何の問題もない．
⑥ 自分の働きはいつも過少に評価されてきた．人のために働いても，相手はそれほど喜んでくれなかった．
⑦ 自分は良い人間だから，もっと好かれてもいいはずだ．
⑧ 自分は現実から逃避するような卑怯な人間ではない．いつも強く正しく生きようと努力してきたし，今もそうである．
⑨ 孤独にはもう慣れた．一人でいても平気だ．

5 薬物としてのアルコール摂取

　良好な人間関係を喪失してゆくことの重大性を，アルコール依存症者は自覚できない．飲酒と関わる行動を制御する能力を失っていくにつれ，自分は強くて正しいという幻想を抱くことによって，自分の心を支えようとする．そして，実際の態度はますます尊大となり，言動は横暴になる．しかし，このままでは破滅するという危機感を完全に否認することは通常できない．それにひそかに悩み，鋭く自覚するために落ち着けず，不安が強まって一層眠れなくなる．

　この段階に至ると，アルコール依存症者は薬物としてのアルコールの効果を期待して飲酒するようになる．そして催眠，抗不安，抗うつ気分さらには鎮痛作用がある薬物としてのアルコールを，自ら認識して自己治療のために摂取するようになると，耐性がますます上昇して酒量が増加する．

　健全な飲酒と病的な飲酒との間に，明瞭な境界はない．しかし，飲酒者が薬物としての効果を期待して，アルコールを習慣的に飲むようになったとき，明白な病的状態に陥ったといえる．したがって寝酒といわれる，自室で就寝前に一人で飲酒することは，たとえその量が少なくても，また行い始めてから短期間しか経っていなくても，かなり病的な飲酒様態である．

　夫や子供達が出勤あるいは登校してから，自宅で一人で飲酒する主婦をキッチンドリンカーという．自宅の外で働く者の飲酒が病的な性質を帯びて問題化するまでに，通常20年程度かかるのに比べ，キッチンドリンカーの場合は深刻な状態に陥るまでに5年程度しかかからない．女性においては，アルコール性の肝障害がより早く起こりやすいことも一因であるが，初めから社会的な意義が伴わず，抗不安や抗うつ気分を期待して，単独で行う飲酒には強い病理性があることが，早い進行や問題化の主因である．

　アルコール依存症の診断と重症度の判定は，以上の観点から行うのがよい．ICD-10による診断基準を**表3**に示すが，このような操作的な診断基準はあくまでも補助的な意義しかない．

表3 ICD-10によるアルコール依存症および薬物依存症の診断基準

以下に列挙されている6項目のうち3項目以上が，過去12ヵ月間に体験されたか表出された場合に，依存症と診断する．
① アルコールないしは薬物（以下依存性物質と記す）を摂取したいという強い欲求あるいは強迫感がある．どうしても摂取したいと望む．
② 依存性物質の使用開始，終了あるいは使用量に関して，その依存性物質摂取行動を統御することが困難である．適量にとどめることができない．
③ 依存性物質使用を中止あるいは減量したときに生理学的離脱症状が出現する．その依存性物質に特徴的な離脱症候群の出現や，離脱症状を軽減するか避ける意図で，同じ依存性物質あるいは近縁の物質を使用することが証拠となる．
④ 耐性の上昇．すなわち最初はより少量で得られた，その精神作用を有する依存性物質の効果を得るために，依存性物質の使用量を増やさなければならない．この顕著な実例はアルコールやアヘンなどの麻薬類の依存者に認められ，ついには致死量にほぼ等しい量を連日使用するに至る．
⑤ 依存性物質を使用するために，それに代る楽しみや興味を次第に無視するようになる．その物質を摂取せざるをえない時間や，その効果からの回復に要する時間が延長する．
⑥ 明らかに有害な結果が起きているにも関らず，依然として依存性物質を使用する．例えば過度の飲酒による肝機能障害や薬物摂取に起因した認知機能の障害などを使用者が自覚していても使用を止められない．

6 離脱症状

アルコールに依存する者が，飲酒を中止あるいは減量した場合，様々な症状に悩まされる．それらを離脱症状という．

本来の自分を失って生きている実感が湧かなくなった，空虚な自分になったと感じられる，あるいは不安，不眠，抑うつ気分，焦燥感などの精神症状に，離脱症状が限局する場合には，精神依存が形成されていたという．

精神症状に加えて，手指の振戦，多量の発汗，筋強剛，頻脈，便秘などの身体症状が出現する場合には，身体面でもアルコールに依存していたと考えられるので，身体依存が形成されていたという．

これらの用語は，他の依存性薬物について論じる場合でも，同じ意味で使用される．

身体依存が形成されていた場合の最も重篤な離脱症状は，痙攣とせん妄である．前者は断酒後24時間以内に発現しやすく，意識の消失を伴う全身性の痙攣であり，点滅する光刺激によって誘発されやすい．後者は断酒してから3〜5日後に発現しやすく，数日から7日程度持続する．夜間に著明となる，幻覚と妄想を伴う意識混濁状態であり，しばしば精神運動興奮を呈する．このせん妄状態に陥ると，多量に発汗するが，患者は水分を摂取しようとしないので，脱水に陥りやすい．死亡することもあるので，十分な注意を要する．

7 治療

今日の日本において，治療を必要とするアルコール依存症者は200〜250万人いると推定されている．そして，これとほぼ同数の者が，近い将来にアルコール依存に陥る可能性が高いと懸念されている．

アルコール依存症を治療するにあたり，絶対に必要なことはまず酒を止めさせることである．酒量を少しずつ減らしていき，適量に至らせるという試みは必ず失敗する．依存症に陥った者は，酒量を制御する能力を失ってしまっているからである．また，強制的に入院させても効果が乏しい．本人が飲酒の弊害について自覚できず，断酒の必要性を理解できないままに入院させても，退院させれば飲酒を再開するからである．ただし，生存することよりも酒を飲むことの方を優先させ，致死量に近い量を連日飲み続けているような場合には，強制的に入院させて身体面に医療を施さなければならない．このような緊急で例外的な措置を除けば，本人に自主的に断酒の

決意をさせた上で，3ヵ月程度の入院をさせて心身の回復を図るのが良い．

アルコール依存症者は**断酒**を勧められても，尊大な態度を取り続けて拒否する場合が多い．しかし，過度の飲酒によって多くのものを失い，このままでは破滅するという予感に内心おびえているものである．そしてひそかに酒を止めようとしたり，量を減らそうと試みたことがあるものである．そして，このような努力がすべて失敗に終わったという経験を持ち，自力で現状から脱却できないという絶望感を抱いているものである．いかに努力しても良い方向に自分を変えることができず，悪い方向に落ちていくばかりでもうどうしようもない，と感じられる体験を，**底つき体験**という．

アルコール依存症者に断酒を勧める場合には，この底つき体験をはっきりと自覚させて，自力で立ち直ろうとする気持を放棄させ，他人からの援助に真剣にすがろうとする気持にさせることが有効である．

断酒し，離脱症状も軽快した時期になると，アルコール依存症者は再び飲酒への渇望にとらわれる．放置すれば，また飲酒して元の木阿弥になることは間違いない．

再飲酒を防ぐためには，**断酒会**に参加するという形での集団精神療法を受けさせることが必要である．誰からも期待されず，一人でいてもすることがないと自覚する者には，他者と時間を共有させ，同じ深刻な事態に陥った経験がある人たちの話を聞くことを通じて

表4 依存性物質の分類

依存型	薬物	精神依存	身体依存	耐性
1. モルヒネ型	ヘロイン オピオイドペプチド モルフィン	＋＋＋	＋＋＋	＋＋＋
2. アルコール・バルビツール酸型	アルコール バルビツール酸 抗不安薬 睡眠薬 メプロバメート	＋＋	＋＋＋	＋＋
3. コカイン型	コカイン	＋＋＋	－	－
4. カンナビス(大麻)型	マリファナ	＋＋	－	－
5. アンフェタミン型	メタンフェタミン アンフェタミン メチルフェニデイト （リタリン）	＋＋＋	－	＋＋
6. 有機溶剤型	ベンゼン トルエン キシレン	＋＋	－	－
7. 幻覚剤型	LSD25	＋	－	＋＋

＊近年アメリカや日本で使用頻度が増えている依存性薬物に合成麻薬のMDMA（別名エクスタシー）がある．この薬物の構造はアンフェタミンに類似していて，セロトニン作働性神経を興奮させて多幸感をもたらす．しかし，不整脈を起こすことや体温調節機構を障害して高体温にさせることが知られている．表の分類のどこに位置づけられるのかは不明である．

＊＊タバコは強力な依存性物質であり，モルヒネ型の物質と同じ程度に止めることが困難である．しかし200種類くらいの化学物質が混合しており，単一の化学物質ではないので上の表には位置付けられない．

自己を客観視させることが有益である．そして，自らが語ることによって，他者のために役立ち必要とされるという体験をする機会も得ることができる．新たな社会的な広がりを獲得することができれば，一人でいても飲酒しなくなるものである．

8 アルコール以外の薬物依存

　精神依存を形成して連用されるに至る薬物の種類は非常に多い．それらの薬物は，身体依存を形成するかどうか，などの違いにより分類される．WHOがまとめたものを表4に示す．これらの薬物と酒との最も大きな違いは，前者においては健全な使用期間といえる時期が初めからないことである．唯一の例外は睡眠薬を医療施設で処方される場合である．この場合においては，処方されることを契機に医師，看護師，薬剤師らとの特殊な関係であるとはいえ，社会―心理的な新たな関係が結ばれる．しかし，他の場合には有意義な人間関係が形成されたり，社会的な広がりを得ることが出来ない．薬物の使用は初めから病理性を帯び，孤立化する方向に生活が変化する．したがって，問題化するまでにごくわずかな期間しか要さないのである．

　表4に示した薬物の個々の作用機序や効果，中毒症状，離脱症状などについてはそれぞれに違いがあるものの，共通した面について知ることの方がはるかに重要である．そして，それは病的な飲酒をするようになったアルコール依存症者に見られる心理―行動面の特徴と同じものなのである．

　薬物依存症者の治療も原則においてはアルコール依存症者の場合と同じである．まず薬物の摂取を断たせることから始めなければならない．そして，その後も個人精神療法によっては成功を期しがたい．本人の言動が，有意義な影響を他者に与えることに最終的につながるような，集団療法の場に参加させることが必要である．誰かを援助することに役に立てたという体験を得ることによって，初めて気持が安定し，薬物を使用しないまま暮らすことができるからである．

9 物質を使用しない依存症

　ギャンブル，買い物依存，インターネット依存などは，薬剤などの物質を体内に取り入れるという行動が伴わない依存症である．本章で述べるべき範囲から逸脱する．しかし，アルコールや薬物の効果によって修飾されず，依存症といわれる病的な精神状態を純粋な形で示していると思われるので，最後に簡単に述べておきたい．

　人間は，公的にも私的にも他者と関係を持ち，それを維持しなければ生きてゆけない．本来的に誰かに依存せざるをえないのである．そしてそのような他者を失ったり，失いつつあったり，もともと関係性が希薄であった場合に，その不足を代償するために病的依存に陥る．あるいは病的依存と行動がますます健全な人間関係を損なって，孤立化へ導く．経済的な破綻が目立つ場合であっても，多額の金銭を失うことはむしろ周辺的で末梢的な問題であると，本人や周囲の人々に理解させる必要がある．

　そして，治療に関わる者は，根源的な問題は人間関係の破綻であることを常に念頭におくべきである．

11 器質性精神障害（認知症含む），症状性精神病

POINT
①器質性精神障害は，精神活動の基盤である脳が，一過性，あるいは永続的に損傷されて生じる病態である
②器質性精神障害，症状性精神病の概念と，それらの諸症状について理解する
③器質性精神障害のうち，とくに認知症性疾患の中核症状，「行動と心理症状（BPSD）」について理解する

1 精神障害とは

　精神障害とは，ヒトの精神活動を支える機能の障害すべてをさす．統合失調症などで生じる幻覚や妄想といった精神科で扱われる特殊な病態のみでなく，意識，情動，言語，行為，あるいは思考の障害といった精神科以外の脳関連の診療科で扱う症状をも，すべて包括してあらわした用語・概念である．

　さて精神医学における「器質」とは，主として脳（特に大脳とその機能維持のための機構）をさし，器質性精神障害とは，脳損傷によって生じる精神障害のことである．ただし，脳損傷が原因と「想定される」ものの未だその因果関係が確認できない障害は，機能性精神障害として別途まとめられている．てんかんは，脳波の異常など明らかな所見があり，脳損傷との因果関係が確認できている疾患であり，てんかん（発作）は，器質性精神障害に含まれる．ただし，その症状発現機序の特殊性のために，別に扱われることも多く，本誌も別立てで扱っている．また，大脳皮質「外」の中枢神経系に病巣の主座をおく疾患でも器質性精神障害として扱われる疾患もある．例えば基底核・脳幹に病変の主座がある変性疾患であるパーキンソン病は，精神症状を来しうる疾患ではあるが，必ずしも精神症状を呈するとは限らない．このような疾患の場合，精神症状を呈した場合のみ，器質性精神障害として扱われる．

　この器質性精神障害のうち，「一旦発達した知能が大脳損傷によって持続的に低下した状態」を，特に認知症と呼ぶ．認知症というのは，「症」とはあるが1つの疾患ではなく，脳を損傷する疾患すべてがその原因となりうる．

　症状性精神病とは，脳への直接的な侵襲はなく，身体疾患にともなって生じる精神障害である．この場合，脳に損傷がないのに精神症状が出現する機転は，未だ不明だが，身体疾患によって体内に生じた「何等かの要因」が脳に影響した結果，生じるものと推察されている．用語として，症状性精神病を，器質性精神障害の中に含め，器質性精神障害という用語を広い意味で用いる場合と，両者を別々に扱う場合がある（図1）．またこの両者を含めて，外因性精神障害（病），あるいは身体因性障害と表現することもある．歴史的にはそれぞれの用語や概念に，様々な意味合いがあり，またさらにアルコール中毒などの物

11 器質性精神障害（認知症含む），症状性精神病

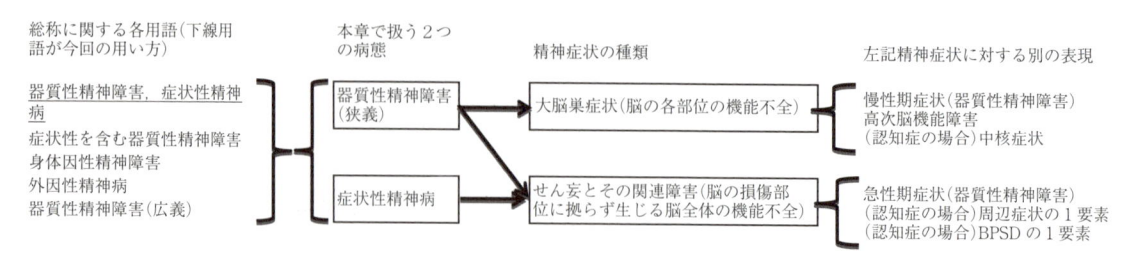

図1 器質性精神障害と，症状精神病でみられる精神症状の種類

総称に関する各用語（下線用語が今回の用い方）	本章で扱う2つの病態	精神症状の種類	左記精神症状に対する別の表現
<u>器質性精神障害，症状性精神病</u> 症状性を含む器質性精神障害 身体因性精神障害 外因性精神病 器質性精神障害（広義）	器質性精神障害（狭義）	大脳巣症状（脳の各部位の機能不全）	慢性期症状（器質性精神障害） 高次脳機能障害 （認知症の場合）中核症状
	症状性精神病	せん妄とその関連障害（脳の損傷部位に拠らず生じる脳全体の機能不全）	急性期症状（器質性精神障害） （認知症の場合）周辺症状の1要素 （認知症の場合）BPSDの1要素

質関連障害もこれに含める立場もある．本稿では，物質関連障害にはふれず（別章参照），また器質性精神障害，症状性精神病の関係は，表題のように並列的に位置づけて扱う．

本項では，この器質性精神障害（認知症を含む），症状性精神病を概観する．

2　器質性精神障害（認知症含む），症状性精神病の症状

脳の各部位は，それぞれが日常生活やより複雑な精神活動を支えるための諸機能を分担して担っている．ある部位が損傷されると，その部位が担当していた機能が損なわれ，その結果症状が出現する．原則として疾患に関わらず，同じ部位の損傷であれば同じ症状が生じる．そのため器質性精神障害は，脳の各部位の機能をあらかじめ知っておくと理解しやすくなる．そしてこうして生じる症状は，「病巣によって規定される精神障害」とみなす事ができ，これを「大脳巣症状」と呼ぶ．例えば海馬損傷時にはエピソード記憶の障害（以後エピソード記憶障害をさして単に「記憶障害」と表現することにする），左縁上回損傷時には，同部位の機能を反映した言語症状が生じ，これらが大脳巣症状である．またこうした個々の大脳巣症状は，知能の低下とは切り離して捉えられている．

ただし器質性精神障害は，この「①大脳巣症状」だけでなく，さらにもう1つの機転による精神障害が知られている．「②せん妄とその関連障害」である（図1）．

この「大脳巣症状」と「せん妄とその関連障害」という2つの発現機序により，健忘，人格変化，気分，幻覚，妄想といった諸症状が出現する．例えば幻覚は，いずれの機転でも生じる．しかしどちらの機転で生じているかによって，その治療や対処の方法が異なってくる．この2分法の重要性の1つの所以である．

なおこの「①大脳巣症状」を慢性期症状，「②せん妄とその関連障害」を急性期症状と表現する場合がある．確かに大多数の症例・疾患では，急性期には，「②せん妄とその関連障害」が前景に立ち，①大脳巣症状は目立たない．逆に慢性期には「②せん妄とその関連障害」は徐々に消失し，①「大脳巣症状」が目立ってくる．ところがアルツハイマー病に代表される変性疾患（神経細胞と神経線維，時にはグリア細胞が徐々に萎縮，脱落するプロセスを伴う疾患：池田，2005）に属する各疾患では，慢性期症状（大脳巣症状）が進行する過程の途中で，急性期症状（せん妄）がみられることになり，①と②を慢性期，急性期に区別することはできない．

一方症状性精神病については，荒井ら（1990）は，「様々な身体疾患に伴って認められる精神障害である」，「共通の症状は意識障害を中心とした症状群である」，「精神症状は基礎疾患の経過と平行し，可逆性である」としている．したがって症状性精神病は，主に「②せん妄とその関連障害」に属することになる．

ただし器質性精神障害，症状性精神病をき

たすどの疾患に罹患した場合であっても，これらの症状とは別に，患者自身が疾患に対して，心的ストレスを感じ，このストレスに反応して症状をきたすこともある．ストレスによる症状等は器質性精神障害や症状性精神病に含まれないが，実際の臨床場面では，こうした障害にも配慮する必要がある．

1. 器質性精神障害の症状

(1) 大脳巣症状

既述の通り「①大脳巣症状」は，病巣部位によって規定される症状である．精神科以外の分野では，大脳巣症状とほぼ同じ意味の「高次脳機能障害」という用語がある．ただし高次脳機能障害という用語は大脳巣症状のうち，外傷等によって生じる，一部の病態にのみ重点をおいて用いられる場合があるので注意が必要である．

大脳には大脳皮質の他に，尾状核や被殻などの大脳深部にある大脳基底核，海馬などの大脳辺縁系なども含まれる．大脳基底核は，前頭葉と密接な関係を有し，大脳の全体としての活動や，身体の動作・運動を組織化する上で重要な役割を果たしている．そのため大脳基底核損傷時には，前頭葉と関連した症状や，運動に関する障害が生じる可能性がある．また海馬や視床（大脳基底核の近くにある間脳の一部）からなる大脳辺縁系は，脳内に神経回路を形成し，記憶や情動にとって重要な役割を果たすとされる．したがってその回路上に損傷があると，記憶障害が生じうる．この他，大脳以外でも，中脳で幻視が生じるなど，いくつかの障害が知られている．すべてを網羅する事は困難なので，ここでは大脳巣症状の概説にとどめる．

大脳皮質内での情報処理の流れとして，基本的に，左右空間からの視覚情報や，左右身体からの感覚情報（体性感覚）は，対側半球に入力される．視覚は後頭葉の後方内側部（一次視覚野）へ，体性感覚は頭頂葉の最前部（前頭葉の直後：一次体性感覚野）へ入力される．一方動作出力情報も，対側半球前頭葉最後部（頭頂葉の直前：一次運動野）から出される．また左半球は，言語や道具使用動作などと密接な関係を有する．したがってこれらの部位が障害されると，それぞれ視野障害，触覚障害，麻痺，失語や失行などの諸症状が出現する．

図2に大脳皮質各部位の大まかな障害を示し，さらに「機能性精神障害（昏迷や幻覚，妄想，気分の沈み等）と間違われやすい大脳巣症状やその他の領域損傷時の症状」を表1に示した．例えば一次視覚野周辺の損傷では，表1で示すような幻視が生じることもあるので，統合失調症に代表される機能性の精神障害でみられる幻視と区別する必要がある．

例えば心配事があると，注意が散漫になってしまう．そのため日常生活で種々のミスが増え，また記憶力も一見低下しているようにみえる場合がある．しかし，記憶力そのものは保たれているのに生じるこうした心配事などによる見かけ上の症状は，器質性精神障害には含まれない．こうした場合には，安易に記憶の障害がありとせずに本来の記憶能力が保たれているかどうか確認する必要がある．こうした配慮を行っていけば，大脳巣症状は，病巣部位を目印に確認できるため，比較的わかりやすい場合が多い．

逆に巣症状なのに，一見するだけだと巣症状なのか本人のやる気のなさが原因なのか区別のつきにくい症状がある．いわゆる「前頭葉症状」である．前頭葉は種々の機能を担っているが，場合によっては，『気分などが悪い訳ではないのに，自発的には何もしない』，『1つずつの動作は可能である．しかしそれを効果的につなげて，日常的な動作（例えば風呂に入るなど）として行う事は，一人でできない．そのため周りの者が「次に何をするか」の指示をする必要がある』といった症状を示す場合がある．こうした場合，本人は淡々

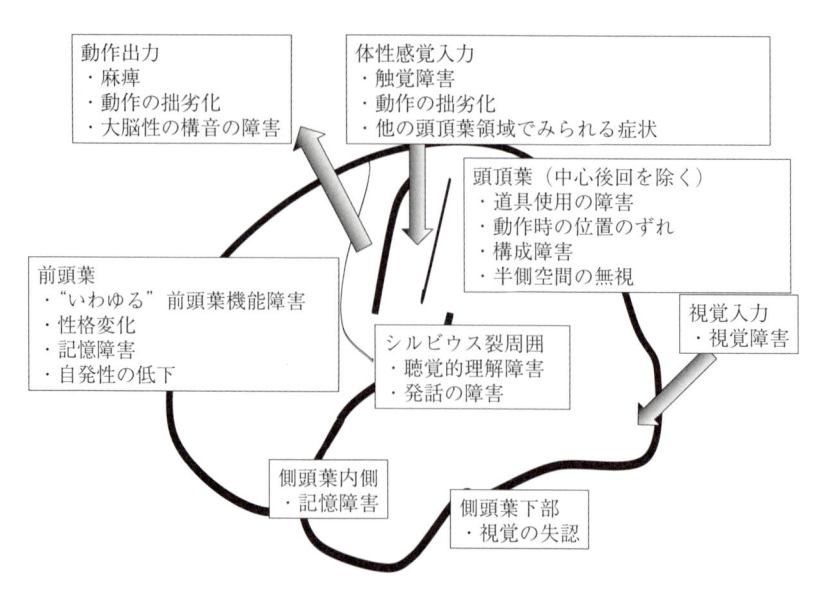

11 器質性精神障害（認知症含む），症状性精神病

動作出力
・麻痺
・動作の拙劣化
・大脳性の構音の障害

体性感覚入力
・触覚障害
・動作の拙劣化
・他の頭頂葉領域でみられる症状

頭頂葉（中心後回を除く）
・道具使用の障害
・動作時の位置のずれ
・構成障害
・半側空間の無視

前頭葉
・"いわゆる"前頭葉機能障害
・性格変化
・記憶障害
・自発性の低下

シルビウス裂周囲
・聴覚的理解障害
・発話の障害

視覚入力
・視覚障害

側頭葉内側
・記憶障害

側頭葉下部
・視覚の失認

図2　各大脳皮質損傷時の主な巣症状（半球と症状出現側の関係には触れていない）

表1　器質性精神障害以外の精神障害（昏迷や幻覚，妄想，気分の障害等）と間違われやすい巣症状

自発（発動）性の低下	気分の沈みなどの主観的な感情の変化等を伴わず，自発性が低下した状態．その場で可能な，指示された内容は支障なく行える．前頭葉内側面損傷時にみられやすい．
性格変化	他人に気を配らずに極めてマイペースになる，複雑なことはよく考えずに即答する「考え不精」，何事にも無関心になる「アパシー」，ダジャレなどをいって常にふざける「ふざけ症」，「多幸症」など．前頭葉損傷時に生じる
滞続言語，滞続行為や保続など	同じ言い回しを日常に使う．同じ行動を何度も繰り返す．特定の部位によらず，前頭葉損傷時に生じやすい．
重複記憶錯誤	熟知した場所や，人物が2重に存在すると確信する．記憶の障害を基礎として生じる．
幻覚（幻視，幻聴）	視力低下や聴力低下あるいは大脳一次視覚野や一次体性感覚野周辺の損傷時に，それぞれ幻視や幻聴が生じることが知られている（Charles-Bonnet症候群など）．この他にも中脳損傷によって幻視が生じる事が知られている．いずれの場合も，患者自身は，その体験の非現実性は自覚していることが多い．
感情失禁	わずかな情緒的刺激を受けても，強い感情的変化をもたらし，泣いたり，笑ったりしてそれを自ら押しとどめることができない状態．脳血管障害や変性疾患でよくみられる．左半球前方病巣例に多い傾向があるとされている（石合，1997）．
強迫泣き，強迫笑い	強迫泣き：悲しみの感情を抱いていないのに，何らかの刺激に対し，随意な泣き表情や泣き声の運動表出がみられる状態で，患者自身はそれを抑制することができない．楽しい場面などその場にそぐわずとも生じ，また一連の運動表出後，話題を変えるとすぐに平静に戻ることができる． 強迫笑い：楽しいわけでも面白いわけでもないのに，何らかの刺激に対し，不随意に笑い表情や笑い声の運動表出がみられる状態で，患者自身はそれを抑制することができない．視床部等の損傷によって生じるといわれているが，パーキンソン病，仮性球麻痺などの場合にもみられる．
ジャルゴン発話	発話は十分みられるが，内容が聞き手に理解できない発話様式．失語に伴う障害であり，合併症がない場合には言語以外の各能力は保たれる．左半球損傷時に生じる．

としている場合が多い．日常活動が低下してしまう，他章で扱われる精神科疾患では，それらの症状に対し，自身が強くストレスを感じていることが多いが，器質性精神障害ではこうしたストレスを感じない場合も多く，対照的である．またこれらの前頭葉症状は，概して検査で見つけにくいことも特徴にあげられる．こうした場合の見落としをなくすためには，日常での様子を観察し，支障がどんな形で生じているのかなどを聴取するなど，種々の結果，場面の様子を総合して判断する必要がある．大脳巣症状は，神経細胞が脱落して生じる症状なので，神経相互の代償は期待しうるものの薬物による改善は残念ながら期待できない場合が多い．

（2）せん妄とその関連障害

総論に少々さかのぼるが，精神科以外の診療領域では，意識というものは覚醒しているか，あるいは低下しているという覚醒度あるいは量的なものとして理解されるのが通例である．しかし精神科では，量のみでなく，意識の変容，意識野の狭窄という視点でも捉えられる．端的にいえば，眼はばっちり見開いて，興奮さえみられる状態でも，意識の異常として捉えうる状態があると考える．この意識の変容や狭窄が前景に立つ病態が，いわゆる"せん妄（とその関連障害）"である．器質性精神障害としての「せん妄」と，これと同様の病態がみられる症状性精神病を巡って，あるいは意識障害やその病態についての概念や考え方，用語が多数存在する．ここではこれらの病態を総称して，広く「せん妄とその関連障害」として表現する．

せん妄は，いわば大脳全体を取り巻く状況がきわめて"波風の立った"不安定になったために，大脳機能が混乱を来し種々の不適切な認知，感情の変化等をもたらした状態といえる．その症状は気分の変動等も含め，極めて多彩であるが，共通する症状として出現するのは，記憶の障害や，見当識障害である．せん妄とその関連障害で，これらの症状が見られやすいのは，これらの障害が，「脳全体の機能低下に対して脆弱（敏感）な機能」に支えられているためかもしれない．

しかしせん妄は，一部の例外を除き，ほとんどの場合，その有無の判断は難しくない．すなわちせん妄とは，DSM-IV-TRを一部改変（下線部分）して表現すれば，『すでに先行しているまたは進行中の疾患による「大脳巣症状」としてはうまく説明できない認知の変化を伴う意識の障害である．または身体疾患（症状性精神病）や物質（薬物）使用にともなって生じる場合もある．障害は，短時間のうちに，通常数時間から数日間で発症し，1日のうちで変動する傾向がある．病歴，身体診察，臨床検査所見からせん妄が，一般身体疾患，物質中毒または離脱，投薬の使用，毒物への暴露の直接的な生理学的結果，またはこれらの要因がくみあわさったものであるという証拠が存在する』となる．

筆者の経験では，何らかの脳疾患，あるいは疾患の罹患や症状悪化，物質への暴露や中止に引き続いて，精神症状の変動を伴いながら，失見当識を背景に，「幻覚や妄想といった異常体験」あるいは「過度の精神的な興奮（大声を出す，暴力をふるうなど）」（いずれも突出して観察される症状）が見られた場合に，せん妄である可能性が高いと判断できる場合が多い．またさらに，症状の変動の中で，症状が消退した時期に，こうした異常体験や精神的な興奮が見られた事を「覚えていない」ことが確認できればさらに可能性は高くなる．せん妄とその関連障害は，意識の障害から回復すれば，消失する症状なので，一過性の症状ともいえる．また覚醒度の不安定になる夜間に生じる頻度が高く，これを「夜間せん妄」と呼ぶ．せん妄は原則，薬物によく反応する症状，状態である．せん妄として治療を行い，その効果が確認できれば，せん妄であったことの確認はとれる．

逆にこうした特徴が見られない場合には，その判断は難しくなる．しかしこの場合にも例えば脳波検査は，徐波など，せん妄の判断に資する知見をもたらしうる有力な検査である．

2. 症状性精神病の症状

症状性精神病は，脳に直接器質的変化がない場合をさすので，特定の大脳部位に対応せずに生じる脳機能不全として捉える事ができよう．すなわち症状性精神病は，せん妄とその関連障害に属すると考えられる．

歴史的に鍵となる概念として，急性外因反応（Bonhoeffer）や通過症候群（Wieck）といった概念・用語がある．

3 器質性精神障害（認知症含む），症状性精神病の原因疾患

器質性精神障害，症状性精神病の原因疾患を列挙する．大脳巣症状は，原因疾患の臨床診断を行う際の有力な情報ともなっている．評価にはミニメンタルテスト（MMSE），長谷川式簡易痴呆検査（改訂版）などの質問形式のスクリーニング検査，ヒントに基づいて，適切な図形を選択する形で，非言語的な思考能力を評価するレーブン色彩マトリシス検査（RCPM）も用いられる．これらに加えて，脳の形態や機能の画像検査を実施して，脳の状態を確認する．また他の疾患の可能性がないかを確認するための検査を行う．

1. 器質性精神障害の原因疾患

(1) 「大脳巣症状」の原因となりうる疾患

器質性精神障害の原因となりうる疾患を表2に示した．神経症候（大脳外症候）については別誌を参照されたい（長濱，2008）．大脳皮質に主座をおき，かつ潜行性に進行する変性疾患では，経過とともに広範な大脳機能低下をきたす．そのため大脳皮質に主座をおく変性疾患では，大脳巣症状を呈し，その後

表2 器質性精神障害，症状性精神病の原因となりうる主要な病態とその疾患

大脳皮質に主座をおく変性疾患	アルツハイマー病，レビー小体型認知症，前頭側頭葉変性症（FTLD：前頭側頭型認知症：意味性認知症：進行性非流暢性失語），皮質基底核変性症
大脳皮質「外」に主座をおく変性疾患	パーキンソン病，進行性核上性麻痺，ハンチントン病，脊髄小脳変性症など
脳血管障害	脳出血，脳梗塞，くも膜下出血，慢性硬膜下血腫など
感染症・脳炎・プリオン病	進行麻痺，ヘルペス脳炎，エイズ脳症，クロイツフェルト・ヤコブ病など
内分泌疾患・代謝性疾患	甲状腺機能低下症，腎不全，肝不全，ビタミン欠乏症（ビタミンB_1欠乏症，ビタミンB_{12}欠乏症など）
中毒性	アルコール中毒，各種薬物
低酸素脳症	心停止などによる低酸素脳症
その他の病態	特発性正常圧水頭症，外傷（交通事故，転落事故），脳腫瘍やその術後

経過の中で，早晩知能低下すなわち認知症状態に陥る．これ以外の疾患では，大脳損傷の程度によって，大脳巣症状が生じる場合，生じない場合，さらにより重篤な認知症（状態）をきたす場合，きたさない場合と，症例ごとに異なってくる．

①大脳皮質に主座をおく変性疾患

〔疾患〕代表的疾患としては，アルツハイマー病，レビー小体型認知症，「前頭側頭葉変性症に属する3類型（前頭側頭型認知症，意味性認知症，進行性非流暢性失語）」，皮質基底核変性症などが挙げられる．経過のいずれかの段階で認知症状態をきたすことから，疾患名に「‥認知症」と含まれていることも少なくない．最近病理学的診断は，目覚ましく変化しつつあり，今後臨床診断と病理診断との関係はさらに整理されていくと考えられる．各疾患の症状については後述する．

〔症状と疾患との対応―診断上の考慮点―〕大脳皮質に主座をおく変性疾患では，認知症

の基本的な定義である．知能低下の有無で診断しているというよりは，いずれ認知症状態をきたす「疾患」であるかどうかを以下の手続きで確認する形で行われる．

　変性疾患の診断は，基本的には病理学的診断（脳の神経細胞の様子を顕微鏡等で観察して診断する）である．しかし生前に，脳細胞を採取して診断する事はまず困難である．そこで臨床的には，病気そのものを証明するのではなく，病気が傷つけている，脳の傷跡の状況をみて診断がなされるのが通常である．この診断法は，病理学的診断に対して，臨床診断と呼ばれる．

　疾患には，それぞれどの領域の脳を損傷しやすいかというパターンがある．そのために，疾患毎に頻出しやすい症状パターンが生じる．すなわち症例が呈する大脳巣症状の組み合わせパターンから疾患を推測するのである．

　具体的に疾患を特定するにあたっては，どの症状を重視して診断するのか，あるいは特定の症状があれば除外するのかといった，基準間の優先順位が必要である．例えば，記憶障害は，アルツハイマー病の主な特徴であり，他の疾患では記憶障害がない場合も多い．

　必然的に症例の死去後，病理学的に検査してみると臨床診断と異なる場合もいくらか生じる．臨床診断の精度を上げるための努力は日々なされている．

　〔新しい概念〕比較的新しい概念として「軽度認知障害（mild cognitive impairment; MCI）」がある．変性疾患においてはもともと症状が全くない「正常」の状態から，時間の経過とともに，認知症状態へ移行していくことになる．この移行していく経過の途中で，正常と認知症状態への境界状態が存在することになる．こうした状態をピックアップするためにMCIの概念が用いられるようになった．認知症性疾患の早期発見，早期対応を目指して生まれた概念であり，医療的対応の改善という点では意義があるかもしれないが，新たな病態が知られるようになったわけではない．

②その他の疾患〔認知症（状態）が必発ではない疾患〕

　〔疾患〕表2に挙げた疾患のうち，上述の「大脳皮質に主座をおく変性疾患」以外の疾患をここに含めた．これらの疾患は，その程度により，精神症状（大脳巣症状とせん妄とその関連障害）を全くきたさない場合から，精神障害はきたすが，認知症状態の程度には及んでいない場合，精神障害の中でも認知症状態にまで及ぶ場合のいずれの場合もありうる疾患である．

　〔症状と疾患との対応―診断上の考慮点―〕ここに挙げた疾患の主たる特徴は，精神症状にあるのではなく，各疾患の発症機転，あるいは大脳皮質以外の損傷由来の症状にある．大脳巣症状については，症例ごとの大脳損傷の有無による．これらの疾患の場合に，認知症かどうかは，本来の定義である「知能が低下した状態」にあるかどうかで判断することになる．

　〔トピックス〕脳血管障害に関連して，器質性のうつ病が生じるとする臨床家がいる．これは「脳卒中後うつ病」，あるいは「脳血管性うつ病」といった用語で示されている．これに対し，肯定的な意見や，「器質性疾患で生じるのは自発性の低下や，何事にも無関心になるアパシーであって，ストレスによって生じるうつ病と同じ症状は生じない」とする両方の意見がある．

(2)「せん妄とその関連障害」の原因となりうる疾患

　〔疾患〕表2に示したような，大脳に器質的変化をもたらしうる疾患すべてが，せん妄とその関連障害をもきたしうる．

　〔症状と疾患との対応―診断上の考慮点―〕せん妄とその関連障害が生じているという診断は，「1. 器質性精神障害の症状(2)せん妄とその関連障害」で述べた特徴がみられるかどうかで行う．

表3 症状性精神病の原因となりうる主要な病態と疾患

全身疾患	全身性の感染症や悪性腫瘍（傍腫瘍症候群）など．
内分泌疾患	下垂体機能障害，甲状腺機能障害，副腎皮質機能障害，副腎髄質機能障害，膵機能障害，性腺機能障害など
代謝性疾患	ビタミン欠乏症
肝疾患	肝性脳症など
腎疾患	尿毒症ほか
膠原病，自己免疫疾患	全身性エリテマトーデス，強皮症，ベーチェット病など
その他	術後

　せん妄が前景にある時期や時間帯には，自立した日常生活を行えない状況となっている場合がある．しかし多くの場合は一過性である．一方認知症では，せん妄が出現していなくても，多彩な大脳巣症状のために，自立できない状況が生じる．両者は，治療や対応の違いから，鑑別が必要となる．すなわち，「せん妄というよりも認知症がある」のか，「せん妄だけがある」のか，「認知症あるいは他の脳疾患があって，それにせん妄が加わったのか」といった観点で鑑別を行う（American Psychiatric Association, 2004）ことは，その症例の処遇（今後の方針）を決定していくのに極めて重要な作業である．

2. 症状性精神病の原因となりうる疾患

　主な疾患や病態を表3に示した．種々の身体疾患が症状性精神病の原因となりうる．例えば悪性腫瘍に伴って，腫瘍の直接浸潤や転移がないのに症状性精神病が出現することが知られている．この場合には免疫を介する疾患群と考えられている（水野, 2002）．

4　認知症をきたす疾患

　大脳皮質に主座をおく変性疾患は，先に示した通り，認知症性疾患の代表である．一方で，変性性認知症を主な損傷部位によって皮質性認知症と皮質下性認知症に分ける事がある．アルツハイマー病などの大脳皮質に主座をおく認知症が皮質性認知症であり，パーキンソン病や進行性核上性麻痺，ハンチントン病などの皮質下の神経核（基底核など）に主座をおく認知症が皮質下性認知症である．皮質下性認知症の発現機序として，損傷される皮質下核の機能不全という考え方が以前からあったが，最近では，皮質下の損傷による，それらとの結びつきの強い前頭葉の機能不全によるという考えもある（三好, 2005）．

　認知症は，精神科領域のみでなく，他の診療領域でも扱われている．そのため精神科での用語の他に，"認知症ならでは"の，言い回しがある．認知症性疾患で見られる大脳巣症状は，中核症状と呼ばれる．認知症では中核症状は必須である．一方「それ以外の症状」を周辺症状と呼ぶ．これは認知症で時に生じることのある症状であり，必須ではない．この周辺症状には，せん妄とその関連障害が含まれるが，さらにそれ以外にも，環境の変化等などによって生じる不安感等の反応性の症状等あらゆる状況，態度が含まれる（ただし状況への反応性の障害等は，器質性精神障害本来の症状ではない）．この「周辺症状」という表現は，最近は用いられなくなりつつある．かわりに，その類縁概念である「認知症の行動と心理症状 behavioral and psychological symptoms of dementia; BPSD」（国際老年精神医学会, 2005）が用いられるようになった．ただし BPSD は周辺症状という用語とは異なる点もある．①大脳巣症状（あるいは中核症状）は例えば「記憶障害」のように，脳の機能不全，脳の障害を示す用語であり，同様に②せん妄とその関連症状も，意識の障害という脳の機能不全をさす用語である．これに対し，BPSD は，患者自身の日常上の行動や心理的な異常（日常の障害）をさした用語であり，したがって①あるいは②のどちらによるものかを問わず，さらに患者自身が心

的ストレスと感じるなどして生じる日常生活上の症状も含まれる（国際老年精神医学会，2013）．

なお，推定される発症年齢で認知症を区分することが，以前からなされていて，以前には，際だって早期に発症する場合を除き，65歳未満発症を初老期，65歳以降を老年期認知症としていた．最近では，概ね65歳未満発症を一括して若年性認知症（本来の「若年」という用語よりも高年齢も含めて）とする事がある（小阪，2009）．

また，認知症は，本来非可逆性の場合のみをさして用いられていたが，最近では「放置すれば不可逆的な認知症状態に陥るが，早期の治療によって回復する疾患」も含めるようになり，こうした疾患を「治療可能な認知症＝ treatable dementia」と呼ぶ．具体的には特発性正常圧水頭症，慢性硬膜下血腫などである．

さらに，認知症ではないのに，一見認知症に見える，他の疾患に拠る状態を「仮性認知症」と呼ぶ場合もある．こうした認知症と間違えられやすい状態として，うつ状態や躁状態がある．よく観察すれば鑑別はそんなに難しくない．巣症状の中でも，失語にともなってみられる「ジャルゴン発話」も認知症と時に間違われる．またせん妄とその関連障害とも鑑別が必要であることは既に述べた．

◎認知症性疾患の代表的な大脳巣症状（中核症状）

すでに指摘したが，記憶障害は，すべての認知症における必須症状ではない．記憶障害は基本的には大脳巣症状の1つである．認知症の代表であるアルツハイマー病では，多くの場合記憶に関する脳部位が損傷されるので，記憶障害は最も重要な症状である．

記憶障害（あるいは健忘）という表現は，認知症の代名詞のように，症例の家族あるいは医療従事者の表現の中でしばしば用いられる．しかし注意障害などによる"うっかりミス"なども含められていることもあり厳密な意味での「記憶障害」でない場合もかなり多い．記憶は，本来の記憶能力が保たれていても，例えば心配事があって集中できないなど，多くの要因で"みかけ"上の障害が生じうるためである．明確な大脳巣症状としての記憶障害がある場合のみ，認知症の中で最も頻度が高いとされるアルツハイマー病の可能性が強まる．

1. アルツハイマー病 Alzheimer's disease

アルツハイマー型認知症等，種々の用語がある．認知症の中で最も頻度の高い疾患とされる．女性に多い．

アルツハイマー病では記憶障害は，たとえ軽微であっても最も重要な症状である．ここでいう記憶障害（エピソード記憶）は，数秒後の想起といった極めて短期な記憶ではなく，一旦記銘したあとの（長期）記憶の障害をさす．経過とともに大脳の後方領域の症状が前景に立つようになる．例えば道に迷う，立方体の模写で立体的にかけない（構成障害）などである．次第にどこともなく意味もなく外出したくなり，歩き回る，あるいはしばしばこれを繰り返す徘徊がみられるようになる．経過の途中で，せん妄や物とられ妄想などが出現することも少なくない．

多くの場合，末期までは一次運動感覚野は保たれ，この部位で生じるとされる麻痺や感覚障害，手指動作の拙劣化は生じにくい．また大脳基底核症状や小脳症状も一般には軽度である．しかし最近になってアルツハイマー病ではバリエーションがかなり強いことが明らかになってきた．これと呼応してアルツハイマー病の診断基準が見直された．これまで記憶障害が必須症状とされていたのに対し，改訂された基準（NIA-AA基準）（Makhannら，2011）では，必須ではなくなっている．前頭葉の症状が目立ったり，手指動作の拙劣化（一次運動感覚野の症状の1つ）が目立っ

たりと，ほかの疾患と臨床診断されていても，病理組織学的にアルツハイマーと診断される場合も少なくないようである．

脳萎縮はびまん性に認められ，進行に伴って，記憶に関係するとされる海馬領域の萎縮も目立ってくる．病理学的には老人斑，神経原線維変化などが認められる．

> **症例　アルツハイマー病**
> 61歳　右利き女性
> 家族歴：母が認知症（詳細不明）．
> 既往歴：特記すべき事項なし．
> 現病歴：X-7年頃から，今聞いたことをまた聞き直す，電話の内容を思い出せない，同じものを何度も買うといった症状が出現した．その後症状が徐々に増悪し，家事にも支障をきたすようになり，X-3年11月17日，夫に連れられて当科初診となった．当時，神経心理学的検査にて記憶障害を認め，一般身体所見，一般検血，血清生化学的検査，神経学的所見に異常を認めず，MRIにて軽度びまん性脳萎縮，SPECTにて側頭葉内側面の軽度血流低下，脳波上基礎律動に徐波化をみとめ，アルツハイマー病と診断した．その後記憶障害に大きな変化を認めなかったが，X-2年になって次第に，他人が家に入ってくるといった異常言動が認められるとともに，抑うつ気分が目立つようになった．X-1年にはミニメンタルテスト（MMSE）23/30，レーブン色彩マトリシス検査12/36であった．X年9月から戸を叩く，ひっかくといった症状が増悪し，X年10月7日当科外来再受診となった．

2. レビー小体型認知症 dementia with Lewy Body（小阪ら，2010; McKeithら，2005）

認知面の障害が，変動してみられ，さらに幻視と，特発性のパーキンソン症候群（筋強剛などの大脳基底核症状）が見られる．これにレム睡眠行動異常症や抗精神病薬への過敏性を示す．幻視等がみられるため，アルツハイマー病に伴った「せん妄」による幻視（様症状）との鑑別が必要である．この鑑別に際しては，既述の「せん妄」の特徴の有無や，レビー小体型認知症の他の症状の有無で慎重に鑑別していく必要がある．

大脳皮質に主座をおく変性疾患のうち，アルツハイマー病の次に多いとされている．認知症全体としては，脳血管性認知症に続く第3の疾患である．

レビー小体型認知症では，レビー小体がびまん性に大脳におよび，潜行性の大脳機能障害を生じる．一方パーキンソン病はレビー小体が脳幹・基底核に生じて主に運動障害をきたした病態として対比される．

3. 前頭側頭葉変性症（FTLD）あるいはピック病— FTLDの概念と，ピック病という用語について

前頭葉あるいは側頭葉に萎縮の中心を有し，特有の症状を持った変性疾患による臨床症候群を前頭側頭葉変性症（FTLD）と呼ぶ．このFTLDは臨床症状によって3つのタイプに分類されている．前頭側頭型認知症（fronto-temporal dementia; FTD），意味性認知症（semantic dementia: SD），進行性［非流暢性］失語（progressive non-fluent aphasia; PNFA）の3つである．

このFTLDという臨床症候群の元になった疾患がピック病であるが，FTLDは，萎縮部位を規定した概念であり，すべての症例が病理学的にピック病の所見を呈するわけではない．50歳代，60歳代という比較的早期に生じることが多いとされる．

FTLDではいずれのタイプにしても，例えば計算や単純なその場で可能な問題解決能力は保たれることが多い．ところがこうした計算等の能力が保たれていても，この病態は古くから認知症（知能の低下）状態に含められている．これはこの病態でみられる性格変

化などによって本人が適切な社会的活動を一人で行う事ができないことに由来する.

また, この3つのタイプは, 臨床症状による分類であり, かつどこに萎縮の中心があるのかが異なるが, 病理学的な違い（疾患）に基づく分類ではない. そのため病理学的には3者の間で, 交錯, 重複しているとされる. これら臨床類型と病理学的診断との間の再編成がなされつつある（池田研二, 2010）.

(1) 前頭側頭型認知症（FTD）

3つの臨床タイプに共通してみられる基本的症状のみから構成される臨床症候群である. 症状の特徴として（鉾石ら, 2005）, 感情・情動変化（多幸感や焦燥感など）, ルールを守らずに, 脱抑制的, 反社会的行動, 自発性の低下もしくは無関心, 同じ行動や仕草を繰り返し行う常同行動, 同様に周徊・常同的周遊, 外界の状況に影響されやすく, 他人の表情や動作を真似る被影響性の亢進, ヒトが近くを通るとすぐに見てしまう, 周囲の音に注意が向く, 集中できないといった注意の転導性の亢進, 食行動の異常（嗜好の変化）などが知られている.

前頭葉に萎縮中心がある. 一次運動感覚野に損傷が及ぶことはまれであり, その場合には, 臨床的には進行性［非流暢性］失語（PNFA）や皮質基底核変性症, あるいは例外の多いアルツハイマー病の可能性を考える.

(2) 意味性認知症（SD）

対象の意味（意味記憶と呼ばれる）があたかも脳内から喪失していくかのように観察されることから,「意味性」認知症と呼ばれる. 喪失する対象は, 主に物に関する単語（「ことば」）であることが多く, この場合, 単語の意味すなわち語義の障害を中心とした失語というニュアンスから,「語義失語」とも呼ばれる. また対象は, 家族を含めた見知った人物（顔や声など）, 建造物, あるいは日常物品（名前のみならず, 使い方など）に及ぶこともある.

前頭側頭型認知症に見られる上述の症状を同様に伴う. 側頭葉前方部（側頭極）に萎縮中心がある.

(3) 進行性非流暢性失語（PNFA）

皮質性の独特の性質をもった構音の障害である. アナルトリー（失構音や発語失行とも呼ばれる）をきたすタイプである. アナルトリーは, 変性疾患でも比較的保たれやすい（左）一次運動野の損傷で生じる症状である. 初発は言語症状であるが, のちに前頭側頭型認知症に見られる上述の症状を伴ってくる場合も少なくない.

4. 皮質基底核変性症（症候群）(cortico-basal degeneration/ cortico-basal syndrome; CBD/CBS)

大脳皮質と大脳基底核の双方の症状が生じる病態・疾患である. そのため他の大脳皮質に主座をおく変性疾患では一般には目立たない運動面の障害（パーキンソン症候群などの錐体外路症状, ジストニアという姿勢異常など）が目立つ. さらにこの疾患では, 他の変性疾患では頻度として侵襲されにくい一次運動感覚野が障害されやすいため, 一次運動感覚野に関連する症状が頻出しやすい. この領域の症状として, 拙劣症, 皮質性感覚障害, アナルトリー（アナルトリーはPNFAでも見られる）があげられる.

5. 脳血管性認知症（脳血管性障害）(vascular dementia)

脳血管障害がもたらす, 脳実質の機能不全により生じる認知症である. 脳卒中等の数回のエピソード後に見られる場合と, 突発的なエピソードなく, 日常生活能力の低下が次第に生じる場合とがある. 脳卒中等の数回のエピソード後に見られる場合, 変性疾患による認知症と比べて, 心疾患・高血圧などの脳血管障害の危険因子を有する場合がある. またこうしたエピソードに伴って認知機能が階段

状に悪化したりする．できない事とできる事の差が明確に生じやすく，まだら状の認知障害（まだら認知症）がその特徴とされる．そのことから，診断にこれらを考慮したハッチンスキーの虚血点数が診断に利用されることもある．症状は病巣部位に依存し（大脳巣症状），片麻痺（左右一方の上下肢同時に生じる麻痺）などの神経症状を伴うことがある．さらに時としてせん妄とその関連障害を呈する．病識は，大脳皮質に主座をおく変性疾患に比べると保たれやすいとされるが，症例によって異なる．一方突発的なエピソードなく，日常生活能力の低下が次第に生じる場合には，こうした特徴は目立たない場合もある．以前には（脳）動脈硬化性認知症，多発梗塞性認知症と呼ばれていた病態がここに含まれる．CT，MRIといった形態画像やSPECT，PETといった機能画像の所見が有力な手がかりとなる．

> **症例** 脳血管性認知症　55歳　男性
> 主訴：困ったことはない（本人），仕事をやっても続かない（家族）
> 既往歴：なし
> 現病歴：X-9年6月2日，くも膜下出血とともに脳動脈瘤が判明，クリッピング術を受けた．その後一旦社会復帰した．当時のミニメンタルテスト（MMSE）は29/30．
> 　X-2年12月3日に右被殻出血を認め，その後，仕事が長続きしない等の症状が出現し，X年2月に当院当科初診となった．家族は，本人の病状について，仕事をやっても続かない，いわれたこと以外できない，道を間違える等を指摘した．また金使いが激しく，「お金がなくなったら，そのとき考える」と表面的，短絡的発想になり，また人間関係で我慢することができず，しばしばトラブルが生じるという．MMSEは22/30．
> MRIでは，右尾状核から被殻にかけての広範な病巣，ならびに右上頭頂小葉，右前頭葉内側底面，左放線冠，前脳基底部領域（クリップによるアーチファクト）に病巣を認めた．

6. 特発性正常圧水頭症（idiopathic normal pressure hydrocephalus）

歩行障害，認知障害，尿失禁を3徴候とし，脳室拡大を認めるが，髄液圧正常，髄液のシャント術によって症状が改善する病態は，正常圧水頭症として知られてきた．このうち2次的に生じたものでなく，したがって特発的にもたらされたと推測される場合，これを特発性正常圧水頭症と呼ぶ（数井ら，2009）．比較的早期であれば，脳室と腹腔のシャント術にて症状の改善が期待できるので，回復への手段のある認知症性疾患として鑑別が重要である．

7. 外　傷（traumatic brain injury; TBI）

外傷性脳損傷（traumatic brain injury; TBI）は，脳への外力を引き金として生じる脳損傷である．変性疾患や血管障害による認知症が比較的高齢者でのみ見られるのに対し，全年齢層でみられるという点で社会的に重要な病態である．

TBIでは，救命という意味で初期治療が重要であることは言うまでもないが，救命しえた後の慢性期の病態は，その後長期にわたりADLに影響し重要である．外傷性認知症は，TBIのうち，この慢性期に見られる病態である．脳挫傷とびまん性軸索損傷（DAI）という2つの損傷パターンによる．脳挫傷は外力に拠って頭蓋骨と脳との接触などで生じる直接的な損傷で，損傷されやすい部位としては，前頭極（前頭葉の先端），前頭葉眼窩面，側頭極（側頭葉の先端），側頭葉の外側／下側表面，シルビウス裂に接する上下の皮質がある（Grahamら，2002）．

一方びまん性軸索損傷は，例えば柔らかいダッシュボードやボンネット，弾力のあるフ

ロントガラス，衝撃吸収型のハンドル等への頭蓋骨の衝突によるとされ（Grahamら，2002），脳が大きく振り回されることで生じる損傷である．損傷されやすい部位（高岡ら，2006）は，密度差の大きい領域すなわち皮髄境界，脳室や基底核の近傍，そして歪み変形を生じやすい領域，すなわち脳梁（膨大部に多い），上部脳幹（中脳背外側），上小脳脚，であり，脳幹を基軸とする深部の損傷は，より表層の病巣を伴うといわれている．損傷された部位の症状が出現するが，びまん性軸索損傷では損傷部位が画像に反映されにくい事も多いとされる．いわゆる遂行機能の障害といった前頭葉症状がしばしばみられ，前頭側頭葉変性症で見られる非言語性の症状としての常同行為（時刻表的生活など），我が道を行く行動（脱抑制），考え無精，自発性の低下，被影響性の亢進（ないし環境依存症候群），注意の転導性の亢進，病識の欠如（池田学，2009）は，外傷の場合にも出現しうる（Schroeterら，2007）．また処理速度の低下が指摘される場合もある．

文　献

1. American Psychiatric Association : DSM-IV-TR 精神疾患の診断．統計マニュアル．高橋三郎ら訳，東京，医学書院，2004
2. Graham DI, et al: Trauma. Greenfield's Neuropathology. 7版, Graham DI & Lantos PL 編, Hodder Arnold, London, 2002, pp 823-898.
3. McKeith I, et al: Diagnosis and management of dementia with Lewy bodies, Third report of the DLB consortium. Neurology 65: 1863-1872, 2005.
4. McKhann GM, et al.: The diagnosis of dementia due to Alzheimer's disease: recommendations from the National Institute on Aging-Alzheimer7S Association workgroups on diagnostic guidelines for Alzheimer's disease. Alzheimers Dement. 7: 263-269, 2011
5. Schroeter ML, et al: Diffuse axonal injury due to traumatic brain injury alters inhibition of imitative response tendencies. Neuropsychologia 45: 3149-3156, 2007.
6. 荒井平伊，飯塚禮二：症状精神病とは．Clinical Neuroscience 8: 14-17, 1990.
7. 池田研二：進行性核上性麻痺．看護のための最新医学講座，第2版，13．認知症，中山書店，東京，pp177-183, 2005.
8. 池田　学：Frontotemporal dementia と semantic dementia の行動特徴．臨床神経心理 20: 1-10, 2009.
9. 池田研二：前頭側頭葉変性症の概念の誕生と現在の臨床・臨床分類―前頭側頭型認知症を包括する疾患概念の視点から．前頭側頭型認知症の臨床．専門医のための精神科臨床リュミエール 12，池田学編集，中山書店，2010, pp 2-14.
10. 石合純夫：高次神経機能障害．新興医学出版社，東京，1997
11. 数井裕光，武田雅俊：特発性正常圧水頭症の診断と治療．老年精神医学雑誌 20（増刊号Ⅲ）：81-86, 2009
12. 国際老年精神医学会：BPSD 痴呆の行動と心理症状．日本老年精神医学会．東京，アルタ出版，2005
13. 国際老年精神医学会：認知症の行動と心理症状 BPSD．第2版，日本老年精神医学会．東京，アルタ出版，2013
14. 小阪憲司：若年性認知症とは．精神医学　59：939-944, 2009
15. 小阪憲司，池田　学：レビー小体型認知症の臨床，医学書院，2010
16. 高岡　諒，田伏久之，中村賢二：びまん性軸索損傷の画像所見．臨床精神医学 35：177-187, 2006.
17. 長濱康弘：神経内科の立場から．症候学の観点で認知症診断を再考する．老年精神医学雑誌 19（増刊号）：33-40, 2008
18. 鉾石和彦，田辺敬貴：前頭側頭葉変性症の概念と前頭側頭型痴呆の臨床．Cognition and dementia 4: 179-186, 2005.
19. 水野美国：神経内科ハンドブック．第3版，東京，医学書院，2002
20. 三好功峰：記憶と認知からみた認知症の症状．看護のための最新医学講座 13巻，pp22-28, 2005

12 自閉症を中心とした児童期の精神障害

POINT
①いわゆる発達障害の概略を知る必要がある
②広汎性発達障害の代表として自閉症（自閉症スペクトラム障害）を理解することが重要である
③知的に恵まれたアスペルガー症候群（アスペルガー障害）もある
④多動性障害（注意欠陥多動性障害，ADHD）の子どもも多い
⑤学習障害（特異的発達障害）にどのようなものがあるか知っておくことが求められる

1 多動性障害と学習障害の歴史

　小説などでADHDを思わせる描写は19世紀の初め頃からみられ，19世紀後半頃より学術的な記載がみられるようになった．とりわけ，第一次大戦後のインフルエンザの流行によって，嗜眠性脳炎（エコノモ脳炎）が発生し，子どもの行動障害と脳障害との関係について研究が進められた．

　1937年，米国のブラッドレイ（Bradley, RA）が，神経学的，行動的障害を示す子どもたちにアンフェタミンを投与し改善がみられたことを報告した．1941年，ストラウス（Strauss, AA）は，脳炎や出産時外傷などで脳損傷を受けた子どもに，行動障害や認知障害があることを記載した．1959年，クノブロック（Knobloch, H）とパサマニック（Pasamanick, B）は未熟児の神経学的異常や発達を調べ，微細脳損傷症候群（syndrome of minimal cerebral damage, minimal brain damage syndrome; MBD）の概念を提唱したが，必ずしも脳損傷が確定されないこともあるため，1962年にクレメンツ（Clements, SD）らは，微細脳機能障害（minimal brain dysfunction; MBD）の概念を提唱した．

　MBDは学習障害，情緒障害，注意障害，衝動性を含む概念で，曖昧すぎるなどの批判が続いた．多動に関しては，多動児症候群（hyperkinetic child syndrome），注意欠陥障害（attention deficit disorder; ADD）を経て，DSMによる注意欠陥／多動性障害（attention-deficit/hyperactivity disorder; ADHD）や，ICDによる多動性障害（hyperkinetic disorders）の概念となった．

　学習障害の概念は読字困難（deylexia）にはじまり，1896年モーガン（Morgan, WP）が先天性語盲として，一字一字のアルファベットは読めるが，語になるとand, the, ofのようなごく簡単な語しか読めない症例などを記載した．言語発達障害は先天的に言語脳の発達が遅れているという考えから，先天性失語症，発達性失語症として研究された．

　1962年にカーク（Kirk, SA）とベイトマン（Bateman, B）が最初に学習障害（learning disability; LD）の概念を提唱し，「学習障害とは，考えられる脳機能障害および／あるい

表1 多動性障害（注意欠陥／多動性障害）の年齢段階による症状

〔乳児期？〕
①手を使わずに肘でハイハイをしてめまぐるしく動きまわる
②歩き出す頃には過剰な運動がみられる

〔幼児期〕
①落ち着きがなく，動きまわり，（幼稚園の）教室にじっとしていられない
②誰にでもなれなれしい
③些細なことでカーとなり，癇癪を起こす
④集団行動がとれず，友達を作れない
⑤言葉の遅れがあったり，話し方が年齢に比して未熟である

〔児童期〕
①落ち着きなく，着席していることができない（移動性多動）
②座っていても，常にからだのどこかを動かしている（非移動性多動）
③ちょっとした刺激で気を散らし，カーとなる（衝動性）
④注意の集中時間が短く，興味の対象がめまぐるしく移り変わる（転導性）
⑤おしゃべりで，他人のじゃまをしたり，出し抜けに答える

⑥話しかけられても聞いておらず，忘れ物や紛失が多い
⑦勉強の遅れが目立つ
⑧不器用である
⑨自分の短所を自覚するようになると，引きこもりがちになったり，逆に，他罰的になり，他者に攻撃的になることがある

〔思春期〕
①多動性は減少するが，注意集中困難は持続する
②学業不振が顕著となる
③両親，教師，友人との軋轢が露わになり，反抗的になったり，幻想的になって引きこもりがちになる
④独特な考え方，理屈を主張し，過去の忌まわしい記憶にこだわる
⑤反社会的行動を示すこともあるが，信頼する人の教示は想像以上に受け入れる

〔成人期〕
①落ち着きがなく，衝動的で，不注意である
②頑固で，我慢が足りず，すぐに欲求不満となる
③仕事が長続きせず，しばしば職業を変える
④「仕事が満足にできない，最後までやらない，上司との関係が悪い」と評価されやすい
⑤不安，薬物乱用，感情障害の合併をみることが多い

（山崎晃資：注意欠陥／多動性障害(AD/HD). 精神経誌 34：55-65, 2002）

は情緒的または行動上の障害を原因とする心理学的なハンディキャップから生じる，会話，言語，読み，書き，計算，または他の学校教科のプロセスで1つかそれ以上において，遅れ，障害，あるいは遅滞性発達にあてはまる．精神遅滞，感覚遮断，あるいは文化的とか教育上の要因の結果ではない」とした．

MBDが提唱された際にも，症状として，多動，衝動性と並んで，読字や書字の障害などの特異的な学習上の困難，知覚と運動の協応困難などがあげられていた．やがて発達性失語症とMBDに関する研究が合流してきた．

MBDの場合，学習上の困難や多動，衝動性などが症状として含まれ，脳の損傷がはっきりしない場合もある．また，多動や衝動性を伴わない学習障害もあり，多動や衝動性があるのに学習障害を伴わない場合もある．だんだんとMBDという言い方が避けられ，多動性や衝動性の側面をとりあげる「多動性障害」（ICD）あるいは「注意欠陥／多動性障害（ADHD）」（DSM-Ⅳ, -5）と，学習上の困難な側面をとりあげる「学習障害」（特異的学習障害，DSM-5）あるいは「特異的発達障害」（ICD）とに分けて考えられるようになった．

2 多動性障害の症状

多動性障害は脳の障害と考えられ，典型的な症状は児童期にみられるが，すでに乳幼児期から症状がみられる．表1に示すように，その子どもの発達段階と活動の中心となる状況によって，症状の現れ方が変化する．診断基準は主に児童期の症状をもとにしている．

3 学習障害

歴史的経緯もあり，学習障害は教育学的見方と医学的見方を分けた方がよいと思われる．学習障害を英語では，教育学的な方は learning disability（LD）といい，医学的な方は，ICD は特異的発達障害 specific developmental disorder, DSM では learning disorder といっている．教育学的な learning disability も，DSM-IV による learning disorder も，日本語ではたいてい「学習障害」と訳され，ある種の混乱も生じている．なお，DSM-5 では特異的学習障害となっている．learning disability を学習能力障害と訳す専門家もある．

1. 教育学的見方からの学習障害

言語面の学習障害について検査法としては，カークらによる ITPA（Illinois test of psycholinguistic abilities）があるが，学習障害を全般的に調べる検査法は今のところない．そのため，実際には WISC（Wechsler intelligence scale for children）などの知能検査を転用して学習障害の検査法として行っている．

典型的には学習障害の子どもの特徴は図1 のようになる（山崎，1993）．知能検査で示されるように，精神機能をいくつかの領域にわけた場合，学習障害では1つまたはそれ以上の機能が遅れ，くさび形のパターンとなる．くさびが2つ3つとなることもある．精神遅滞では全体的に低いレベルにある．自閉症ではジグザグのパターンとなる．正常発達では多少のでこぼこはあるが，それぞれが平均値付近にある．

2. 教育学的見方からの学習障害の類型

WISC 系知能検査（WISC-III, WISC-R 知能検査など）をもとにした学習障害（LD）の分類をあげる．
(1) 言語性 LD：他の能力に比べ，言語性能力が低い．ことばの理解と表現に特に困難がある．
(2) 非言語性 LD：話し言葉の能力に比べ，視知覚や空間認知の能力に問題がある．物や文字の形を把握することが難しい子どもが含まれる．
(3) 注意・記憶性 LD：注意，記憶に関連した能力障害がみられる．注意力に問題があると，記憶にも問題が出てくる．覚えていることが難しいために理解ができなかったり，処理能力が低い．

上野と牟田（1992）は，これに加えて，
(4) 包括性 LD：特定の領域でなく，全体に部分的障害が混在する，いわば分類不能タイプをあげている．

なお，WISC-IV では，従来の言語性 IQ，動作性 IQ の区分が廃止されたので，上記のような分類はされなくなりつつある．

全検査 IQ, 指標として，言語理解（VCI），知覚推理（PRI），ワーキングメモリー（WMI），処理速度（PSI），さらには下位検査などのプロフィールが参考とされる．

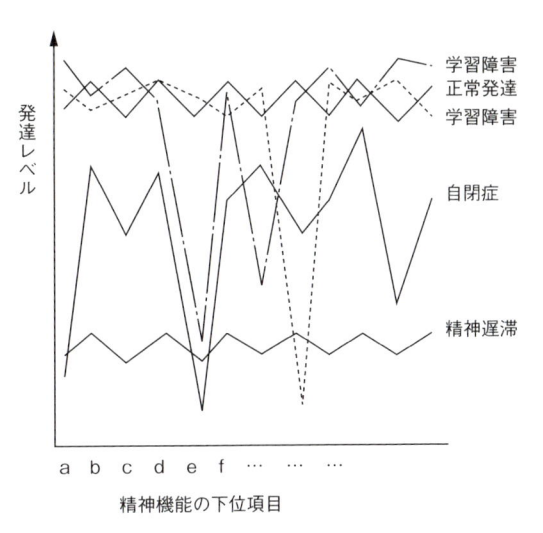

図1 知能テスト上の発達障害パターン
（山崎晃資：「学習障害」概念の変遷，児童青年精神医学とその近接領域 34: 325-330, 1993 より改変）

3. 医学的見方からの学習障害

　学習障害，ICDのいい方では特異的発達障害は，「会話および言語の特異的発達障害」，「学力（学習能力）の特異的発達障害」，「運動機能の特異的発達障害」，それに「混合性特異的発達障害」に分けられる．

(1) 会話および言語の特異的発達障害
①特異的会話構音障害

　聴覚障害や口腔などの発生機構の異常，知的な障害，発声に関する（構音）神経疾患などがなく，話しことばの音声を，年齢や地域性を考慮に入れても，適切に用いているとは思われない場合である．音をゆがめる，音を入れかえる，音を省略するなどという症状を呈する．舌足らずな発音など，ことばのわかりやすさということにほとんど支障のないものもあるが，母親くらいしか理解できないような場合もある．DSM-Ⅳでは「構音障害」といわれる．

②表出性言語障害

　言語情報のインプットとアウトプットを考えると，この障害では，言語情報のインプットにはあまり支障がないのに，言語情報のアウトプットに問題がある．聴覚にも知的にもそれほど障害がないのに，言語発達が遅れる．言語理解の方はそれほど問題がないが，話しことばが少ない，語彙が少ない，新しいことばを覚えにくい，ことばを間違う，文が短い，簡単な文しか使えない，語順が異常などの症状を呈する．通常，だんだんと遅れながらも，言語が発達していく．「始語の遅れ」などともいわれた．

③受容性言語障害

　これは言語情報のインプットに障害があるもので，言語獲得する以前より，言語情報のインプットに障害があるため，言語習得がうまくいかない．したがって同時にアウトプットも障害されている．
　表出性言語障害のように，話しことばが少ない，語彙が少ない，新しいことばを覚えにくい，時制を間違う，単語を思い出せない，ことばを間違う，簡単な文しか使えないなどの症状がある．それに加えて，ときどき聞こえていないか，混乱しているように見えたり，話しかけても注意を払っていないように見えたりする．指示に正確に従えなかったり，まったく従えないこともある．重症例では，基本的なことばや単純な文の理解もできない．この障害の子どもは，極端に静かか，逆に非常に多弁なこともある．行動にも落ち着きがなく，社会性の発達が悪いこともしばしばある．だんだんと言語能力を獲得するが，表出性言語障害ほどはよくない．DSM-Ⅳでは，言語表出も同時に障害されるので，「受容─表出混合性言語障害」といっている．

　「会話および言語の特異的発達障害」には，他に「てんかんにともなう獲得性（後天性）失語症（ランドウ-クレフナー症候群）」なども含まれる．

(2) 学力（学習能力）の特異的発達障害
①特異的読字障害

　文章を読むとき，行をぬかす，語尾をぬかす，文字をぬかす，形が似た文字を読み誤る，「きゃ，ちゅ」などの拗音，「う」などの長音，促音「っ」の読み方が覚えられないなど，読字困難という症状を呈する．DSM-Ⅳでは「読字障害」といわれる．

②特異的綴字（書字）障害

　鏡で映したような鏡像文字を書く，文字の一部を抜かす，「ゃ，ゅ，ょ，っ」のような特殊音節や，「弟」を「おとおと」と書くように発音と書字のルールに困難をきたすなどの症状を呈する．単に字が汚いというのは，不器用という運動機能や衝動性の問題の可能性もあるので見分ける必要がある．DSM-Ⅳでは「書字表出障害」といわれる．

③特異的算数能力障害

　足す，引く，掛ける，割るなどの計算，特にくり上がり，くり下がりに，あるいは，論理的な推論に困難がある．また，量や図形の

認知，時間観念に問題があるなどの症状を呈する．ただ，算数の文章題などでは，読むという能力も含まれているので，見分ける必要がある．DSMでは「算数障害」といわれる．

これらの障害は，年齢，就学，知的水準から期待される能力より十分に低いときに診断される．障害が合併する場合は，「混合性特異的発達障害」ということになる．

(3) 運動機能の特異的発達障害

麻痺や筋ジストロフィによるのではなく，不器用で運動の発達に遅れが出る．靴ひもを結ぶ，ボタンをはめる，ボール遊びをする，片足飛びをする，縄跳びをする，字が下手などが年齢や知能相応に発達していない．従来からMBDにおいて，不器用さは指摘されていて，神経学的ソフトサインといわれている．DSM-Ⅳでは「発達性協調運動障害」といわれる．

4 自閉症（小児自閉症）

1. カナーの早期幼児自閉症

1943年カナー（Kanner, L）は，精神遅滞児のなかにいる非常に特徴のある子どもを「早期幼児自閉症」と呼ぶことを提案した．

> **症例　自閉症**
> 母親の妊娠および出産に異常はなく，本人の運動発達にも異常はなかった．本人には人見知りなどはなかった．そして，視線も合いにくかった．1歳になる前に，カレンダーに異常に興味を示した．初語として1歳を過ぎる頃「ワンワン」といった．他の子が興味をもつものには一切関心を示さず，一緒にも遊ばなかった．1歳半で保育園に入所したが，多動だった．保育園で，呼んでも振り向かないので，耳が悪いかと聞かれたことがある．しかし，自分の関心のあることには，すぐに反応した．2語文としては，2歳9ヵ月で「ワンワン来た」などと言った．

> 3歳半頃，ことばが遅いので児童相談所に相談に行った．「自閉傾向のあることばの遅れ」といわれた．大学病院小児科を受診し，脳波やCTスキャンで調べてもらったが，異常はなかった．

2. 小児自閉症（自閉症）の診断基準（表2）

自閉症は，DSM-5では「自閉症スペクトラム障害」と呼ばれる．

3. いわゆる高機能自閉症

上記症例のように，自閉症のかなりの部分は精神遅滞（法律，行政，教育の側の言い方では知的障害）を伴っている．

IQが70以上の知的障害がない自閉症を慣習的に「高機能自閉症」といったりする．20％くらいと考えられている．研究者によっては，境界知能（IQ70〜84）を除いて，IQ85以上に限定すべきだという意見もある．この場合は5％になる．

4. アスペルガーの自閉性精神病質

1944年，オーストリアのアスペルガー（Asperger, H）がカナーと独立に「自閉性精神病質」を唱えた．

アスペルガー自身は現在の診断基準にすべて合致する症例をあげているわけではないが，だいたいにおいて知的に恵まれ，言語的発達にもあまり障害をきたしていない症例を提示した．

現在，アスペルガー症候群（DSM-Ⅳではアスペルガー障害，DSM-5では自閉症スペクトラム障害に含まれるようになった．）といわれているのは，質的には自閉症とほぼ同じ症状を示すが，例えば，2歳までに単語を用い，3歳までに意思伝達的な句を用いるというように，著しい言語の遅れがなく，認知の発達や年齢相応の自己管理能力，日常生活行動，周りへの関心などに顕著な遅れがない

表2　F84.0 小児自閉症(自閉症)の診断基準(ICD-10)

A．3歳以前に，次にあげる領域のうち少なくとも1項の発達異常または発達障害が存在すること．
　(1) 社会生活のためのコミュニケーションに利用する受容性言語または表出性言語
　(2) 選択的な社会的愛着の発達，または相互的な社会関係行動の発達
　(3) 機能的遊戯または象徴的遊戯
B．(1)，(2)，(3)から併せて，少なくとも6症状が存在し，そのうち(1)から2つ，(2)と(3)から1項異常を含んでいること．
　(1) 相互的な社会関係における質的異常として，次にあげる領域のうち少なくとも2項が存在すること．
　　(a) 視線・表情・姿勢・身振りなどを，社会的相互関係を調節するための手段として適切に使用できない．
　　(b) (機会は豊富にあっても精神年齢に相応した)友人関係を，興味・活動・情緒を相互に分かちあいながら十分に発展させることができない．
　　(c) 社会的・情緒的な相互関係が欠如して，他人の情動に対する反応が障害されたり歪んだりする．または，行動を社会的状況に見合ったものとして調整できない．あるいは，社会的，情緒的，意思伝達的な行動の統合が弱い．
　　(d) 喜び，興味，達成感を他人と分かちあおうとすることがない(つまり，自分が関心をもっている物を，他の人に見せたり，持ってきたり，さし示すことがない)．
　(2) コミュニケーションにおける質的異常として，次にあげる領域のうち少なくとも1項が存在すること．
　　(a) 話しことばの発達遅延または全体的欠如があり，身振り手振りでコミュニケーションを補おうとする試みをともなわない(喃語で意志の伝達ができなかったという既往のあることが多い)．
　　(b) (言語能力はさまざまな程度に認められるにもかかわらず)他人とのコミュニケーションで相互に会話のやりとりを開始したりまたは持続したりすることにたいてい失敗する．
　　(c) 常同的・反復的な言葉の使用，または単語や文節の特有な言い回し
　　(d) さまざまなごっこ遊び，または(若年であれば)社会的模倣遊びの乏しさ
　(3) 行動や興味および活動性のパターンが制限され反復的・常同的であるが，次にあげる領域のうち少なくとも1項が存在すること．
　　(a) 単一あるいは複数の，常同的で限定された興味のパターンにとらわれており，かつその内容や対象の点で異常であること．または，単一あるいは複数の興味が，その内容や対象は正常であっても，その強度や限定された性質の点で異常であること．
　　(b) 特定の無意味な手順や儀式的行為に対する明らかに強迫的な執着
　　(c) 手や指を羽ばたかせたり絡ませたり，または身体全体を使って複雑な動作をするなどといった，常同的・反復的な奇異な運動
　　(d) 遊具の一部や機能とは関わりのない要素(たとえば，それらが出す匂い・感触・雑音・振動)へのこだわり．
C．その臨床像は，次のような原因で起こっているのではないこと．つまり広汎性発達障害の他の亜型，二次的な社会的・情緒的諸問題をともなう受容性言語の特異的発達障害，反応性愛着障害または脱抑制性愛着障害，何らかの情緒ないし行動の障害をともなう精神遅滞，ごく早期に発症した統合失調症，レット症候群など．

ものをいう．

したがって，知的発達にも言語発達にも大きな問題はないが，他の子どもと一緒に遊ぶとか仲間関係を作るのに，支障がある．そして，奇妙な物，物事などに著しい興味をもち，それに没頭したりして，日常生活に問題をきたしていたりする．

5. 広汎性発達障害

小児自閉症(自閉症)，アスペルガー症候群，非定型自閉症，レット症候群，他の小児期崩壊性障害，精神遅滞および情動運動に関連した過動性障害，特定不能の広汎性発達障害などを，広汎性発達障害(pervasive developmental disorder; PDD)という．

「広汎性」というのは，「広くあちらこちら」を意味している．これに対する概念は，「狭く一部だけ」「特異的に」という概念になり，それは学習障害に相当し，この意味でICDでは「特異的発達障害」という．DSMはⅢまでICDと同じく特異的発達障害といっていたが，Ⅳでは「学習障害」というようになった．DSM-5では，「特異的学習障害」といわれている．

図1(p.133)で示したように，学習障害は知能検査の下位得点で，一部のみ低いところが見られ，他はだいたい平均というパターンになっている．一方，自閉症など広汎性発達障害はあちらこちらに平均より低いところと，あるいは逆に平均より高いところが見られる

こともある．

代表的な広汎性発達障害は，自閉症とアスペルガー症候群，非定型自閉症で，それ以外には，レット症候群と小児期崩壊性障害などである．

レット症候群は，認知行動パターンが自閉症と似ているが，手もみ運動を伴い，原則として，女性に発症する．遺伝子の障害ということがほぼ確定した．

小児期崩壊性障害は，すでに獲得されていた日常生活能力や言語能力がだんだんと崩壊してゆき，認知行動パターンが自閉症と似ているものを指す．原因として神経疾患が確定されることもあるが，そうでない場合もある．

レット症候群と小児期崩壊性障害は，かなり様子を異にする．

6．「心の理論」発達障害説

特に自閉症とアスペルガー症候群の現実生活において，「心の理論」の発達障害が問題となる．この障害がさらにどのような障害に基づくかについては，脳科学的研究も含め，さまざまな研究がある．現在のところ，確定したものには至っていない．

(1)「心の理論」

プレマック（Premack, D）とウッドラフ（Woodruff, G）が「心の理論」という用語を最初に使用した．彼らはチンパンジーの実験から，チンパンジーが人間の心の内容を推測できるとした．これは理論的行為であって，当てはめた推論形式は一種の「理論」に当たり，「相手の心の状態を読みとる」という推論能力であり，これを「心の理論」と名づけた．

これは，従来からいっている「共感」とか「感情移入」ということと質的に同じであるが，心理学実験を行う上で「感情」などという非常にあいまいな部分を避け，相手の「考え」のみに焦点を絞るために，このような概念を提唱した．

ウィマー（Wimmer, H）とパーナー（Perner, J）は，人間の子どもで何歳頃に「心の理論」を使えるようになるかを調べた実験結果から，4歳から6歳の間に子どもは「心の理論」の能力を身につけるようになるとした．

(2) バロン-コーエンらによる実験

バロン-コーエン（Baron-Cohen, S）らは自閉症児に「ごっこ」遊びが見られないことに注目し，それと対人関係障害との関連を検討して，自閉症では自分自身や他人の心の状態を想定する能力がないという仮説を立てた．

実験では実験者が子どもと対面テーブル上で，サリーとアンという人形を使って人形劇を行う．まず，サリー人形が部屋に入ってきて，自分の宝物であるビー玉をバスケットのなかに入れ，部屋から出て行く．それを見ていたアン人形は，そのビー玉を箱のなかに移してしまう．そしてアンは退場する．再びサリー人形が部屋に戻って来る．戻ったサリー人形を前にして，実験者は被験者である子どもに，「サリー人形はビー玉を見つけるためにどこを探しますか」と尋ねる．

バロン-コーエンらは，自閉症児とダウン症児と正常児を比較した．その結果，ダウン症児や正常児のほとんどは正解して，サリー人形が自ら隠したバスケットを示した．それに対し，自閉症児の被験者の80パーセントは正解しなかった．すなわち，サリー人形が自ら入れたバスケットを示さないで，現実にビー玉が入っているアン人形の移しかえた箱を示した．自閉症児の大部分が，現実にビー玉の入っている箱を示して，アン人形の「考え」を理解できず，単に客観的結果としては「正しい」現実の方を選んだことになる．この結果から，彼らは，自閉症では「心の理論」が障害されていると主張した．

自閉症やアスペルガー症候群で，程度差は大きいが，「心の理論」の発達が障害されていると思われるところがある．一般的には，

「相手の立場に立ってものを考える能力」,「共感する能力」,「状況を判断する能力」,「臨機応変に対応する能力」,「社会性」など,こういう面の障害と表現される.

7. 発達障害の分布図

図2におおまかな発達障害の分布を示した.多動性障害と学習障害のかなりの部分は重なっている.診断上,両者は併記されてよい.

また,自閉症症状を示す自閉症圏では,多動症状や学習障害症状を伴う症例がしばしばある.原則的には,ICDでもDSMでも自閉症やアスペルガー症候群に該当するものに対し,多動性障害や特異的発達障害という診断名を併記しない.しかし,患児の特徴を強調するために,併記する臨床家も多くいる.

7 児童期のその他の精神および行動の障害

上記以外の主なものを列挙する.土など奇妙なものを食べる異食症,チック障害,その重症な型のド・ラ・トゥレット障害,夜尿症を典型とする遺尿症,あるいは便を漏らす遺糞症,過剰な分離不安を示す分離不安性障害,典型的には学校で話さず家庭では話す選択性緘黙,主に不適切な養育で起こる愛着障害には,人との接触を避ける反応性愛着障害と,誰にでもなれなれしい脱抑制性愛着障害がある.

さらに,従来,非行や問題行動という言い方がされてきた行為障害,そのなかには比較的マイルドな反抗挑戦性障害もある.

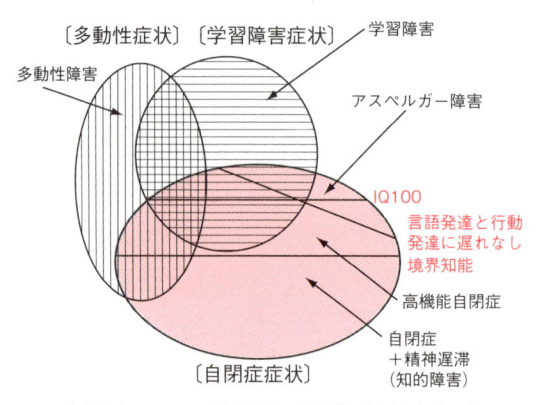

*IQや知的能力についての境界を示す水平線は自閉症症状の中だけ.

図2 発達障害分布図

13 摂食障害を中心とした青年期の精神障害

POINT
① 青年期は社会に相対しての自己を確立していく時期である
② 青年期には自立と依存の課題をめぐって起こる障害が多い
③ 不登校，対人恐怖（社会恐怖），ひきこもりなど社会からの退避がみられる
④ 摂食障害など身体への退避がみられる
⑤ 青年期の病態には多面的で包括的な治療が必要である

1 青年期によくみられる精神障害

　青年期は社会的アイデンティティの確立の時期である．そのため，社会と相対して自己を確立していくことが青年期の課題となり，その困難をめぐって現れてくる障害が問題となる．青年期によくみられる病態には，不登校，摂食障害，対人恐怖（社会恐怖），自傷行為，社会的ひきこもりなどがある．これらには厳密には精神障害とはいえないものも含まれているが，青年期にある自己が社会に相対して落ち着きどころをみつけていく過程の中で，病理的現象として現れるものである．

　本章では，そのうちの摂食障害とひきこもりとを取り上げる．摂食障害は女性に多く，ひきこもりは男性に多い．いずれも近年その数が増加傾向にある．どちらも最近の若者が直面している困難の様相を深く反映した病態であると思えるからである．ひきこもりはそのような困難からの退避であり，また，摂食障害は自己の確立に挫折したときに採択される身体へのひきこもりであるとみることもできる．

2 摂食障害

　摂食障害には，神経性無食欲症（anorexia nervosa）と神経性大食症（bulimia nervosa）とがある．前者はいわゆる拒食症であり，後者はいわゆる過食症にあたる．多くは思春期から成人早期に発症し，青年期によくみられる障害である．また先進諸国に多くみられ，日本では1960年代から増加してきた．圧倒的に女性に多いが，稀に男性にもみられる．発症の要因としては，生物的要因，心理的要因，社会文化的要因が関与していると考えられている．つまり，その人の心の葛藤や家族・社会からの影響や脳のメカニズムが，複雑に絡み合って状態像を作り上げているのである．

　摂食障害は食と体型をめぐって展開する疾患である．食や体型には，心理的意味，社会的意味が付与されている．近年の日本では，食物の過剰な氾濫により，むしろやせていることに価値があり，やせた体型を維持することが望ましいと考えられる文化となった．一方では食の文化の熟成とともに，グルメブームが世の中を席巻し，テレビをつければ料理番組があふれ，人々は食の快楽を貪欲に求め

るようになった．このせめぎ合いの中で食事をめぐる障害が心の病理を表現することになったのである．以下に，摂食障害を神経性無食欲症と神経性大食症に分けて述べる．

3 神経性無食欲症（anorexia nervosa）

1. 概　要

　思春期やせ症とも呼ばれ，思春期に好発する障害である．発症のメカニズムとしては，はじめに精神的な葛藤があり，その葛藤から逃れるためにダイエットを対処行動として選択する．しかしそれが過激になり，引き続く飢餓による生物学的影響が重なり，ますます悪循環に陥るというパターンが一般的である．

　心理的な背景としては，食は栄養の摂取であるとともに愛情の享受の意味合いを持つ．そのため依存と自立をめぐる葛藤が食をめぐって表現される．拒食は依存の拒否であり，コミュニケーションの拒絶という意味合いを帯びていく．またやせた体型は，成熟の拒否，性的な身体の拒否，成長への躊躇を示している．このような成長過程からの心理的退避が体を巻き込んだ病態像として，神経性無食欲症が発症する．

　きっかけとしては，母親との間での自立をめぐる不安の高まり，同胞間での競争をめぐる葛藤，友だち関係での躓き，学業やクラブ活動や恋愛関係での挫折などから，ダイエットへ向かうことが多い．ダイエットによって着実に体重が減少することは，患者に達成感をもたらし，かりそめの自尊感情の回復を与えてくれるのである．

2. 疫　学

　中学生や高校生年代に好発する．若い女性のおよそ500人に1人という有病率である．1960年代以降，有病率の急激な増加をみたが，近年では高止まり傾向にある．背景には，食生活の充実とともに，女性の社会進出や社会的意識の変化，また自立へ向けて後押しされるような社会文化の変動があると思われる．最近は発症年齢の低年齢化がみられる．精神科治療が必要となる重症のものは，約10％程度が死亡するといわれている．

3. 病態像

（1）食事制限

　自発的で極端な食事制限を行う．それに対して家族が食事を強要するとトラブルになる．頭の中ではつねにカロリー計算をしていて，食事は楽しいものではなくなり，食卓は戦いの場となる．その結果，持続的で意図的な体重減少が認められる．自己評価が体重の増減によって左右されるようになる．

（2）ボディ・イメージのゆがみ

　一般に食事と体型に関して，頑固でかたくなな態度をみせる．ボディ・イメージのゆがみがあり，やせているのに太っていると言い張ったり，頬っぺたや太腿などの体の一部に肉がついていて醜いと主張して引き下がらない．やせを否認し，体重の許容限度を過剰に低く定めて譲らない．その根底には，抑えのきかないやせ願望，絶えず襲ってくる肥満恐怖が存在している．

（3）過活動

　やせて体力が落ちているものの，その一方で過活動がみられる．長時間走ったり，階段を昇降したりなどの運動をやめられず，じっとしているとわけのわからない恐怖感に襲われる．運動ができないほど衰弱していながら，体育の授業を休もうとしなかったりする．また，勉強やお稽古事に過剰にのめりこむことも多い．

（4）食行動異常

　食べることについては関心がなくなったわけではなく，むしろ異常に関心を持っていることが多い．そのため，さまざまな食行動異常がみられる．たとえば，食べないのに食物

を溜め込んだりする．自ら調理し，自分では食べないで家族に食べさせようとする．人前では食べないが，自室でかくれ食いをしたりする．食べることを拒む制限型（ダイエット・タイプ）と，食べた後に吐いたりする排出型（パージ・タイプ）とに分かれる．

(5) 無月経

無月経は必発の症状である．低栄養状態と内分泌異常によるものであるが，体重が減少する前から起こることもある．無月経が長く続くと不可逆性の骨量の欠乏やそれによる病的骨折が起こりやすくなるので注意が必要である．拒食が長く続くと，成長の停止が起こる．また発症が前思春期であれば，第二次性徴の発現がみられない．

(6) 低栄養状態

身体症状は，基本的には飢餓状態の症状である．低栄養状態となり，基礎代謝が低下する．まず徐脈，低血圧，低体温，浮腫などが起こる．次に貧血となり，血小板も減少するため出血傾向を認め，心嚢液が貯留する．脳萎縮もみられるが，やせと脱水のためであり，栄養が改善すれば可逆的である．

(7) 内分泌代謝異常

視床下部-下垂体-性腺系を含む広範な内分泌系の障害が起こり，無月経，甲状腺機能低下症のほか，さまざまな症状が現れる．代謝が抑えられて寒がりになり，便秘となる．皮膚は乾燥して黄染し，産毛が密生する．嘔吐があったり下剤を乱用すると，歯のエナメル質が腐食して虫歯になり，耳下腺が腫脹し，低カリウム血症のため心電図異常などが起きる場合もある．いずれにしても低栄養状態が進むと，生命を脅かすような状態となる．

(8) 病前性格

病前の性格傾向は完璧主義で，強迫的で，コントロール欲求が強い場合が多い．ダイエットを友だちと一緒にやり始めても一人だけ完遂し，後戻りできなくなる．物事に熱中するタイプであるが，一方で外に向かっての自己主張は苦手で，ガンバリ屋さんだが人に頼れない．禁欲主義で，知性化主義な側面が目立ち，このような特徴は，やせが進み病状が進行するにつれて強まり，こだわりが強く頑なになっていく．

4. 診 断

自発的で極端な食事制限やその結果としてのるい痩，食に対する独特の態度から，診断はそれほど困難ではない．やせの原因となる他の器質的疾患が除外されなければならない．診断基準は現在よく使われているものとして，ICD-10 と DSM-IV があるが，ここでは ICD-10 によるものをあげておく（表1）．

表1 神経性無食欲症の診断基準（ICD-10 より）

(a) 体重が標準体重より15％以上少ない．あるいは Quetelet's body mass index が17.5以下．前思春期の患者では，成長期に本来あるべき体重増加がみられない．
(b) 体重減少は自己誘発的で，太りやすい食物を避けること，自己誘発性の嘔吐，緩下剤の使用，過度の運動，食欲抑制剤あるいは利尿剤の使用などがある．
(c) 肥満への恐怖がある．そのさいに，身体像の歪みが強い支配観念として存在し，自分の体重の許容限度を低く決めている．
(d) 視床下部-下垂体-性腺系の広範な内分泌障害がある．女性では無月経，男性では性的関心や能力の減退を起こす．成長ホルモンの上昇，甲状腺ホルモンによる末梢の代謝の変化，インスリン分泌の異常が認められることもある．
(e) 前思春期に発症した場合，思春期発現の遅延や停止がある．回復すればしばしば正常に完了するが，初潮は遅れる．

（著者により一部改変）

> **症例　やせたい！**
>
> 　17歳，高校2年生の女子．
> 　高校入学後にソフトボール部に入り，熱心に練習していた．2年生になり新チームを結成することになったが，部員のなかでもめごとがあり，それを契機にクラブ活動はやめてしまった．その頃から仲の良かった友だちとも疎遠になり，抑うつ的で学業にも身が入らない様子であった．もともと体重はやや重いほうであったが，秋頃からダイエットを始め，しだいに体重が減少していった．冬に入ると標準体重の85%を割り込むようになり，両親は心配して食事をとるように勧めたが，本人はかたくなに拒んだ．3学期の体育の授業で寒さのためついに動けなくなり，学校の先生の勧めで精神科を受診することになった．
> 　診察時，本人はやせを否認し，大丈夫だと主張したが，医師と母親の説得でしぶしぶ入院に同意した．入院後も食事はスズメの涙ほどの分量であり，時間があれば病院の階段をしきりに昇り降りするため，ベッド上安静を命じて経管栄養に踏み切った．

5．治療

　摂食障害はそれまで元気に生活していた，ごく普通の若い女性がだれでも罹患する可能性のある疾患である．若年層や大学生では軽症例も多く，自然に治癒するものもある．しかし精神科医療で出会う患者は多くは重症である．特にパーソナリティ障害が併存するものは難治である．一般に摂食障害の患者は病識が不十分で治療意欲に乏しいので，まずは治療関係を確立することが最初の課題となる．低栄養状態にあるものは入院治療も必要となる．

(1) 入院治療

　入院治療においては，多面的で包括的な治療が必要となるが，まず身体管理と栄養状態の改善が目標となる．入院治療に踏み切る目安は，低体重もあるが脈拍数が目安（1分間に60以下）となる．低栄養状態を放置していると，低血糖昏睡，衰弱死，合併症の感染症などで死亡する可能性もある．

　入院が必要なほどの状態の場合，まず栄養状態の改善を目指す．経鼻管栄養，中心静脈栄養での高カロリー輸液などが必要となる場合がある．根気よく説得を繰り返し，患者の理解を得るのが第一だが，衰弱が激しいときは機を失してはならない．あわせて栄養指導なども行い，心理教育的なアプローチも必要となる．

(2) 精神療法

　経過のなかでさまざまな形での精神療法が行われる．行動療法的なアプローチとしては，入院治療などの治療的構造を利用して，食べることへの恐怖症的傾向に対する脱感作が行われる．また体重回復へ向けて，肯定的な（褒める）強化と否定的な（行動制限）強化が用いられる．認知療法も，ゆがんだ認知を修正させるための援助として有効である．また長期的な治療効果に焦点を当てた精神分析的精神療法も役に立つ．家族療法としては，家族に対しての心理教育的アプローチは大事であり，またシステム型家族療法などが取り入れられることもある．

(3) 薬物療法

　薬物療法も用いられるが，精神療法とあわせて行われる必要がある．少量の抗精神病薬，抗うつ薬，抗不安薬が用いられるが，効果は限定的で対症療法的である．栄養状態の悪化している時期は，慎重な投与が求められる．

(4) 自己像の確立

　栄養状態が改善したならば，再発を防ぐために心理的問題の解決に取り組むことが，今度は長期的な治療目標となる．患者の健康な部分と手を結び，信頼関係を築いて治療に協力して取り組むことを目指すことになるが，摂食障害患者は，体を犠牲にして心の安らぎ

を得ているので，ふたたびもとの心の問題に取り組むには困難を伴う．しかし，表現し切れなかった心の問題を，他者との共同作業の場である治療のなかに持ち出すことができれば，そこが糸口になる．このままの自分でよいと思えること，弱い自分を受け入れることができること，人に頼れること，他者の拒絶を恐れることなく適切な形での自己主張ができることなどが，徐々に可能になる．そして新しい自己像を確立できると，摂食障害という病理的表現は不必要になる．

4 神経性大食症（bulimia nervosa）

1．概　要

神経性無食欲症と同様のやせ願望や肥満恐怖の心性を持ちながら，食事制限とやせよりも過食エピソードが問題となるタイプの摂食障害である．過食は始まると自分でコントロールがきかなくなってしまう．しばしば過食のあとに自己誘発性嘔吐などの排出行動（パージ）を伴う．神経性無食欲症から移行する場合もあるし，それとは独立して出現する場合もある．

2．疫　学

神経性無食欲症よりは遅れて，1970年代後半以降に増えてきた摂食障害の病態である．有病率は神経性無食欲症よりも多く，若い女性のおよそ100人に1人といわれている．発症年齢は神経性無食欲症よりも高い傾向がある．近年増加傾向にある．過食エピソードのきっかけは，欲求不満や孤独感を引き起こすような体験が引き金になることが多い．

3．病態像

病態像の中心は，むちゃ食い（binge eating）（過食エピソード）にある．短時間に大量の食物を詰め込む過食が頻繁に起こり，そ れが習慣的に長期間持続して存在する．いったん食べ始めると食べられなくなるまで止まらない．食べ方はむさぼり食いであり，その間のことはあまり覚えていないこともある．学校や仕事から帰ったあとの夜間に過食することが多く，そのための食物をあらかじめ用意しておくこともしばしばある．過食の後には強い自己嫌悪や罪悪感や無力感にとらわれる．常に，いらいら感や気分の落ち込みや抑うつを感じている場合が多い．

体重のコントロールに過度の関心を持つため，むちゃ食いの後に排出行動（パージ：下剤や嘔吐による浄化）をしばしば伴う．過食後に自己誘発性嘔吐をしたり，下剤を大量に使用したりする．利尿剤を乱用する場合もある．排出行動を伴わないタイプは，体型は肥満に傾く．

性格特性としては，未熟で，欲求不満耐性が低く，衝動コントロールが悪い場合が多い．そのため，対人関係上の欲求不満の代償として過食が起こる．また，それ以外の逸脱行動が起こることもある．浪費，万引き，性的逸脱行動，自傷行為，アルコール依存などが合併してみられることもあり，そのような患者の一群を多衝動性過食症と呼ぶ．そのような患者は境界性パーソナリティ障害などを合併し，予後も不良であるといわれている．

背景にある心理機制としては，神経性無食欲症と同様に肥満恐怖，やせ願望があるが，しかし自己制御の挫折感があるため抑うつ的である．身体症状も，やせが高度な場合には神経性無食欲症と重なるが，過食の後に嘔吐などの排出を行う場合に特徴的な症状としては，エナメル質の浸食による虫歯，手背の吐きだこ，唾液腺腫脹，電解質異常に伴う諸症状などがある．

4．診　断

過食エピソードの持続と，体重増加を防ぐための排出行動が，診断の要になる．よく使

表2 神経性大食症の診断基準（ICD-10より）

(a) 食べることに絶えず心を奪われており，食物に対する抗しがたい渇望がある．短時間に大量の食物を摂取する過食のエピソードに陥る．
(b) 食べた後に太らないように，自己誘発性嘔吐，緩下剤の乱用，過食後の絶食，食欲減退剤や甲状腺末や利尿剤などの使用などがある．
(c) 肥満に対する病的な恐怖がある．医師が健康的と考える体重よりかなり低い体重を自らに課す．しばしば神経性無食欲症の病歴を認める．このエピソードは明瞭である場合もあるし，中程度の体重減少や一過性の無月経を伴った軽度で不明瞭な場合もある．

(著者により一部改変)

われる診断基準として，ICD-10 と DSM-IV があるが，ここでは ICD-10 によるものをあげておく（表2）．

5. 治療

入院治療が必要となることは少ないが，神経性無食欲症と同じく精神療法や薬物療法が必要である．精神療法のなかで自己効力感を回復し，自尊心を取り戻すことが重要である．体型や体重，食事に対する誤った態度や行動に対しては，認知行動療法が有効である．また過食エピソードのきっかけを分析し，他のコーピングを代わりに用いるなどの工夫も役に立つ．薬物療法として，SSRI が過食エピソードにある程度有効との報告もある．身体管理では，電解質異常に気をつけるべきである．嘔吐が激しい例では低カリウム血症に起因する不整脈による突然死の危険性があるので注意を要する．死亡率は神経性無食欲症よりも低いが，抑うつ状態が強く逸脱行動の目立つものには自殺の可能性もある．

5 ひきこもり

1. 概要

「ひきこもり」は疾患名ではなく，多くの要因によって起こるひとつの社会生活の状態であり，本人が自由に選べる対処行動様式であるとする考え方もある．それゆえひきこもりには，通常の心性の延長線上にあるものから，障害に基づいた精神病理とみなされるものまで幅広く含まれている．1990年代になってから日本で急速に社会現象化してきた．「ひきこもり（hikikomori）」は日本から発信された青年期の問題として海外のメディアではローマ字表記されており，オックスフォード英語辞典にも収録された．

ひきこもりの定義は，「様々な要因の結果として社会的参加（義務教育を含む就学，非常勤職を含む就労，家庭外での交遊など）を回避し，原則的には6ヵ月以上にわたって概ね家庭にとどまり続けている状態（他者と交わらない形での外出をしていてもよい）を指す現象概念」（厚生労働省研究班，2010）である．したがってひきこもりは，単一の疾患や障害の概念ではない．また種々の精神障害を排除する概念でもない．そのため，ひきこもりの実態は多彩であり，個々の事例によってその様子はたいへん違う．

ひきこもりには，たとえば精神疾患や発達障害によるひきこもりのように，生物学的要因が強く関与している場合もある．また，明確な疾患や障害の存在が考えられない場合もある．いずれにせよ何らかの「生活のしづらさ」があり，そこから回避するようにひきこもりをはじめたり，挫折感を伴う体験や心的外傷となる体験が引き金となってひきこもりに陥ったりするのである．ひきこもりは何らかの困難に相対したときの対処行動様式であ

り，そこで仮の安定を得ることができるが，しかしそこからの脱出が難しくなる．ひきこもりの長期化は，近年，社会問題化している．

2. 疫　学

平成22年度の一般の若者を対象とした内閣府の推計では，広義のひきこもりは70万人，ひきこもりに親和性のある人は155万人いるのではないかと推測されている．広義のひきこもり群のうち男性が66％で，30歳代が46％であった．一方，相談機関を対象とした厚労省研究班の平成14年度の実態調査では，平均年齢は27歳，男女比は男性77％，女性23％．家庭内暴力が合併するものが2割，家族との関係が悪いものが4割で，不登校の経験者が3分の1いた．一般に10歳代，20歳代のうちにひきこもり状態となる者が多いが，30歳代になってひきこもる者もある．

3. 分　類

「ひきこもり」は従来，精神障害によるひきこもりと非精神障害性のひきこもりに2大別されてきたが，平成22年度の厚労省研究班の報告では，以下の3群に分類されている．これらの3群は主診断が異なり，そのためにそれぞれに応じたアプローチが必要となると考えられている（表3）．

従来，精神障害によらないひきこもりは，狭義の精神疾患を有するために生じるひきこもり状態と区別して，「社会的ひきこもり」と呼ばれてきた．「社会的ひきこもり」の定義は，「20代後半までに問題化し，6ヵ月以上，自宅にひきこもって社会参加しない状態が持続しており，ほかの精神障害がその第一の原因とは考えにくいもの」（斎藤環）とされ，精神障害を第一の原因として持たないものと定義されている．「社会的ひきこもり」は精神疾患ではないが，精神保健の重要課題である．またこのタイプのひきこもりの長期化，高年齢化が近年問題となってきている．精神

表3　ひきこもりの3分類と支援のストラテジー

第1群　統合失調症，気分障害，不安障害などを主診断とするひきこもり
・薬物療法などの生物学的治療が不可欠ないしはその有効性が期待される．
・精神療法的アプローチや福祉的な生活・就労支援などの心理−社会的支援も同時に実施される．

第2群　広汎性発達障害や知的障害などの発達障害を主診断とするひきこもり
・発達特性に応じた精神療法的アプローチや生活・就労支援が中心となるもの．
・薬物療法は発達障害自体を対象とする場合と，二次的障害を対象として行われる場合がある．

第3群　パーソナリティ障害（ないしはその傾向）や身体表現性障害，同一性の問題などを主診断とするひきこもり
・精神療法的アプローチや生活・就労支援が中心となるもの．
・薬物療法は付加的に行われる場合がある．

（著者により一部改変）

障害に起因するひきこもりについてはその基礎障害について参照していただくこととして，ここからの記述は，精神障害を認めない「社会的ひきこもり」を念頭に置いて述べることとする．

4. 要　因

ひきこもりをもたらす要因は，以下の3つの側面から検討されている．しかし実証的なデータはいまだ乏しく，臨床的な印象から推論されたものである．

（1）パーソナリティ要因

自分の意思を表現し，他者の意見も聞くというコミュニケーションの訓練が幼い時から不足していることが多い．自己のこだわりが強く，欲求不満耐性が低く，他者に働きかけて問題を克服しようとする積極性に乏しい．自己決定をすることに不安をもつ．

（2）家庭・養育環境要因

親，とくに母親が過保護・過干渉で幼少時期より自ら求めることなく与えられてきた．また，ときには，自らが求めないものを与え

られてきた．学校場面では，不登校やいじめ体験をもつものも多く，失敗や挫折の体験が多い．

(3) 社会的・経済的要因

社会に参入する段階に至って，自己評価が傷つけられる機会が増え，傷つきを回避してひきこもりに至るものが多い．現代の少子化社会を迎え，子どもを扶養することができている親世代の経済的豊かさも要因となっている．また，現実的な対人関係を持たずとも，インターネットなどのバーチャルな空間のなかで疑似的な社交的関係を持てる社会的環境も寄与していると思われる．

5. 状態像

筆者の印象として，一世代前の「対人恐怖」は対人的・対社会的な自己の形成をめぐってのものであったが，そこには現実の自己と理想の自己との間での強い葛藤がみられた．しかし現代の「ひきこもり」は，やはり対人的・対社会的自己の形成不全がみられるものの，その病理はむしろ対自的な自己の不全を伴い，葛藤よりもむしろ退避が前面に現れている．このような人たちは，内的矛盾を深いところに抱え込んだまま，長く続くとりあえずの時期を，葛藤回避的な「小さな聖域」にしがみつこうとしている人たちのように思える．そのような内的矛盾とはどのようなものであろうか．

ひきこもりの人たちには，深い悲しみ，ひけめ，絶望感が認められる．しかしその裏返しの自己顕示もまた状況によっては突出する．逆の言い方をすれば，本来の自己肯定を得られなかったがために，強い虚無感を抱かざるを得なくなっているのかもしれない．彼らは自己表現が苦手であり，人とのかかわり方に自信がない．人と争うことを避けようとする一方で，自分の流儀への固執があり，高すぎるプライドを持ち，傷つくことへの恐れが強い．そのために，他者とのかかわりそのものが困難な状況を強いるものとして受け止められる．彼らは他者からの干渉を嫌うが，やはり他者を求めており，ネット上などのバーチャルな人間関係に頼る者もいる．

ひきこもりの人たちは，自己への無力感，罪悪感を持っている．しかし孤立感，焦燥感，不安感，苦悶感がつのったときに，追いつめられた気持ちから家族や周囲への責任転嫁を行い，他者非難へと向かうこともある．自暴自棄になって，攻撃的な言動を起こしてしまうときもある．しかし日常生活は家族に頼ることが多く，家族に対しての罪悪感も強い．生活は自分の流儀を押し通そうとし，睡眠リズムは不規則となりがちである．

> **症例　踏み出せない！**
>
> 21歳，男性．
>
> 家族は，専門職をしている父親と専業主婦の母親と2歳年上の姉がいる．小さい頃から成績は良くて，長男ということもあり，かわいがられて育てられた．もともと神経質で，場所が変わると眠りにくいようなところもあった．母親が教育熱心で，中学受験をしたが，姉が合格した第1志望の中学の受験に失敗し，意に沿わない学校に入学した．友だちになじめず，やがて学校も休みがちになり，中学2年生から不登校となった．高校は通信制の高校に入学し，単位数は取って卒業した．しかし大学には進学せず，自宅での生活を続けた．インターネットゲームに熱中し，昼夜逆転の生活になった．やがて気持がふさぎこんだり，何となく不安になったりしたため，家族に連れられて近くの心療内科を受診した．
>
> 投薬を受けたが生活の様子は変わらず，通院は中断した．夜間にコンビニに行ったり，本屋に行ったりする以外に外出をせず，以後も自宅での生活が続いている．

6. 見立て

「ひきこもり」の定義を満たすような状態であれば，それは精神保健福祉の対象となる．初期に本人に会うことが困難であるため診断は難しいが，精神疾患に基づいたひきこもりであるのかどうかを鑑別することがまず重要である．ひきこもりの見立ての段階で，精神障害の有無の評価をできるだけ早く行うべきである．また，暴力などの危険な行為のために緊急対応が必要であるかどうかが，当初の見立てのもうひとつのポイントとなる．

7. 援　助

精神障害によるひきこもりに対しては，基礎にある障害に応じた治療が必要となる．障害に応じて，抗精神病薬，抗うつ薬，抗不安薬などによる薬物療法が行われる．また，精神療法的アプローチも行われる．

非精神障害性ひきこもりの場合は，粘り強いかかわりが必要となる．本人が最初から治療の場に現れることは少ない．そこでまず家族への支援を行い，家族との関係づくりを行う．家族をエンパワメントすることで援助の礎を築く．家庭への訪問を行うアウトリーチ型の支援も必要となることがある．やがて本人に接触できたならば「安全な関係」を作ることで治療関係に導く．継続的に関係づくりをしながら，援助のために必要なアセスメント（見立て）を行う．そこで情報を得て，これからどういう援助を行っていくべきかを作り上げる．

その際に，利用できる諸機関の連携を通して，それぞれの人に合った援助システムを構築していくことが求められる．本人を支える社会的ネットワークを築き上げていくことになるが，ひきこもりが定義上，社会的参加のない状態をいうことを考えれば，このネットワークの構築が治療ということにもなる．

援助は短期の目標から始めて，最終目標へと進めていく．なぜ引きこもっているかよりも，いまの状態を変えるためにどんな手立てがあるかを具体的に考えていく．そのための本人の自発性・自主性の発露を支援することになる．心理的な援助としては，個人カウンセリング，デイケアなどのグループ活動，SST，認知行動療法などが行われる．また，家族に対しての家族療法や心理教育も有用である．

14 てんかん

POINT
① 脳の障害によって起こる病気である
② けいれん発作だけでなく精神症状や性格の変化をきたす
③ 薬物療法が中心である
④ 原因となる脳病変や内科的疾患がある場合はその治療が優先される
⑤ 多くの職種が協力して包括的医療が必要である

1 てんかんとは

　てんかんは,「突然に出現する発作を主な症状とする病気で,脳の突発性律動異常(脳波検査で,てんかん異常波として出現する)を呈する脳疾患」である.

　突然に出現する発作についても多くの型が存在する.①意識の減退・喪失,②筋緊張の興奮・過剰によるけいれんやミオクロニーや意識消失による脱力などの失立発作,③知覚の変化などの嗅覚異常や視覚刺激で生ずる発作,④自律神経症症状,⑤気分,情緒や思考の変化があり,多彩な症状を呈する.

　「てんかんは発作を起こす病気である」と考えてしまうことが多いが,脳疾患であるためにてんかんの経過で精神症状の出現や性格の変化も起こる.精神科の広い領域に関連する疾患であり,小児医学領域でてんかん発作が十分に治療されていても,精神科的な治療が必要なてんかん患者が思春期以降に受診することも多い.精神科におけるてんかん治療・援助については,てんかん発作の治療だけではなく,精神症状や性格の変化についても理解している必要がある.

2 てんかんの分類

　これまではてんかんを素質的要因が多い「真性てんかん」と脳器質的原因が明らかな「症候性てんかん」に区分し,前者を原発性・一次性・中心脳性,後者を続発性・二次性・局所性と呼んでいた.しかし,症候性てんかんの原因として,出産時における脳障害,頭部外傷,脳腫瘍,脳感染症や高齢者の脳血管障害があり,現在ではてんかんを起こしている病気の診断が重要であり,てんかんの原因を明らかにして,原因疾患を治療することが大切である.

　てんかんの薬物療法は,原因疾患の治療と併行して行われるが,発作の型により使用薬剤は異なる.発作の型を診察場面において確認できることは稀である.家族,教師や看護スタッフの適切な観察が診断の決め手になることも多い.発作に合わない薬物療法は症状を悪化させることもあるので注意が必要である.

　てんかん発作の分類で広く用いられているのは,表1のてんかん発作の国際分類である.てんかん発作を臨床発作症状と,発作時の脳波像,および発作間欠時の脳波所見の3つか

表1　てんかん発作の国際分類（ILAE, 1981）

```
Ⅰ. 部分（焦点性）発作
   A. 単純部分発作
      1. 運動
      2. 感覚（体性感覚，視覚，聴覚，嗅覚，
         味覚，眩暈）
      3. 自律神経性（上腹部不快，顔面蒼白，
         紅潮など）
      4. 精神（言語障害，記憶障害，認知障害，
         感情障害，錯覚，幻覚など）
   B. 複雑部分発作（意識消失を伴う）
      1. 単純部分発作で始まり続いて意識障害
         がおこるもの
      2. 発作の始期に意識障害を示すもの
   C. 部分発作で全汎発作に発展するもの
      1. 単純発作で起始
      2. 複雑部分発作で起始
      3. 単純部分発作から複雑部分発作に，つ
         いで全汎発作に発展するもの
Ⅱ. 全般発作（痙攣性および非痙攣性）
   A. 1. 欠神発作
      2. 非定型欠神発作
   B. ミオクローヌス発作
   C. 間代発作
   D. 強直発作
   E. 強直間代発作
   F. 脱力発作
Ⅲ. 分類不能てんかん発作（資料不完全ないし不十
   分のため）
```

ら，Ⅰ. 部分発作（一側半球の限局した部分の異常興奮により始まる発作），Ⅱ. 全般発作（左右対称性発作，局所起始性でない）に大きく二分し，さらに上記の分類に相当しないⅢ. 分類不能てんかん発作に区分されている．

3　てんかんの発作

てんかんの主症状は各種の発作である．さらにてんかん性性格の変化と精神病状態も臨床場面においてはよく認められる．

1. 強直・間代発作（大発作）

昔から，よく知られているてんかん発作である．突然意識を失い，全身の筋肉が強く収縮する強直けいれんで始まり，拮抗筋が交代しての収縮である間代けいれんに移行する．発作後1～2分で全身の筋肉が弛緩して終わる．この間，呼吸は止まりチアノーゼが出現する．発作時に転倒したり，舌をかんだり，外傷を生じる可能性がある．意識はすぐに戻ることが多いが，もうろう状態や睡眠に移行することもある．

2. 欠神発作（小発作）

意識が突然数秒間中断し，行動が停止する．発作が終われば同じ行動を続ける．数秒間放心状態で，目つきが空虚になる．瞬間的な記憶の空白，めまい感などとして自覚することもあるが，本人も周囲の人々も発作に気付かないことも多い．脳波では3ヘルツの棘徐波結合が特徴である．主に学童期に認められ，成人になれば起こらなくなる．知的な発達障害もないことが多い．

3. 部分発作

部分発作のうち，意識障害を伴わないものを「単純部分発作」，伴うものを「複雑部分発作」という．限局性脳損傷によるもので，焦点発作ともいわれる．脳の局在に関連した症状が出現するために，症状は極めて多彩である．

(1) ジャクソン型発作

脳の病変部に対応した肢体部の筋攣縮あるいは間代性けいれんが出現し，発作波が拡がっていくのに従ってけいれんが近隣部位に波及していく．たとえば，右上肢のけいれんが起こり，顔面，右下肢の順に波及しさらに左半身にもけいれんが波及して全身性けいれんとなるだけでなく，意識を消失して大発作に移行する．

(2) 自律神経発作

発作性に頭痛，腹痛，動悸，めまい，呼吸困難など自律神経症状を示す．

(3) 運動発作

限局性のけいれんのほかに頭や身体を回転させたり，奇声を突然発したりする．

(4) 精神運動発作

病変が側頭葉にあることが多く，一般的には側頭葉てんかんと呼ばれることが多い．錯覚，幻覚が認められることが多く，周囲の事物が大きく見える巨視や変形して見える変形視など視覚に関連したものが多い．また，はじめて経験する場面なのによく知っている場面である感じがするといった「既視感」や日頃よく見なれている場面なのに始めて経験すると感じる「未視感」といった体験異常が出現することもある．感情の障害として，悲哀ないし不快感，不安ないし恐怖感などが多いが，快感や恍惚感の出現するものもある．さらに，硬い異様な感情表出や興奮状態が見られることもある．

(5) 感覚発作

閃光や暗点などの要素性視覚発作は後頭葉てんかんで認められる．不快な臭気として現れる嗅覚発作，不快な音や高度な音楽が幻聴として一過性に現れる聴覚発作，変な味がするとか金属の味がするといった味覚症状を訴えることもある．

4. 発作重積状態

発作が延長するかまたは反復して発作間の回復がない状態である．一般には30分以上の発作の延長や反復であり，24時間に3回の全般化けいれんがあると重積状態であると考え治療を行う．抗てんかん薬を中断した時に多い．

4 てんかん患者にみられる精神症状と性格変化

てんかん患者の精神症状は，発作に関連して生じる場合，発作の間欠時に生じる場合とてんかんに罹患したという心理・社会的な要因により生じる場合が考えられる．てんかん発作のタイプを脳波検査と発作型から診断し治療を行うと同時に精神症状の治療を行う必要があり，注意を要する．

1. 発作前の精神症状

いらいらして易刺激的になったり，不機嫌，気分変調を示す．数時間から数日間続くが，発作が消失するため，発作が起こる前兆でもあるので注意を要する．

2. 発作時の精神症状

前述の自律神経発作，精神運動発作や感覚発作が相当する．幻覚症状を生じることが多いため，妄想や不安・恐怖などの神経症様症状に発展することもあるので注意を必要とする．

3. 発作後の精神症状

発作後のもうろう状態であり大発作のあとに続いて生ずることが多い．持続時間は，数十分から数日にわたるなど環境・治療状態など個人差が大きい．意識変容，不安，焦燥，興奮が起こりやすいが，幻覚・妄想状態を呈することもある．

4. てんかんによる精神病様幻覚・妄想状態

てんかんが長い経過をとっている間に脳の機能的，器質的変化が生じたために発作間に出現すると考えられている．精神運動発作と違って始まりと終わりがはっきりせず，持続時間が一般に長い．

5. 性格・行動の異常

全てのてんかん患者に生じるわけではないが，古典的には気まぐれ，自己中心的，疑い深い，攻撃的，行動が緩慢，思考がまわりくどい，冗漫といった特徴が指摘されてきた．情動や行動と関連が深い側頭葉，大脳辺縁系に機能障害をもたらす側頭葉てんかんに比較

的出現しやすいことが明らかにされてきている．

> **症例** 側頭葉てんかん
>
> 17歳，女性，特別支援学校・高等部通学中．
>
> 母子家庭．2歳の時に熱性けいれんを生じるまでは，精神および身体の発達の遅れは認めなかった．熱性けいれん出現後から視線が合わなくなったり，口をモグモグするような自動症が現れ出した．呼びかけには返事をすることもあり，母も小学校の先生も意識があると思っていた．
>
> しかし授業中もぼんやりしたり，記憶も不確かで数時間前のことを忘れているため，小児科を受診した結果，側頭葉てんかんの診断を受けた．
>
> 薬物療法を開始してからは，集中できるようになっていた．しかし，中学校3年生に進級してから，怒りっぽくなったり「友達が悪口を言っている」と話したり，教室から飛び出して階段から飛び降りようとしたりする行動が出現し，さらに母親に対しても暴力を振るうようになり，小児科から精神科に紹介された．

6. てんかん患者の神経症様状態

てんかん患者では不安，抑うつ，ヒステリーなどの神経症様症状がよく認められる．うつ症状について考えてみると，発作前の精神症状，発作時の精神症状やてんかんに罹患したことに対する心理・社会的な要因などが原因となりうる．

5 診断のための観察ポイント

てんかんの症状は多彩である．まず，発作の様子を詳細に知っておかなければならない．ただ，診察場面においててんかん発作を観察することは稀である．過呼吸，睡眠賦活，光刺激やある種の薬剤で発作を誘発することもある．発作を起こす状況や発作の型については，本人ならびに発作を目撃した人々から詳細に聴取することが必要である．特に，援助者の観察から得られる情報は，治療法に関する大きな助けになる．

1. 病因

脳腫瘍などの器質的疾患の場合には，外科的治療など原因の治療が優先される．特に成人になってはじめて起こるてんかん発作は脳腫瘍を疑う必要があり，CTやMRI検査が必要である．低血糖症や水中毒による低ナトリウム血症によるけいれん発作についててんかんとして治療されていることが少なくない．抗てんかん薬の血中濃度を測定するときに生化学検査も同時に施行しておいたほうがよい．

2. 発作のタイプ

発作のはじまりの症状が観察されていないことが多い．ジャクソン型てんかんの場合，「どこの部位から生じたのか」ということから病巣が特定できることもある．「目や頭がどの方向を見ていたのか」，「発作後に麻痺が残っていたか」なども充分に観察しておく．

3. 発作の出現する場面

どんなときに起こりやすいか，きっかけとなることがなかったかを詳細に聞く．「発作は睡眠中に起こるのか，覚醒している時に起こるのか」，「寝不足や疲労はなかったか」，「発作の起こる数日前から変わったことはなかったか」などは発作のタイプを知る上で重要で

ある．

特殊な刺激が発作の誘発になることもある．テレビてんかんがよく知られるが，こども達が人気のテレビ番組放映中にけいれんや意識障害を生じ入院した例が存在し，強烈な光刺激が原因であると考えられている．また，音刺激も発作の誘因となりうる．Elマウスは聴覚刺激により発作を生じることが実験的にも確かめられている．ヒトでもある曲のメロディの一部にさしかかったときに発作を起こす場合もある．

4. 発作と検査に関する注意

てんかんは薬物療法により発作が認められなくなっていることも多い．しかし，脳波異常が持続していることも多い．小発作についてはこどもに見られやすいが発達とともに消失することも多く，脳波検査と発作の型を比較しながら薬物療法を適切に行うことが重要である．CTスキャンやMRIは症候性てんかんの診断に必要で，真正てんかんと診断されていたものが実は症候性てんかんであった例も多い．

6 てんかん患者の心理的問題

てんかん患者の悩みとしては発作，社会の無理解，結婚，就職，抗てんかん薬の副作用や治療，および対人関係など数多い．このことは，診察や相談場面において本人・家族の心理的・社会的問題で浮かびあがってくることが多い．

1. 発作の直接関与する問題

発作が直接関連する心理的問題については，発作時における身体への損傷を含めた物理的な影響，発作前後における身体・精神的な不安定さ，発作が出現することに対する不安などをあげることができる．発作の経験で外傷を伴ったとしても，発作時に意識を消失しているために発作から改善したときに始めて体験することが多い．発作がいつ起こるか不安で本人・家族は外出を控える，人との付き合いなどの社会体験を敬遠するなど，孤立する傾向がある．そのことが，患者の意欲を損なうことも多い．さらに，てんかんがいつ治るのか，また治らないのかという将来への不安は欲求不満，意欲低下や劣等感につながり，生活全般に影響をおよぼすことも多い．

2. てんかんと診断されたことへの社会的不安

患者・家族ともに「てんかん」と診断されたときに不治の病であると絶望的な気分になることが多い．周囲の「てんかん」に対する理解が不十分であり，いまだに不適切な扱いを受けることもある．患者はその心理的負担のために病気の理解や治療に対する意欲がなくなり，社会生活になじめなくなることも多い．さらに自分に対して劣等感や無気力感にまでおよび，精神病様症状まで発展することがある．重要なことは，社会的制約と周囲の無理解が本人に影響を及ぼし，社会への不適応を起こしていることである．

3. 対人関係の問題

てんかん患者の性格変化については側頭葉てんかんで認められ，行動障害のために社会・生活において問題を呈することもある．しかしながら，全てのてんかん患者に性格の変化が生じる訳ではない．てんかんの多くは小児期に発症することが多く，家族や学校の生活環境において行動制限や保護的環境の下で過ごすことが多くなる．思春期までに人格形成すべき時期であるのに，保護的環境で過ごすことによって，家族・教師に対して依存的となったり攻撃的になり未熟な人格が形成されやすいといわれている．

7 てんかんに伴う社会的な問題

てんかんに関しては，前述の心理学的問題とともに社会的な問題についても社会生活上において重要である．

1. 乳幼児期から学童期の問題

てんかんの発症は小児期に多いことがこれまでの疫学調査で報告されている．発作以外に，精神遅滞や運動障害，行動障害を伴うこともある．最初にてんかん発作が起こった時には，家族とともに医療機関を受診する．診察の結果に基づいて医師が家族に告知を行うが，医師の考え方が家族のてんかんへの理解に大きく影響する．てんかんがあるから精神遅滞であると思い悩む家族も少なくない．医療関係者はてんかんの告知について，家族が不安を持たないように説明すべきである．

学校の選択については，てんかんの頻度・危険性，運動能力・行動異常，および親の希望を総合的に検討して教育委員会で決定される．平成18年度より特別支援教育が開始され，子どもが生き生きと楽しく生活できる教育を目的としている．家族，行政，教育，医療の協力が重視されつつある．

2. 就労・運転・欠格事由

就労については，八木の「てんかんの包括的分類基準」（表2）を挙げる．てんかんを有する人が就職困難となる大きな理由は，発作の頻度が月1回以上，てんかん発作による受傷歴，身体的あるいは知的な障害の合併が考えられる．そのために発作を生じ転倒しても危険がない職場環境の設定や障害の程度や本人の能力に応じた職種の選択が必要である．

就労と関係がある問題として，いろいろな資格・免許において欠格事由が定められている．

運転免許については，平成13年道路交通法改正に伴って，てんかん患者について絶対

表2 てんかんの包括的分類基準（八木，1986）

第1群	5年以上発作なく，重複障害（身体，知能，精神医学的）はないが，軽度で充分な職業能力をもつ人．
第2群	3年以上発作なく重複障害を考慮しても，充分な職業能力をもつ人．
第3群	発作消失3年以下で，発作による危険性や重複障害を考慮しても職業能力をもつ人．
第4群	発作頻度月5〜6回以上であるか，発作回数はそれ以下であっても発作自体危険を伴う場合で，重複障害を考慮に入れても保護就労なら可能な人．
第5群	発作頻度が週数回以上か，あるいは頻度が少なくても危険な発作であるか，重複障害を有し，自立生活が困難で軽度から中等度の他人の介護を要する人．
第6群	発作頻度が日に数回以上か，あるいは発作頻度が少なくても重複障害のため，全日常生活が他人の介護を要する人．

的欠格事由は廃止されている．ただし，「発作が再発するおそれがないもの．発作が再発しても意識障害及び運動障害がもたらされないもの並びに発作が睡眠中に限り再発するものを除く」とされており，医療関係者・福祉関係者はてんかんの状況について熟知している必要がある．資格・免許の制限は，自己または他者に被害をもたらすことを防ぐための規制であるが，てんかんと診断を受ければその程度を問わず全ての人を一括して認めないということであり，職業選択の自由を損ない就労意欲をなくす理由となる．てんかんの病状を見極め，適切な就労指導をすることがこれからは要求されることになろう．

8 てんかんの治療と看護

治療はてんかん発作の抑制と社会における生活における指導・看護が中心となる．

1. 薬物療法

てんかん発作の原因となるてんかん性異常

波を直接消失することのできる薬物は存在しない．てんかん性異常波を減少させるために，症候性てんかんには，まず原因となる疾患の治療が必要である．薬物療法も発作を抑制し，てんかん症状が拡がらないようにすれば，てんかん異常波の出現を減少することができれば日常・社会生活は可能であると考えて行っている．

（1）代表的な薬物

てんかんの治療に使用される薬物は数多いが，代表的なものにはフェニトイン，バルビツール系の薬物（フェノバルビタール），ベンゾジアゼピン系の薬物（ニトラゼパム，クロナゼパム），カルバマゼピン，バルプロ酸などがある．発作の型により用いられる薬剤は異なる．部分発作については，第一選択薬としてカルバマゼピン，フェニトイン，第二選択薬としてフェノバルビタール，クロナゼパムが使用される．全般発作についてはバルプロ酸やゾニサミドが使用されることが多い．欠神発作には，バルプロ酸かエトサクシミドが使用されることが多い．患者に最適であるものを選択することで，発作を抑制し，かつ長期間の服用によっても副作用が最低限にとどまるように注意する必要がある．現在では，てんかん薬の血中濃度の測定が施行しやすくなったために，臨床症状の変化と照らし合わせながら，最適な薬物量を調節しやすくなってきている．また，難治性のてんかんに対して，クロバザム，ガバペンテン，トピラマート，ラミクタール，レベチラセタムが開発され効果を示している．

（2）副作用

フェニトインによる歯肉の増殖が多いが，口腔衛生により悪化は防ぐことができる．小脳の運動失調については，抗てんかん薬の変更で改善する可能性があるため，神経学的な検査に努めるべきである．

2．生活指導

（1）服薬

てんかんの治療は薬物療法が中心になるため，規則正しい服薬について指導するのが最も重要である．発作がない，旅行時に忘れたり，副作用が出現したときに服薬が中断しやすい．服薬中断時にてんかん発作が重積化することも多く，たとえ服薬せずにいて発作がなかったからといっても，規則的に服薬を指導する必要がある．

（2）睡眠

睡眠不足はてんかんを誘発しやすい．徹夜での仕事や過労については避けるように説明し，十分な睡眠を取れるような生活設定の指導を必要とする．

（3）食物

発作の誘因となる食物はないが，抗てんかん薬の吸収を阻害したりする果物がある．医師，薬剤師は薬物の吸収動態について説明する必要がある．飲酒については発作を誘発し，薬物との相互作用で副作用を増加させる可能性がある．

（4）運動

過激な運動は，過労や過呼吸をきたし発作を誘発する危険がある．しかし，学校における体育や一般のスポーツを一律に禁止する必要はない．水泳についても，水泳中に脳波異常が軽減するという報告もある．発作が生じたときに危険があるスポーツについては教師，看護者や援助者が注意する必要がある．

（5）職業の選択

発作が出現したときに本人に危険が及んだり，他者に危険が及ぶような仕事は避けるべきである．運転手や消防士など，本人のみならず事故や事件の場合には両者ともに生命の危険があり指導上において十分に本人に説明する必要がある．

9 てんかんの包括的治療

　てんかんの治療については，発作の診断・治療を行うのは医師としての責務であるが，発作の治療だけではなく合併する精神・神経症状や社会的な心理まで要求されることになる．そのため，原因となるてんかん発作の治療，合併した症状の治療，てんかん患者の心の悩みや社会問題を総合した視点から見直す必要がある．ガムニット（Gumnit）が言うように「医師，心理士，看護師，ソーシャルワーカーや専門的な技術者が有機的に協力しあい，てんかんをもつ人の複雑多岐な問題を解決するための多面的，学際的チーム医療」とした包括的治療が要求されることになる．

　日本てんかん学会においても満留らが「小児てんかんの包括的治療ガイドライン」として，発作の抑制だけにとどまらず，日常生活，学校生活における管理，心理的なサポートに関する包括的ガイドラインを作成している．しかし，てんかんは乳幼児期に発症して成人期まで及ぶことが多い．小児科医から精神科医へ主治医が変更したり，行政上においては児童福祉から精神保健福祉関係のケースワーカーに変更になるケースも多い．学童期のてんかんの状態については学校の教師が的確に出現時期や発作の型を把握していることもある．

　主治医や担当者の変更だけで，治療が中断する可能性もある．多職種が協力しあえるような包括的治療がてんかん患者にも地域社会にとっても望まれている．

15 睡眠関連疾患

POINT
①睡眠関連疾患は約80種類ある
②不眠や過眠は症状であって病名ではない
③症状の原因を探ることから医療は始まる
④精神疾患の発症予防・治療において睡眠の視点が重要である
⑤睡眠保健指導の知識はあらゆる医療関係者にとって必須である

1 睡眠に関連する用語の使い方

英語のsleep disordersの日本語訳として**睡眠障害**という用語が使用されるのが通常である．しかし，sleep disordersは後述するように国際分類で約80種類ある睡眠に関連した疾患の総称である．日本語で用いられている**睡眠障害**は，必ずしもsleep disordersの意味として用いられず，**不眠**という症状とイコールのように用いられたり，**閉塞性睡眠時無呼吸症候群**という疾患を意味したりしている．とにかく睡眠と関係していそうだから**睡眠障害**と呼んでおこうというような曖昧かつ誤解を招く使用もはびこっている．本書ではsleep disordersの日本語訳を**睡眠関連疾患**とするが，世間では**睡眠障害**とされていることに注意が必要である．さらに，sleep disordersの意味として用いられていない**睡眠障害**という言葉に惑わされないことも重要である．

2 ヒトはなぜ眠るのか？

なぜ人生の3分の1も眠るのだろうか？睡眠中に活動が低下する脳と活動が亢進する脳とがある．つまり，脳を眠らせる機構と覚醒させる機構とは別で，脳が脳を眠らせているのである．眠りは単に起きていない状態ではなく，眠っている間にいろんなことをする．残念ながら現代医学では未だ分かっていないことも多いが，睡眠について考えてみよう．

睡眠に関する本（専門書・一般書）は数多く出版されており，それだけ睡眠に関する関心が高いといえる．しかし，睡眠をおろそかにしていないだろうか？　日本人の平均睡眠時間は年々短くなって，多くの人が慢性の睡眠不足状態になっているが，睡眠が不足するといろんな弊害が生じる．一方で睡眠に関する病気（睡眠関連疾患）で悩んでいる人も少なくない．睡眠関連疾患で生じる症状の1つが夜間**睡眠の質の低下**であり，睡眠の質の低下を自覚する主観的症状が**不眠**である．**睡眠の量の不足**と質の低下は同じではない（対処法も違う）が，量の不足が質の低下を招く場合もある．睡眠の量の不足or/and睡眠の質の低下による弊害の一部を**表1**に示す．これらの弊害を知れば，睡眠の必要性・重要性も理解できる．

表1 睡眠の量の不足 or/and 睡眠の質の低下による脳・心・身体への影響

- 脳機能への影響：集中力の低下，注意維持の困難化，記憶・学習能力の低下
- 心の健康への影響：感情制御機能の低下，創造性・意欲の低下，モラールの低下
- 身体の健康への影響：免疫力の低下，循環器系機能の低下，身体回復機能の低下，運動能力の低下，生活習慣病の増加
- 行動への影響：朝食欠食，遅刻・欠席の増加，居眠り，事故・けが

3 睡眠のメカニズム

睡眠と覚醒を調節する機構には大きく分けて2つある．1つは**ホメオスターシス**でもう1つが**生体リズム**である．ホメオスターシスとは，起きている時間が長くなればなるほど睡眠の必要性が増加することであり，生体リズムは生体時計によって調節される．朝になると目覚め，お昼過ぎに少し眠くなり，夕方には眠気がなくなり，そして夜に眠くなるのは**生体時計**の働きによる．生体時計の主時計は視交叉上核にある．

眠りの種類には大きく分けて2つある．1つは**レム睡眠**で，急速眼球運動（Rapid Eye Movement）の頭文字をとってREM睡眠と言う．レム睡眠でないのが**ノンレム睡眠**で，浅いノンレム睡眠と深いノンレム睡眠がある．深いノンレム睡眠は疲労回復に必要と考えられている．レム睡眠の脳波は浅いノンレム睡眠に似ている．レム睡眠では目がキョロキョロ動くとともに，抗重力筋の筋緊張が低下する．ノンレム睡眠でも夢をみるが，よりストーリー性のある夢はレム睡眠でみる．レム睡眠中の夢で，いろんな行動をしても筋緊張が低下しているので，夢の内容が行動化することはない．目がキョロキョロ動くのは夢を反映しているのかもしれない．レム睡眠中に記憶の整理（選別して固定）が行われていると推測されている．一晩の睡眠は，浅いノンレム睡眠で始まり深いノンレム睡眠を経てレム睡眠に至る．ノンレム睡眠からレム睡眠に至る1つの睡眠周期は80分から110分であり，一晩に4～5回繰り返す．深いノンレム睡眠は主として一晩の睡眠の前半に生じ，レム睡眠は朝方になるほど増加する．典型的な一晩の正常な睡眠経過を図1に示す．

4 睡眠に関連する疾患

精神疾患の分類には世界保健機関（world health organization；WHO）が作成したICD-10（International Statistical Classification of Disease and Related Health Problems Tenth Revision）とアメリカ精神医学会（American Psychiatric Association）が作成したDSM-IV-TR（Diagnostic and Statistical Manual of Mental Disorders, Fourth Edition, Text Revision）がある．それぞれにおける睡眠関連疾患の分類を表2, 3に示す．睡眠関連疾患の分類には，ICD-10とDSM-IV-TR以外にアメリカ睡眠医学会（American Academy of Sleep Medicine）が作成したICSD（International Classification of Sleep Disorders）があり，現在用いられているのは第2版（ICSD-2）である．睡眠医学の専門家は主としてこの分類を用いる（表4）が，それぞれに長所短所があり，今後も改訂が続

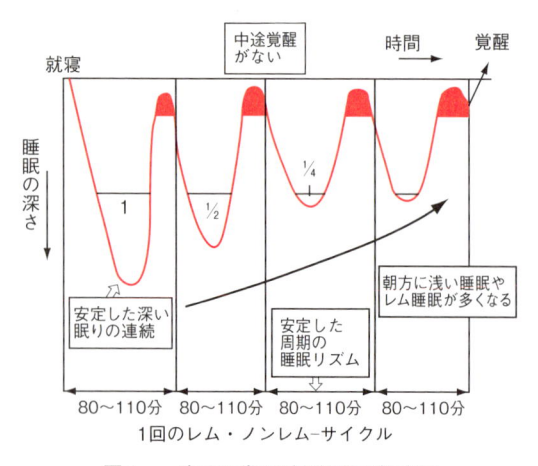

図1 一晩の正常な睡眠経過の模式図

けられる.

　睡眠関連疾患は，ICSD-2 の分類で約 80 種類ある．国際分類では，「睡眠関連呼吸障害群」のように病態生理がある程度確立された疾患群から，「不眠症群」のように，他の疾患群を鑑別したうえで症状を中心に集められた疾患群まであり，それぞれに診断基準がある．しかし，臨床では患者の症状から，その原因を探ることが重要である．つまり，〇〇病であるかどうかの前に，この症状の原因は何だろうと考えることが必要である．夜の睡眠と昼間の覚醒は 24 時間レベルで表裏の関係にあるので，夜間の睡眠を悪くする病気は，日中の眠気を生じさせる．ここでは，「不

表 2　ICD-10 における睡眠関連疾患*の分類

非器質性のものは精神および行動の障害（F コード）に，器質性のものは神経系の疾患（G コード）に分類されている．
F5　生理的障害および身体的要因に関連した行動症候群
　　F51　非器質性睡眠関連疾患
　　　　F51.0　非器質性不眠症
　　　　F51.1　非器質性過眠症
　　　　F51.2　非器質性睡眠・覚醒スケジュール障害
　　　　F51.3　睡眠時遊行症（夢中遊行症［夢遊病］）
　　　　F51.4　睡眠時驚愕症（夜驚症）
　　　　F51.5　悪夢
　　　　F51.8　他の非器質性睡眠関連疾患
　　　　F51.9　非器質性睡眠関連疾患，特定不能のもの
G2　錐体外路障害及び異常運動
　　G25　その他の錐体外路障害及び異常運動
　　　　G25.8　その他の明示された錐体外路障害及び異常運動
　　　　　　　　下肢静止不能症候群
G4　挿間性及び発作性障害
　　G47　睡眠関連疾患
　　　　G47.0　睡眠の導入及び維持の障害（不眠症）
　　　　G47.1　過度の傾眠（過眠症）
　　　　G47.2　睡眠・覚醒スケジュール障害
　　　　G47.3　睡眠時無呼吸
　　　　G47.4　ナルコレプシーおよびカタプレキシー
　　　　G47.8　その他の睡眠関連疾患
　　　　G47.9　睡眠関連疾患，特定不能のもの

*他の教科書では睡眠障害とされている．

表 3　DSM-IV-TR における睡眠関連疾患*の分類

1. 原発性睡眠関連疾患
・睡眠異常
　　原発性不眠症
　　原発性過眠症
　　ナルコレプシー
　　呼吸関連睡眠障害
　　概日リズム睡眠障害：睡眠相後退型・時差型・交代勤務型
　　特定不能の睡眠異常：レストレスレッグズ症候群
・睡眠時随伴症
　　悪夢障害・睡眠驚愕障害・睡眠時遊行症
　　特定不能の睡眠時随伴症：レム睡眠行動異常症
2. 精神疾患に関連した睡眠関連疾患
　　「…Ⅰ軸またはⅡ軸の障害…」に関連した不眠症
　　「…Ⅰ軸またはⅡ軸の障害…」に関連した過眠症
3. 睡眠関連疾患
　　「…一般身体疾患…」に関連した睡眠関連疾患
　　　不眠症型・過眠症型・睡眠時随伴症型・混合型
　　物質誘発性睡眠関連疾患
　　　不眠症型・過眠症型・睡眠時随伴症型・混合型
　　　中毒中・離脱中

*他の教科書では睡眠障害とされている．

表 4　ICSD-2 における睡眠関連疾患*の分類

8 つのカテゴリーに分類され，カテゴリーごとに細分類されている
1. insomnias（不眠症群）：11 の細分類
2. sleep related breathing disorders（睡眠関連呼吸障害群）：12 の細分類
3. hypersomnias of central origin（中枢性過眠症群）：12 の細分類
　　not due to a circadian rhythm sleep disorder, sleep related breathing disorder, or other cause of disturbed nocturnal sleep（概日リズム睡眠障害，睡眠関連呼吸障害，あるいは夜間睡眠障害を引き起こすその他の原因によらないもの）
4. circadian rhythm sleep disorders（概日リズム睡眠障害群）：9 の細分類
5. parasomnias（睡眠時随伴症群）：15 の細分類
6. sleep related movement disorders（睡眠関連運動異常症群）：8 の細分類
7. isolated symptoms, apparently normal variants, and unresolved issues（孤発性の諸症状，正常範囲内と思われる異型症状，未解決の諸症状）：9 の細分類
8. other sleep disorders（その他の睡眠関連疾患）

*他の教科書では睡眠障害とされている．

眠を呈する疾患」「日中の眠気を呈する疾患」「睡眠中に異常行動や異常運動が生じる疾患」「生体時計の乱れが原因となる疾患」に分け，また「精神疾患と睡眠」について概説する．

5 不眠を呈する疾患

不眠は，「寝つけない」「途中で目が覚める」「早朝に目が覚める」「熟睡できない」などの主観的症状である．「不眠症」とは症状名であって「腰痛症」や「腹痛症」と同様に客観的原因が明らかな病名ではない．不眠の原因を探ることなく「不眠症」という病名をつけ睡眠導入薬を処方するのみでは医療とは言えない．「眠れません」という訴えの原因を探り，背景因子を検討することが重要である．

夜眠れないことは，誰もが経験する．「暑くて眠れない」「騒音で眠れない」「腰痛で眠れない」「明日は大事な仕事があるからと緊張すると眠れない」「長い昼寝をしたために眠れない」など，種々の原因で一過性の不眠が生じる．不眠という症状を引き起こしやすい**素因**として交感神経系が亢進しやすい性格がある．急性に不眠を引き起こす**促進因子**として環境の変化や心理的ストレスがある．不眠を慢性化させる**永続因子**として，不眠を恐れて早く眠ろうと努力する間違った対応がある．この3つの因子を多面的に評価することが正しい治療に繋がる．

1. 精神生理性不眠症

不眠に対する過度の不安が生じ，眠ろうと努力しすぎるために，不眠を慢性化させる病態を**精神生理性不眠症**と呼び，いわゆる慢性不眠症の多くがこれにあたる．不眠により日中にも集中力や意欲の低下・倦怠感や不定愁訴が生じる．読書中や会議中など眠ろうと努力する意識がない状況下では居眠りをする（居眠りはできる）のが特徴的である．つまり，眠るための脳の機能が故障しているわけではなく，認知のゆがみや間違った生活習慣によって眠る機能を邪魔しているわけである．よって，邪魔を取り除くのが正しい治療となる．不眠が慢性化する前には，何らかの**促進因子**が関与する．意外と多いのが「入院していつもより早く寝るように言われても眠れない」ために睡眠導入薬を処方されたのがきっかけになる場合である．最初に睡眠導入薬を処方する時は，不眠を慢性化させない配慮が重要である．

> **症例　眠れません！**
> 50歳，女性，大卒，書道教室講師．夫と息子との3人暮らし．几帳面で，万事順調にいかないと気になる性格．高血圧で治療中．息子が就職し早く起きなければいけないので早く眠らなければいけないと思いだしてから入眠困難出現．眠ろうと努力すればするほど頭が冴えてきて眠れない．眠れなければどうしよう．夜が来るのが怖いとまで思うようになり，近医受診．睡眠導入薬が処方され一時軽快したが，薬を飲まないと眠れないことにこだわりだし，「落ち着かない感じ」が出現．「やはり眠れない．原因は何なのか？根本から治したい」と訴え，睡眠導入薬が追加されると不安が高まり，症状は悪化．医療機関を転々とした後に精神科を受診．

提示した症例の初診時の横断的診断は，**精神生理性不眠症**である．しかし，不眠の原因は多因子であり，不眠という症状が不安を高めて不眠を悪化させる場合も少なくない．几帳面な性格が**素因**としてあり，息子の就職に伴う生活変化が**促進因子**となったのであるが，更年期の女性である．更年期は生物学的・心理的・社会的に多くの因子が心身に影響を与え，のぼせなどの身体症状が不眠の原因となることも多い．女性の更年期は閉塞性睡眠時無呼吸症候群の頻度が増加する年齢でもある．

高血圧や糖尿病などの生活習慣病と不眠は密接に関連し，身体疾患の治療薬が不眠の原因となる場合もある．

精神生理性不眠症に対する治療の第一選択は**認知行動療法**（cognitive behavior therapy; CBT）である．本格的CBTの奥は深いが，そのエッセンスの1つは「眠れないと大変なことになるという間違った認知を正す」ことである．従来，良い眠りのために必要な正しい睡眠習慣に対して**睡眠衛生**という用語が使用されているが，睡眠習慣指導に加えて適切な（簡易）認知行動療法を含めた治療を**睡眠保健指導**（sleep health treatment; SHT）と呼ぶことを提唱する（**表5**）．SHTは不眠に対する治療だけではなく，栄養・運動指導とともに，脳と心と眠りの健康のために，あらゆる人に対して必要であり，医療・保健に携わる誰にでもできることである．ぜひ身につけてほしい．

不眠の主な原因を**表6**に示す．不眠の原因のうち，ICSD-2の8つのカテゴリーの不眠症群に含まれるのは最初の適応性睡眠障害から10番目の身体疾患による不眠までである．睡眠関連疾患のほとんどが不眠の原因となりうることに留意すべきである．不眠を主訴とする閉塞性睡眠時無呼吸症候群に対して安易に睡眠導入薬を投与すると症状を悪化させることに注意が必要である．

2．レストレスレッグズ症候群
（restless legs syndrome; RLS）

ICD-10では，G25に分類され，下肢静止不能症候群と訳されている．むずむず脚症候群と訳されることもあるが，RLSの症状の主体は「むずむずする」という異常感覚よりも「じっとしていられない」運動異常であることに注意が必要である．

RLSとは，①脚を動かしたくてたまら

表5　睡眠保健指導（SHT）

1. 自分に必要な睡眠時間を知る（必要な睡眠時間を削らない） 睡眠日誌図（図2）をつける：毎日同じ時間帯で同じ時間眠る規則的な睡眠習慣が理想． 休日の睡眠時間が平日より2時間以上長い場合は，平日の睡眠時間が不足している． 休日も平日もほぼ同じで，日中眠くて困らない睡眠時間が，自分に適している． 2. 必要以上に早く就床しない（必要以上の睡眠時間をとろうとしない） 無理に早く寝ようとはしない． 日中眠くて困らなければ，睡眠は足りている． 3. 毎日同じ時刻に起きる（必要な起床時刻を決める）． 朝および日中に十分な太陽の光を浴びる：生体時計を調節するのは朝の光刺激． 決めた起床時刻と必要な睡眠時間から適切な就床時刻を知る． 規則正しい食生活・軽い運動をこころがける． 4. 必要であれば，昼寝を有効的に活用する（12時～15時の間に15～30分まで） 15時以降（特に夕食後）は居眠りをしたり仮眠をとらない． 5. 寝室環境を整える（防音・遮光・適切な温度と湿度など） 自分にあった寝具を選ぶ． 夕方以降は，間接照明などにして部屋を暗めにする． 遅くまでテレビやコンピューターを使用するのを避ける．	（夜間の光刺激は生体時計を後退させる） ペット・子供は別の部屋で寝かせる（日本では無理な場合も多い）． 6. 眠りを自然に招く自分なりの習慣を身につける（無意識な「入眠儀式」が大切） 適切な運動・入浴・食事と，入眠までのいつもの慣習を守る． 環境（場合によっては適度な音楽や香りなどを利用）の工夫によってリラックスする． 7. 眠りを邪魔する習慣を改善する 寝床以外の場所で眠ることは止める． 眠くない時に頑張って眠ろうとしない（眠くなってから寝床に入る）． 夕方以降に，刺激物（カフェイン・タバコなど）の摂取を止める． 寝室で長時間テレビを見たり読書をしたりするのは止める． 寝室で今日やり残したことや明日しなければいけないことを考えるのは止める． （寝る2時間前までの短時間，気になる事を書いて明日にまわすのも1つの方法） 寝つけない時や途中で目が覚めたときに時計を見るのは止める． （寝床から見えるところに時計をおかない） 8. 適切な薬物療法 眠るためのアルコールは，睡眠の妨げとなる． 必要なときは，睡眠導入薬などを正しく利用する．

表6 不眠の原因(いくつかが重なりあっていることも多い)

1. 適応性睡眠障害
   ストレスによる急性の不眠.
2. **精神生理性不眠症**
   一過性の入眠困難がきっかけとなり,眠ろうと懸命に努力しすぎるために寝つけないが,比較的単調なことをしているときは眠ることができる.
   寝室とか睡眠に関連する活動に対して条件づけられた覚醒が生じる.
3. 逆説性不眠症
   主観的に重度の不眠を訴えるが,客観的には顕著な睡眠の障害がない.
4. 特発性不眠症
   小児期に発症し原因が特定できない持続する不眠.
5. **精神疾患による不眠**
   統合失調症・うつ病・神経症・広汎性発達障害などによる不眠.
6. **不適切な睡眠衛生**
   不規則な生活や間違った生活習慣による不眠や日中の過度の眠気.
   精神生理性不眠症と重なる場合も少なくない.
7. 小児期の行動性不眠
   養育者のしつけが不適切なために生じる不眠など.
8. **薬剤による不眠**
   身体疾患の治療薬が不眠の原因となる場合も少なくない.
9. **物質(アルコールや麻薬など)依存による不眠**
   慢性使用が慢性の不眠を生じさせる.
   使用の中止(離脱)による不眠が物質依存の原因の1つになることもある.
10. **身体疾患による不眠**
    身体疾患そのものが不眠を生じる.
    身体疾患の症状(痛みや痒さなど)による不眠.
11. 環境因性睡眠障害
    暑さ・寒さ・騒音・明るさなどの環境に由来するもの.
    ベッドパートナーの睡眠関連疾患(いびきや体動)によるものもある.
12. **概日リズム睡眠障害**
    生体時計の乱れによる夜型の生活(睡眠相後退症候群)など.
    体温・血圧・ホルモン分泌などの日内変動が同調しなくなることもある.
    「時差ぼけ」は急性の概日リズム睡眠障害である.
13. その他の睡眠関連疾患
    睡眠関連運動異常症(レストレスレッグズ症候群など).
    睡眠関連呼吸障害(閉塞性睡眠時無呼吸症候群など).
    睡眠時随伴症(レム睡眠行動異常症など).

なくなる衝動(urge to move)が,通常は脚の不快感を伴って生じ,②じっとしているときに出現・悪化し,③脚を動かすことによって症状が軽減あるいは消失し,④夕方や夜になると出現・悪化しやすい症候群である.つまり,「夜間に眠ろうとして床につくと,しばらくして脚の深部にむずむずするような表現しにくい不快な感覚が生じ,脚をじっとしていられなくなるために,脚をもぞもぞ動かしたり,起き上がって歩き回ったりするので,入眠が極度に妨げられる疾患」である.その本質は「むずむずする異常感覚」ではなく「じっとしていらない運動異常」であることを決して忘れてはいけない.

一次性(家族性)RLSでは,45歳以前に発症することが多い.二次性(症候性)RLSは,より高年で発症し,その基礎疾患としては,鉄欠乏性貧血・慢性腎不全・透析・妊娠・薬剤性などがある.重症になると,あまりの苦痛や睡眠の質低下のために,強い不安や抑うつ・倦怠感を呈し,自殺念慮が生じることもあるが,この状態を精神疾患と間違ってはいけない.逆に,元々不安障害がある場合の落ち着きのなさや,身体表現性障害による異常感覚の訴えをRLSと混同してはいけない.

治療としては,鉄欠乏性貧血がある場合や血中フェリチン値が低い場合は鉄剤の投与を行う.規則正しい生活や適度の運動を行い,カフェイン・アルコールを避け,鉄の豊富なバランスの良い食事が有効な場合もある.他の薬物療法として,ドパミン系作動薬が有効であるが,正しい診断の上で,通常パーキンソン病で使用する量より少ない量から始めることが重要である.

6 日中の眠気を呈する疾患

日中の過剰な眠気（excessive daytime sleepiness; EDS）は過眠とも呼ばれるが，**主観的眠気**と**客観的な眠りやすさ**と**客観的に覚醒が維持できない状態**は微妙に異なることに注意が必要である．そもそも sleepiness は眠りやすさであって主観的眠気ではない．慢性の EDS は，主観的に眠気として感じられなくなることがあり，その場合は事故やケアレスミスを引き起こしやすい点で最も注意が必要である．

4で述べたように，夜の睡眠と昼間の覚醒は 24 時間レベルで表裏の関係にあるので，夜間の睡眠を悪くする病気は，EDS を生じさせる．つまり，**表6**で示した主観的不眠を引き起こす疾患の多くは，客観的にも夜間の睡眠の質を低下をひき起こし，EDS の原因となりうる．しかし，EDS の最も多い原因は夜間の睡眠の質の低下ではなく，**睡眠の量の不足**かもしれない．**2**で述べたように，日本人の平均睡眠時間は年々短くなって，多くの人が慢性の睡眠不足状態になっている．眠気は気合だけでは克服できないのは明白であり，睡眠時間をおろそかにしてはいけない．睡眠の量の不足を十分自覚できずに EDS を主訴とする疾患を**睡眠不足症候群**と呼ぶ．睡眠不足の状態で起きているためには交感神経系の興奮が必要であり，過剰な興奮は**過覚醒状態**を招き，その結果が夜間の睡眠の質を低下させ，**主観的不眠**やうつ病の原因となるかもしれない．自殺対策の重要性が叫ばれているが，うつ病や**不眠**対策以上に**睡眠不足**対策が焦眉の急かもしれない．夜型の不規則な生活の結果 EDS を訴える患者も少なくない．**3**で述べたように，睡眠と覚醒のリズムは生体時計によって調節されている．不規則な生活は，各種の生体リズムの調和を乱し，同調機構を壊してしまう．**睡眠保健指導**（SHT）の重要性をここでも強調したい．

身体疾患・精神疾患や薬剤によって引き起こされる日中の眠気にも注意が必要であり，不眠と同じようにいくつかの原因が重なって EDS がひきこされている場合も少なくない．

夜間の睡眠の量の不足がなく，生体リズムの大きな乱れもなく，夜間の睡眠の質が若干低下しているけれど，それだけでは説明できない EDS を生じさせるのがナルコレプシーである．

1. ナルコレプシー（narcolepsy）

ナルコレプシーは，従来精神科の診療対象となることが多く，後述する閉塞性睡眠時無呼吸症候群と同様に，「精神障害の診断・統計マニュアル」である DSM-IV-TR にも記載されている（DSM-5 ではさらに詳細に記述されている）が，ICD-10 では，G コード（神経系の疾患）に分類されている．精神疾患か非精神疾患かを議論することに意味はない．脳と心と眠りは密接に関係しており，精神を扱うためには脳と心と眠りの知識が不可欠である．

ナルコレプシーは，**日中の過剰な眠気**を特徴とする中枢神経系の神経疾患で，普通なら眠らないような状況でも突然眠ってしまう（睡眠発作）．短時間の居眠りで眠気が軽快するが，すぐにまた眠くなるのが特徴的である．笑ったり，怒ったりした（大きく感情が動いた）ときに膝や首に力が入らなくなる情動脱力発作（カタプレキシー）が特徴的である．脱力の程度は様々で，倒れたり，頭が垂れてしまったりするものから，言葉のもつれや手のわずかな脱力までいろいろである．日中の過剰な眠気が先に生じて情動脱力発作は後から出現したり，必ずしも伴わないものもある．他にも，寝入りばなに幻覚をみたり（入眠時幻覚），金縛りにあったり（睡眠麻痺），昼の眠気にもかかわらず夜中に熟睡できなかったり（夜間熟眠障害），眠ったまま行動を起こして記憶のない現象（自動症）が生じることがあり，

てんかんとの鑑別が重要となる.

診断のために**終夜睡眠ポリグラフ検査**（polysomnography; PSG）と**反復睡眠潜時検査**（multiple sleep latency test; MSLT）が施行されるが，必ずしも明確に診断できない症例もあり，確定診断は総合的かつ適切な臨床判断による．近年オレキシン（ヒポクレチンともいう）の機能低下の関与が注目されている．

治療としては，日中の過剰な眠気に対してはメチルフェニデートやモダフィニルなどの中枢神経刺激剤を，情動脱力発作にはクロミプラミンなどの三環系抗うつ薬を用いるが，中枢神経刺激剤の**有害な使用**や**依存症候群**は社会的問題である．夜間熟眠障害に対して睡眠導入薬を使用することもあるが，薬物療法だけではなく生活習慣の工夫や仮眠の有効活用を含めたSHTも重要である．

2. 閉塞性睡眠時無呼吸症候群（obstructive sleep apnea syndrome; OSAS）

現在OSASを精神疾患と考える人はいないであろう．しかし，OSASの症状は**夜間の睡眠分断**と，そのための**日中の過剰な眠気**であり，主観的熟眠困難や原因不明の日中の倦怠感で精神科を受診する場合もあるし，精神疾患にOSASが併存することも少なくない．OSASによる不眠や抑うつ気分の訴えに対して**うつ病**と診断して睡眠導入薬を処方すると症状は悪化する．肥満・口蓋扁桃肥大・下顎後退などにより上気道が狭くなっていると，睡眠中にさらに狭まっていびきや一時的な呼吸停止を引き起こす．上気道抵抗増大のために胸腔内圧陰圧が増大して生じる覚醒反応が睡眠中に頻回におこり，夜間の睡眠分断や日中の眠気が生じる．加齢により増加し，特に女性の場合は更年期以降に増加する．

睡眠1時間あたりの無呼吸/低呼吸の回数を**無呼吸低呼吸指数**（apnea hypopnea index; AHI）とびOSASの重症度指標として用いられることが多い．OSASでは日中の過剰な眠気や抑うつ気分が生じるがその程度がAHIと相関するとは限らない．AHIが必ずしもOSASの重症度を反映しているわけではないことに注意が必要である．近年OSASを身体疾患としてAHIのみで評価しAHIという数値を治療しようとする傾向があるが，脳と心と眠りの視点を無視したOSAS診療は十分とは言えない．逆に精神科診療に携わる人もOSASを十分に知らなければいけない．

治療としては，上気道を狭くしている原因に対する治療（口蓋扁桃摘出手術や体重減量など）や経鼻的持続陽圧呼吸療法（continuous positive airway pressure; CPAP）などが行われる．

症例　眠いです

28歳，男性，システムエンジニア，身長168cm，体重90kg．1人暮らし．高校時代から授業中によく居眠りをするようになり，20歳頃から笑うと足の力が抜けたり全身の力が抜けたりするようになった．22歳で就職後，日中の眠気がさらに強くなり，突然眠ってしまうようなことが生じた．また，寝入りばなに泥棒に入られる幻覚が出現し，意識はあるのに体が動かないといったことが出現するようになった．某病院内科を受診し精査を受けたが異常は指摘されず，神経科に紹介されてナルコレプシーと診断されメチルフェニデートの服用を開始した．1年前から仕事によるストレスと不規則な生活が日中の眠気を増悪させるようになり，メチルフェニデートが40mg/dayまで増量されても効果が得られなくなってきたために紹介されて来院．

高校時代からの眠気と情動脱力発作を疑う現病歴から，ナルコレプシーと診断するのは難しくないかもしれない．しかし，単に薬物

療法を施行するだけで，SHTを行わないと，就職後の多忙による睡眠不足が症状を増悪させ，薬物の不適切な増量を招く．実際に本症例では，平日の睡眠時間が1時から6時の5時間で，休日は2時から12時まで眠っていた．また，いびきの有無を問うと，ガガーッという大きないびきとともに目が覚めることを自覚していた．結果的に本症例は，閉塞性睡眠時無呼吸症候群＋ナルコレプシー＋睡眠不足症候群と診断され，CPAPと必要最小限のメチルフェニデート服用とSHTにより症状は軽減したが，多忙な職場環境は変わらず，夜型・不規則な生活習慣の改善は不十分であった．

7 睡眠中に異常行動や異常運動が生じる疾患

夜間の睡眠中あるいは覚醒と睡眠との境界の状態で起こる望ましくない身体現象を総称して，parasomnias（パラソムニアあるいは睡眠時随伴症と訳される）と呼び，**ノンレム睡眠から生じる覚醒障害**，**通常レム睡眠に関連するパラソムニア**，**他のパラソムニア**に分類される．レストレスレッグズ症候群・周期性四肢運動異常症・律動性運動異常症・睡眠時歯ぎしりなど，睡眠中に主として単純な異常運動を呈する疾患群は，**パラソムニアの重要な部分集合を構成する**が，ICSD-2では，**睡眠関連運動異常症**として，別分類されている．

1. 覚醒障害（arousal disorders）

睡眠中に生じる部分的な覚醒で，覚醒する過程の何らかの障害と考えられ，**錯乱性覚醒**，**睡眠時遊行症**，**夜驚症**の3つがある．主として小児期に発症し，夜間睡眠の最初の1/3の深いノンレム睡眠中に発現するのが典型的である．そのほとんどが思春期までに軽減・消失するので，積極的な治療の必要はなく，本人も周囲の家族も不安に思わないことが一番大切である．エピソードの際に完全に起こすことは困難なので，無理に起こさないほうが良いと考えられる．徐々に回数が増えていくような場合は，てんかんを鑑別する必要が生じる．成人になってからの発症もまれながらあり，その場合は，心理社会的なストレスや葛藤が大きく関与していることが多い．

錯乱性覚醒は，いわゆる寝ぼけの状態が数分からときには数時間にも及ぶ状態で，言葉や動作が緩慢で，質問に対する反応は著しく鈍い．**睡眠時遊行症**は，夢遊病・夢中遊行とも呼ばれるが，夢体験を伴わないので睡眠時遊行症と呼ぶべきである．睡眠中に突然起きあがり，うつろな表情で視線を動かさず，数分から数十分の間，目的のない行動をする．**夜驚症**は，恐怖の叫び声や泣き声で始まり，強い不安や激しい体動と自律神経系の著明な変動（発汗，頻脈，呼吸促迫など）を伴う．

悪夢は，通常レム睡眠中に生じるので，一晩の睡眠の後半に生じやすく，また覚醒を伴うので恐ろしい夢の内容を覚えているのが，覚醒障害とは異なる．

2. レム睡眠行動異常症
（REM Sleep behavia disorder; RBD）

RBDは，夜間睡眠中に生じる複雑な異常行動で，寝言や寝具をまさぐる行為などの軽度の場合から，起きあがって家具などと衝突して負傷したり，傍らで寝ているベッドパートナーを蹴飛ばしてけがを負わすなどの激しい場合まである．RBDの異常行動は，筋緊張の消失を伴わないレム睡眠の時期に限って出現するという特徴がある．レム睡眠では，身体の姿勢を保つための四肢や体幹の筋肉の緊張が抑制されているので，夢として激しい精神体験をしても，それに関連した身体活動は生じないが，RBDの場合には，この筋肉を抑制するしくみになんらかの異常が生じ，夢の体験が実際の行動となって現れると考

覚醒させると見当識は保たれており，異常行動に相当する夢体験を想起できることが，夜間せん妄と大きく異なる点である．夢が悪夢的であるほど激しい行動が出現し，心理社会的ストレスにより悪夢が生じることでRBDが発症・増悪することがある．男性高齢者でみられることが多く，神経変性疾患（特にパーキンソン病）との関連に注意が必要である．

治療としては，クロナゼパムが異常行動や悪夢の軽減・消失に有効である．心理社会的ストレスへの対処や異常行動によるけがなどを予防するための寝室環境の工夫が重要である．

8 生体時計の乱れが原因となる疾患

3で述べたように，睡眠と覚醒を調節する重要な機構の1つが生体リズムであり，生体リズムは生体時計によって調節される．ほぼ1日に相当する24±4時間のリズムを概日リズムと呼び，生体時計の機能障害による睡眠関連疾患を総称して**概日リズム睡眠障害**と呼ぶ．

人は，時間の手がかりが全くなくなった状態（例えば実験地下壕）では，睡眠覚醒リズムが24時間より長くなる．これを自由継続（フリーランニング）リズムと言うが，生体時計の本来もっている内因性リズムと考えられる．24時間を周期とする昼夜の明暗リズムが存在する環境下で，24時間を越える内因性リズムを24時間に同調させる機構が働く．同調因子（同調するために必要な刺激）として食事や運動や社会的接触なども関与しているが，光が最も重要である．夜の光は睡眠覚醒リズムの位相を後退させ（生体時計による眠りやすい時間帯を遅寝遅起きの方向にずらす），朝の光は位相を前進させる（生体時計による眠りやすい時間帯を早寝早起きの方向にずらす）．

生体時計の同調機構に何らかの障害があり，通常の社会生活の環境下で，24時間を越える睡眠覚醒リズムを呈し，入眠時刻・起床時刻が徐々にずれていくのが，**自由継続型**（非同調型：以前は非24時間睡眠・覚醒症候群と呼称していた）である．24時間の周期は保たれているが，睡眠時間帯の位相が社会的に望ましい時間帯に比べ後退し，遅寝遅起きパターンを元に戻せないのが**睡眠相後退型**（睡眠相後退障害：以前は睡眠相後退症候群と呼称していた）で，逆に極端な早寝早起きパターンで支障が生じるのが**睡眠相前進型**（睡眠相前進障害：以前は睡眠相前進症候群と呼称していた）である．外界の時計と個体の時計がずれるため，必要なときに眠れない症状（不眠）や起きなければいけない時に起きられない症状（過眠）が出現する．睡眠日誌図（**図2**）が診断に有用である．

一過性の概日リズム睡眠障害としては，**時差型**〔時差障害：いわゆる時差ぼけや**交代勤務型**（交代勤務障害）〕がある．

9 精神疾患と睡眠

精神疾患に不眠や日中の眠気などの睡眠関連症状がみられる頻度は極めて高い．睡眠関連症状に気をつけることが，精神疾患の早期発見に繋がる（睡眠は脳と心のバイタルサイン）．また，普段から健康な睡眠習慣を心がけることが精神疾患の発症・再発予防に繋がるだけではなく，心身の健康向上・生活の質向上に繋がる（睡眠は脳と心の栄養）．

1. 統合失調症

統合失調症の発病初期や症状の再燃・増悪に際して，重篤な入眠困難などの不眠が多くみられる．昼夜逆転や不規則な睡眠覚醒リズ

睡眠・覚醒リズム表

氏　名	
記入者	

年	月

	(午前) 0　2　4　6　8　10　(午後) 0　2　4　6　8　10　12	気分 -2 -1 0 +1 +2	日常行動	<記載しなくても けっこうです>	
1日（　）				:	:
2日（　）				:	:
3日（　）				:	:
4日（　）				:	:
5日（　）				:	:
6日（　）				:	:
7日（　）				:	:
8日（　）				:	:
9日（　）				:	:
10日（　）				:	:
11日（　）				:	:
12日（　）				:	:
13日（　）				:	:
14日（　）				:	:
15日（　）				:	:
16日（　）				:	:
17日（　）				:	:
18日（　）				:	:
19日（　）				:	:
20日（　）				:	:
21日（　）				:	:
22日（　）				:	:
23日（　）				:	:
24日（　）				:	:
25日（　）				:	:
26日（　）				:	:
27日（　）				:	:
28日（　）				:	:
29日（　）				:	:
30日（　）				:	:
31日（　）				:	:
特記事項					

眠りの状態　ぐっすり眠った　うとうとしていた　眠らずに床についていた　床についていなかった

気分の状態　(＋2) 絶好調　(＋1) 好　調　(0) 普　通　(－1) 少し悪い　(－2) ひどく悪い

日常行動　日常生活で特に変化のあった事を記載して下さい。(例えば①アルバイトに行き始めた　②夏休みが始まったなど)

図2　睡眠日誌図(例)

ムがみられることもある．

PSGでは，急性増悪期には，入眠潜時（就床してから寝つくまでの時間）の延長・総睡眠時間（眠った時間の合計）の減少・中途覚醒の増加・レム睡眠の割合の減少・深いノンレム睡眠の著しい減少ないしは欠如がみられると言われている．**深いノンレム睡眠の減少**は，統合失調症に特有の所見ではないが，病勢の推移によって変化すると言われている．

統合失調症の不眠の治療としては，深いノンレム睡眠を減少させる睡眠導入薬よりも，深いノンレム睡眠を増加させる薬剤が適しているかもしれないが，十分な検証は行われていない．

統合失調症では肥満を生じている人が少なくない．肥満と睡眠導入薬の服用により，閉塞性睡眠時無呼吸症候群（OSAS）を併発する可能性は重要な課題で，OSASの併発が，無為・自閉症状の増悪因子になるかもしれない．

2．気分障害

単極性うつ病の90％以上で，入眠困難・中途覚醒・早期覚醒などの不眠がみられる．PSGでは，入眠潜時の延長・総睡眠時間の減少・中途覚醒の増加・**深いノンレム睡眠の減少**に加えて，早朝覚醒が特徴的である．覚醒した後に強い抑うつ症状が生じるのが典型的である．典型的な単極性うつ病の場合は，レム睡眠が出現する割合は正常であるが，レム睡眠潜時（寝ついてから最初のレム睡眠がみられるまでの時間）が短縮し，レム密度（レム睡眠中の急速眼球運動の頻度）の増加がみられると報告されている．

双極性気分障害の場合は，不眠だけではなく，過眠を呈する場合も少なくない．躁病においても不眠傾向を示すが，多幸感があって不眠を苦にしない場合が多い．

うつ病の不眠に対する治療として，レム睡眠の活動性が亢進していると考えると，レム睡眠の抑制作用がある三環系抗うつ薬を就寝前に服用するのが効果的かもしれないが，深いノンレム睡眠を増加させる抗うつ薬が有効かもしれない．躁病の不眠には鎮静作用の強い薬物が有効であるが，生体リズムに影響するリチウムの服用が効果的かもしれない．うつ病に対する治療として行われる断眠療法や高照度光治療器の使用も生体リズムの正常化が期待される．

3．季節性気分障害（冬季うつ病）

毎年，秋から冬にかけて日照時間が短くなると，ゆううつで無気力になり，過眠と炭水化物を中心とした過食の症状が，日照時間が長くなる春から夏まで続く，特殊なうつ病である．日照時間の短縮が原因であると考えられる場合は，高照度光治療器を使った治療が有効である．

4．精神神経症

精神神経症では，不安や恐怖による緊張が続いているため，持続性の精神生理性不眠症とほぼ共通した心理的背景をもって，不眠がみられる．

精神神経症でみられる不眠の治療としては，原疾患の治療が基本となるが，表5で示したSHTが重要である．

10 スリープ・リテラシーを向上させよう

「寝なくても死なない」とか「睡眠は無駄な時間だ」あるいは「居眠りするのは気合が足りないせいだ」との声をよく聞く．また「眠れないことにこだわり続ける人」や「日中に眠気を感じても異常と思わない人」がいる．精神医学は脳と心の学問であり，医学的問題であると同時に社会的問題である．同様に，良い睡眠は脳と心にとって不可欠なものであると同時に，個人・地域・学校・職場・社会

の活性化のために極めて重要なものである．睡眠に関する関心は高まり，多くの情報が流れているが，正しい睡眠の知識を持っていただきたい．睡眠に関する正しい教育は，医療関係者に限らず，全国民にとって必須のものであるにもかかわらず，精神医学の教育の中で軽視されてはいないだろうか？

　繰り返しになるが表6に示したSHTの知識と実践および啓発は，脳と心と眠りの健康のために，あらゆる人に対して必要であり，医療・保健に携わる誰にでもできることである．ぜひ身につけてほしい．

16 治　療
（1）身体的治療

POINT
①身体的治療について，患者に説明できること
②治療の副作用について理解すること
③治療の状況を通して，患者の状態について推測できるようになること

1 身体的治療とは

　精神医療における身体的治療とは，生物学的医療とほぼ同じ意味であり，人の精神の生物学的次元に働きかけてさまざまな精神の障害を治療する方法の総称である．

　精神科医療において，一般的に治療は身体的治療と心理的治療にわけて説明されている．この教科書でもこの二つの治療は別の章で扱われる．しかし，精神科医療においては身体的治療と心理的治療は決して独立に行われるものではなく，相互に深い関連性のもとに総合的に行われていることを理解したうえで，それぞれの治療法について学ばなければならない．

1. 学習の目標

　コメディカルスタッフが身体的治療について学ぶことの目標は，以下のとおりである．

（1）身体的治療について，患者に説明できること

　精神科医療においては，病気に対する理解が十分でないために，患者が治療の必要性を感じていない場合がある．権威を背景にした医師からの強い説得のみでは患者による積極的な治療への参加を得ることは困難である．また医師の立場は基本的には症状を軽減させる，というところに力点がおかれている．それに対しさまざまな場面で患者と接触しているコメディカルスタッフが，患者自身のかかえている障害（生きづらさ）を軽減するというリハビリテーションの視点から，身体的治療の必要性について患者に説明することは患者自身の治療意欲に大きな影響を与えるのである．

（2）治療の副作用について理解すること

　副作用は治療継続の妨げとなるだけでなく患者自身のQOLを強く低下させるものなので，十分に把握しなければならない．本来は医師が副作用をまず把握すべきことであるが，実際にはコメディカルスタッフによって発見されることが多い．このことの理由としては，コメディカルスタッフの方が患者と接する時間が長い，ということの他に，医師がみる患者の姿はあくまで診察室場面のものであるのに対し，コメディカルスタッフは日常生活の場面において患者をみることができるということがある．

（3）治療の状況を通して，患者の状態について推測できるようになること

　コメディカルスタッフが関わる患者について，医師を含むカンファレンスが丁寧に実施される場合は別であるが，通常の臨床現場においてそのような機会はないことの方が多い．

そのような場合，治療の状況を通して患者の状態が推測できるようになることが必要である．例えば同程度に活動性の低い患者であっても，賦活作用の強い薬が投与されている場合と鎮静効果の強い薬が投与されている場合では，患者の内的な状態は異なっていると推測され，リハビリテーション的働きかけも異なるものにしなければならない．

2. 身体的治療の概要

精神疾患患者の身体的治療として，これまでに発熱療法，持続睡眠療法，インスリンショック療法，電気けいれん療法などさまざまな方法が開発されてきた．

しかし有効性と副作用のバランスから，現在の一般的な医療で用いられているものは薬物療法と電気けいれん療法の二種類である．

この章では主に薬物療法と電気けいれん療法について述べる．

2 薬物療法

人の精神に影響を与える薬（広義の向精神薬）を投与することによって精神疾患の治療を行う方法である．精神科疾患以外の他の多くの疾患においても主要な治療法であるが，先に述べたとおり精神科薬物療法を行うにあたっては，先に述べたような配慮が必要である．

1. 薬物療法の歴史

精神疾患患者に対してアヘンなどを用いて治療することは19世紀以前から行われてきた．19世紀になってからは睡眠薬による治療も行われるようになった．しかしこれらはいずれも精神機能全般を抑制する，非特異的な薬物療法であった．精神機能の一部に特異的に変化をもたらすことを目指す近代的な向精神薬療法は1950年代ラボリ（Laborit, H）やドレ（Delay, J）によって統合失調症の治療薬としてクロルプロマジンが開発・応用されたことが最初である．その後さまざまな薬物が開発され，現在では統合失調症以外のさまざまな精神疾患も薬物療法の対象となるようになり，精神科治療の中心的な方法である．

2. 薬物の概要

精神疾患の治療に用いられる薬は，主として脳に作用して人の精神活動に影響を与える薬（広義の向精神薬）であるが，その他に向精神薬の副作用を抑える薬や特別な場合に用いられる薬がある．

現在用いられる薬物の分類は以下の通りである．これは主な適応となる疾患・状態によって薬物を分類したものであるが，必ずしも薬物の分類と実際の使用状況が一対一対応でないことに注意が必要である（抗うつ薬が投与されているからといって，その患者がうつ病であるとは限らない）．

① 抗精神病薬
② 抗うつ薬
③ 気分安定薬
④ 抗不安薬
⑤ 睡眠薬
⑥ その他：抗てんかん薬，抗パーキンソン薬，中枢神経刺激薬，抗酒薬，認知症治療薬など．

このうち抗てんかん薬，中枢神経刺激薬，抗酒薬，認知症治療薬についてはそれぞれの疾患について述べられるので，この章では触れない．

3. 抗精神病薬

1）抗精神病薬とは

強力精神安定剤（メジャートランキライザー major tranquilizer）あるいは神経遮断薬（ニューロレプティクス neuroleptics）と呼ばれることもある．主に統合失調症の治療に用いられるが，躁病の興奮，うつ病の強い不穏・焦燥にも適応される．その他の多くの精

神障害（器質性・症状性精神障害，精神作用物質による精神障害，神経症性障害，パーソナリティ障害など）でも興奮・焦燥の強い場合に用いられる．

2）作用

以下の3つに分けて説明される．どの薬剤も基本的にはこの3つの作用を持っているのであるが，薬剤の種類によってそれぞれの作用のバランスには違いがあると考えられている．

①鎮静作用：抗精神病薬の投与により，強い不安・焦燥，攻撃性，衝動性を抑えことができる．

②抗幻覚妄想作用：幻覚や妄想などを抑えることができる．

③賦活作用：統合失調症の陰性症状（活動性の低下，感情鈍麻，自発性低下など）を軽くすることができる．

この他に総合的な作用として，統合失調症の再発防止効果がある．

3）作用機序

統合失調症の発病メカニズムはいまだに不明であるが，脳内のドパミン神経系の活動のアンバランスと統合失調症の症状との間には密接な関連があると考えられている．脳内のドパミン神経系の経路には，①中脳辺縁系，②中脳皮質系，③黒質線条体系，④漏斗下垂体系がある．このうち中脳辺縁系のドパミン神経系の過剰活動が幻覚や妄想といった統合失調症の陽性症状と関連しており，中脳皮質系のドパミン神経系の活動低下が自発性低下などの陰性症状や認知機能障害と関連していると考えられている．なお黒質線条体系のドパミン神経系の活動を抑制するとパーキンソン症候群などの錐体外路症状が生じ，漏斗下垂体系を抑制すると下垂体からのプロラクチン分泌が増える．

抗精神病薬には，ドパミン受容体に結合してこれを遮断する作用がある．中脳辺縁系のドパミン系が抑制されることによって陽性症状が抑えられるという効果が生じる．

しかし多くの抗精神病薬はまた同時に中脳皮質系や黒質線条体系，漏斗下垂体系をも抑制してしまうので，後に述べる過沈静，錐体外路症状，高プロラクチン血症などの副作用が生じるのである．

4）分類と特徴（表1）

以前は化学構造による分類が一般的であったが，現在では便宜的に定型抗精神病薬（従来型，あるいは第一世代抗精神病薬ともいう）と非定型抗精神病薬（新規型あるいは第二世代抗精神病薬ともいう）に分類される．

定型抗精神病薬は脳内のドパミンの作用を遮断（特にD_2受容体と呼ばれるドパミン受容体の遮断）することが主な作用機序であると考えられている薬の総称であり，クロルプロマジンの登場以来広く用いられてきたものである．非定型抗精神病薬とは，D_2以外のドパミン受容体やドパミン以外の神経伝達物質（セロトニンなど）の受容体への作用が重要であると考えられている薬物の総称である．

定型抗精神病薬は，化学構造によってフェノチアジン系，ブチロフェノン系，イミノベンジル系，ベンザミド系，その他に分類される．またD_2受容体への親和性（遮断する力）によって，フェノチアジン系を代表とする低力価群とブチロフェノン系を代表とする高力価群に分けることもある．一般に低力価群は沈静作用，高力価群は抗幻覚妄想作用を期待して投与されることが多い．

非定型抗精神病薬は，①定型抗精神病薬でみられる錐体外路症状が少ないこと，②統合失調症の陰性症状や認知障害に対する効果が期待できること，③再発予防効果が定型抗精神病薬より高いと考えられていること，といった特徴がある．このため最近では統合失調症の第一選択薬として広く投与されるようになった．

非定型抗精神病薬はセロトニン・ドパミン拮抗薬（SDA；セロトニンとドパミンの療

表1 現在よく用いられている抗精神病薬

一般名	商品名	標準投与量
〔定型抗精神病薬〕		
フェノチアジン系		
クロルプロマジン	コントミン，ウィンタミン	50〜450mg/日
レボメプロマジン	ヒルナミン，レボトミン	25〜200mg/日
プロペリシアジン	ニューレプチル	10〜60mg/日
ペルフェナジン	PZC，トリラフォン	6〜48mg/日
フルフェナジン	フルメジン	1〜10mg/日
エナント酸フルフェナジン	フルデカシン	2.5〜25mg/10〜20日（デポ剤）
ブチロフェノン系		
ハロペリドール	セレネース，リントン，ハロステン	0.75〜6mg/日
デカン酸ハロペリドール	ハロマンス，ネオペリドール	50〜150mg/4週間（デポ剤）
チミペロン	トロペロン	0.5〜12mg/日
ブロムペリドール	インプロメン	3〜36mg/日
イミノベンジル系		
クロカプラミン	クロフェクトン	30〜150mg/日
モサプラミン	クレミン	30〜300mg/日
ベンザミド系		
スルピリド	ドグマチール，アビリット，ミラドール	150〜1200mg/日
その他		
ゾテピン	ロドピン	75〜450mg/日
〔非定型抗精神病薬〕		
セロトニン・ドーパミン拮抗薬		
リスペリドン	リスパダール	2〜12mg/日
リスペリドン	リスパダール・コンスタ	25mg/2週間（デポ剤）
ペロスピロン	ルーラン	12〜48mg/日
クエチアピン	セロクエル	50〜750mg/日
ブロナンセリン	ロナセン	8〜24mg/日
クロザピン	クロザリル	12.5〜600mg/日
パリペリドン	インヴェガ	3〜12mg/日
〔多元受容体標的化抗精神病薬〕		
オランザピン	ジプレキサ	5〜20mg/日
〔ドパミン系安定剤〕		
アリピプラゾール	エビリファイ	6〜30mg/日

（標準投与量は添付文書による）

法の受容体を遮断するもの），多元受容体標的化抗精神病薬（MARTA；セロトニン，ドパミン以外の様々な伝達物質の受容体に作用するもの），ドパミン系安定剤（DSS；ドパミン系を安定させると考えられているもの）に分類される．

5) 使用法

抗精神病薬の投与は原則として，内服で行われる．効果の持続時間が比較的長いものが多いため，1日1回投与でも問題がないと考えられるが，1日2〜3回に分けて投与されることも多い．剤形としては通常の錠剤以外に口腔内崩壊錠，散剤，内服用液剤などがある．

興奮が強く，緊急に鎮静を要する場合などに筋肉注射あるいは静脈注射が行われることがある．現在，この目的に用いられることが多いのはクロルプロマジン（筋注のみ），レボメプロマジン（筋注のみ），ハロペリドール（筋注，静注）などである．

筋肉注射で投与される薬剤で，1回の注射の効果が長期間続くものを持効性抗精神病薬（デポ剤）とよぶ．デカン酸ハロペリドール，エナント酸フルフェナジン，リスペリドンが市販されている．統合失調症寛解期の維持療法として有効である．2〜4週に1回殿部に筋注する．

抗精神病薬の投与量は，少量から始め精神症状と副作用を観察しながら少しずつ増やしていくのが一般的な方法である．

過去には数種類の抗精神病薬を治療の初めから用いる多剤併用療法がしばしば行われてきたが，現在では，単剤による治療が望ましいとされている．

興奮や攻撃性が強い場合を除き，現在では非定型抗精神病薬がまず選択すべき薬だとされている．

6）副作用
a）中枢神経系の副作用
(i) 過鎮静

抗精神病薬に共通の副作用であるが，特に低力価抗精神病薬の大量投与時によくみられる．患者の主観的体験としては，眠気，けだるさ，疲労感，頭呆感などがある．不快な体験であり，服薬拒否につながることの多い副作用である．また陰性症状の悪化と間違えられることもあるので，注意が必要である．対処は減薬あるいは変薬である．

(ii) 錐体外路症状

随意運動が起きるときに全身の筋肉の運動を調整し，円滑な運動ができるように働く神経系を錐体外路系という．障害されると，さまざまな不随意運動や運動の障害が起きる．患者のQOLを低下させる大きな要因である．定型抗精神病薬でよくみられる副作用であり，このことが統合失調症の治療の第一選択として非定型抗精神病薬が推奨される一つの根拠となっている．しかし非定型抗精神病薬であってもこの副作用が全くないわけではない．

①パーキンソン症候群：筋固縮，無動・寡動，安静時振戦，姿勢保持反射障害などがみられる．統合失調症に特徴的だと考えられている表情の動きの少なさや反応の遅さは，実はこの副作用によるものであることが多い．対処として，抗精神病薬の調節以外に抗パーキンソン薬（通常は抗コリン薬とよばれるもの）の投与が行われる．

②急性ジストニア：眼球上転，舌の突出，頸部の後屈や体幹の捻転が急激に起こる．強力価の抗精神病薬を投与し始めたころに起こることが多い．抗コリン薬（抗パーキンソン薬の一種）の注射で速やかに消失することが多いが，まれに喉頭部のジストニアのために窒息することがある後の服薬拒否につながることが多い副作用なので注意が必要である．

③アカシジア（静坐不能症）：下半身の異常感覚のためにじっと座っていることが困難になる．患者の訴えは，「身体がいらいらする」「じっとしていられない」といったものが多い．患者にとっては耐えがたい症状であり，治療拒否や自殺につながることもあるので，十分に注意する必要がある．また精神症状の悪化と間違えないようにしなければならない．対処として，抗精神病薬の調節以外に抗パーキンソン薬，ベンゾジアゼピン系抗不安薬やβ受容体遮断薬の投与がある．

④遅発性ジスキネジア：定型抗精神病薬を長期に服用している患者にみられることが多い．口をもぐもぐさせたり舌を動かしたりする運動が不随意的に起こるものが多いが，体幹や四肢に起こることもある．呼吸筋に生じたものを呼吸性ジスキネジアとよぶ．しゃっくり様の奇妙な呼吸や呼吸不全が特徴である．他の多くの不随意運動と同様に睡眠中には認められなくなる．有効な治療法はないが，抗精神病薬の減量あるいは変薬によって軽減することもある．

⑤遅発性ジストニア：体幹や頸部の捻転などの異常な筋緊張亢進が，長期の投薬の副作用として出現することがある．急性ジストニア

と異り抗コリン薬はあまり効果がない．対処として抗精神病薬の減量あるいは中止，ボツリヌス・トキシンによる治療などが行われる．

(iii) けいれん発作

抗精神病薬投与によりけいれん発作が起こりやすくなる．低力価抗精神病薬で生じやすい副作用であるが，特にゾテピンの大量投与時によくみられる．

(iv) 悪性症候群

抗精神病薬投与によって起こる副作用のうちでもっとも危険なものであり，十分な治療が行われなかった場合は死にいたることが多い．抗精神病薬以外に抗うつ薬や炭酸リチウムによって起こることもある．症状は，高熱，筋強剛，振戦，意識障害，血液検査でのCKの上昇などである．治療としては，向精神薬の中止とダントリウム（筋弛緩剤の一種）の投与がある．脱水や栄養不良状態にある患者に，強力価の抗精神病薬を大量投与したり，抗パーキンソン薬を急に止めた場合に発症しやすい．リスクのある患者では上記の臨床症状と血液のCK値に十分な注意をはらわなければならない．

b）自律神経系の副作用

(i) 抗コリン作用

低力価抗精神病薬で生じやすい副作用である．副交感神経系の機能が抑制されることにより，口渇，便秘，麻痺性イレウス，排尿困難，頻脈などが生じる．

(ii) 抗アドレナリン作用

低力価抗精神病薬で生じやすい副作用である．交感神経系が抑制されることになり，起立性低血圧やふらつきがみられる．

(iii) 心臓に対する副作用

抗精神病薬投与中に突然死する率は，一般の人に比べ高い．このことの原因の一つとして，抗精神病薬の心臓に対する副作用がある．抗精神病薬投与中は，自覚症状の有無に関らず定期的な心電図検査を行わなければならない．

c）内分泌系・代謝系の副作用

(i) 高プロラクチン血症

高力価抗精神病薬やスルピリドでよく生じる副作用である．女性では乳汁漏出や無月経，男性ではが女性化乳房がみられる．

(ii) 性機能障害

性欲低下の他に射精障害，勃起障害がみられる．患者からの情報が得られにくい副作用であるが，QOLを低下させるものであり，注意が必要である．

(iii) 食欲増進，体重増加

すべての抗精神病薬でみとめられるが，特に非定型抗精神病薬とスルピリドで生じやすい副作用である．糖尿病や心血管障害などの生活習慣病の発生要因となるので，注意が必要である．対処として，減薬や変薬以外に食事や運動に関する生活指導，定期的な血液検査などが必要である．

(iv) 高血糖，糖尿病性ケトアシドーシス

非定型抗精神病薬のうちオランザピンやクエチアピンで高血糖と糖尿病性ケトアシドーシスの発生が報告されている．現在，これらの薬は糖尿病患者に投与してはいけないことになっている．

(v) 水中毒

水の多飲によって起こる低ナトリウム血症によって，意識障害やけいれん発作が生じることがある．長期入院中の患者にみられることが多い副作用である．転倒により頭部を打撲したり，けいれん発作時に嘔吐した水を誤嚥することがあり，生命に関わることもある．頻回の体重測定や飲水制限などが必要である．

d）その他の副作用

(i) 皮膚症状

低力価抗精神病薬で起こりやすい．日光に過敏となり，日焼けにより皮膚の発赤や水疱，時に熱発が生じることがある．また皮膚の色素沈着もみられる．野外活動時には，注意しなければならない．

(ii) 肝障害

フェノチアジン系抗精神病薬で，薬物性肝障害が起きることがある．投与初期にみられることが多い．定期的な血液検査が必要である．

(iii) **血液障害**

顆粒球減少症あるいは無顆粒球症が起きることがある．クロザピン投与時に特に注意すべき副作用である．

4. 抗うつ薬

1) 抗うつ薬とは

主としてうつ病あるいは抑うつ状態の治療のために用いられる薬であるが，強迫性障害，不眠，PTSD，慢性疼痛などに対しても投与されることがある．

2) 作用

抗うつ作用の他に不安の軽減，強迫症状の軽減，催眠，疼痛閾値の上昇などの作用がある．抗うつ作用が発現するまでには，治療開始から通常2〜4週間を要する．

3) 作用機序

脳内のモノアミン（ノルアドレナリンやセロトニンなど）神経系に対する作用によって，効果が発現すると考えられている．抗うつ薬が神経終末から放出されたモノアミンの再取り込みを阻害することによって，結果的にシナプス間隙のモノアミン濃度が高まることによって抗うつ効果が生じる，という説と抗うつ薬がモノアミン受容体の数に影響を与えることによって抗うつ効果が生じるという説などがあり，未だ結論は出ていない．薬によってはモノアミン以外にアセチルコリンやヒスタミンの受容体の遮断作用もあり，副作用の発現につながる．

4) 分類と特徴（表2）

①三環系抗うつ薬，②四環系抗うつ薬，③選択的セロトニン再取り込み阻害薬（SSRI），④セロトニン・ノルアドレナリン再取り込み

表2　現在よく用いられている抗うつ薬

一般名	商品名	標準投与量
〔三環系抗うつ薬〕		
イミプラミン	トフラニール，イミドール	50〜200mg
クロミプラミン	アナフラニール	50〜225mg
アミトリプチリン	トリプタノール	50〜150mg
アモキサピン	アモキサン	25〜150mg
〔四環系抗うつ薬〕		
マプロチリン	ルジオミール	30〜75mg
ミアンセリン	テトラミド	30〜60mg
セチプチリン	テシプール	3〜6mg
〔選択的セロトニン再取り込み阻害薬(SSRI)〕		
フルボキサミン	ルボックス，デプロメール	50〜150mg
パロキセチン	パキシル	20〜40mg
セルトラリン	ジェイゾロフト	25〜100mg
エスシタロプラム	レクサプロ	10〜20mg
〔選択的セロトニン・ノルアドレナリン再取り込み阻害薬(SNRI)〕		
ミルナシプラン	トレドミン	25〜100mg
デュロキセチン	サインバルタ	20〜60mg
〔その他の抗うつ薬〕		
スルピリド	ドグマチール，アビリット，ミラドール	150〜600mg
トラゾドン	レスリン，デジレル	75〜200mg
ミルタザピン	レメロン，リフレックス	15〜45mg

（標準投与量は添付文書による）

阻害薬（SNRI），⑤その他の抗うつ薬に分けられる．

三環系抗うつ薬は一般に効果が強いものが多く，中等症〜重症のうつ病によく用いられるが，抗コリン性の副作用が強いのが特徴である．

四環系抗うつ薬は，三環系抗うつ薬に比べ抗コリン性の副作用が弱いのが特徴であるが，重症のうつ病に対する効果は三環系抗うつ薬より弱いとされる．

選択的セロトニン再取り込み阻害薬，セロトニン・ノルアドレナリン再取り込み阻害薬は近年広く用いられるようになった薬物であり，従来の薬物にあった抗コリン作用が少なく過量に摂取した際も比較的安全であること，強迫症状に効果があること，抗不安作用が強いことなどが特徴である．重症のうつ病に対する効果は，三環系抗うつ薬よりも弱いとされるが，軽症〜中等症のうつ病にはよく用いられる．またうつ病以外に強迫性障害，パニック障害，パーソナリティ障害などの抑うつ状態にも用いられる．

セロトニン・ノルアドレナリン再取り込み阻害薬は，副作用が比較的少なく適応範囲が広いため，軽症〜中等症のうつ病に広く用いられる．

5）使用法

抗うつ薬は通常経口投与される．注射薬は重症のうつ状態あるいはうつ病性昏迷の際に用いられることがある．

他の向精神薬と同様抗うつ薬も単剤治療が原則であるが，抗うつ効果が発現するまでには2〜6週間かかるため，その間の不安や不眠を軽減させるために抗不安薬を同時に投与することがある．

抑うつ状態の患者に投与する薬物の種類は，個々の患者の症状のパターン（不安焦燥，不眠，抑うつ気分，制止症状の強さ，妄想の有無など）と副作用の両方を考慮して決められる．現時点ではまだ第一選択薬といえるものはない．概ね6週間投与してみて効果が十分でなければ，変薬することとなる．

強迫性障害の治療には，三環系抗うつ薬のクロミプラミンあるいは選択的セロトニン再吸収阻害薬が選択されることが多い．効果の発現は，抗うつ効果よりもさらに長期間を要する場合もある．

服薬を続けるべき期間についてはさまざまな議論があったが，現在では概ね抑うつ状態が改善してから3〜6ヵ月は服薬を続けるべきであると考えられている．ただし何度も再発を繰り返している例では，再発防止のため長期間投与したほうがよい場合もある．

通常，抗うつ薬は適応となる疾患の患者以外に対しては効果がなく不快な副作用がでるだけなので乱用されることはほとんどないが，選択的セロトニン再吸収阻害薬の中にはその抗不安作用のために乱用される場合がある．また選択的セロトニン再吸収阻害薬（特にパロキセチン）の服薬を急に中断するとめまいや四肢の異常感覚などの離脱症状がみられることがあり，注意が必要である．

6）副作用

a）中枢神経系の副作用

(i) 鎮静

抗うつ薬は，投与初期には鎮静的に作用する．抗うつ薬の効果が発現するまでの数週間に眠気や倦怠感は不快な副作用として，しばしば訴えられる症状である．患者に対して，あらかじめ抗うつ薬の効果発現に関して十分な説明をしておくことと，自動車の運転などに関しての注意を与えておく必要がある．

(ii) 躁状態

抗うつ薬の投与によって，躁状態になることがあり，躁転とよばれる．躁うつ病患者のうつ期に抗うつ薬を投与した場合に起こることが多い．うつ状態で初発する躁うつ病が相当数あるので，注意が必要である．対処として，抗うつ薬の中止，気分安定薬の投与などが行われる．

(iii) 自殺

抗うつ薬の投与によって自殺がひきおこされることがある．特に選択的セロトニン再取り込み阻害薬を未成年に投与した場合の自殺が問題になっている．

(iv) せん妄

特に高齢者に，抗コリン作用の強い抗うつ薬を投与した場合に起こることがある．

b) 自律神経系の副作用

(i) 抗コリン作用

特に三環系抗うつ薬の副作用として，口渇，便秘，排尿困難，かすみ目，頻脈などが，投与初期から高頻度にみられる．自殺目的などで過量摂取した場合に，心室細動や心停止が起こることがある．外来で，自殺念慮のある患者に三環系抗うつ薬を投与する場合は，慎重な配慮が必要である．

(ii) 抗アドレナリン作用

めまい，ふらつき，起立性低血圧などがみられる．失神による転倒に注意が必要である．

(iii) セロトニン作用

選択的セロトニン再取り込み阻害薬の副作用として，投与初期に悪心・嘔吐・下痢・頭痛などのセロトニン関連症状がみられる．またまれではあるが，過量に摂取した場合セロトニン症候群とよばれる重篤な状態になり，昏睡や死亡に至ることもある．

5．気分安定薬

1) 気分安定薬とは

主として躁うつ病の治療に用いられる薬である．以前は抗躁薬とよばれていたが，抗うつ効果もあるため，現在では気分安定薬（ムードスタビライザー mood stabilizer）とよばれる．

2) 作用

躁状態を抑える効果に加え，うつ状態に対する効果もある．

3) 作用機序

作用機序についてさまざまな説があるが，定説となっているものはない．

4) 分類と特徴（表3）

従来から抗躁薬とされてきた炭酸リチウムと，抗てんかん薬であるカルバマゼピン，バルプロ酸ナトリウムがある．躁状態に対しては，炭酸リチウムが標準的な薬物であるが，炭酸リチウムの効果がみとめられない場合でも他の気分安定薬が効くことがあるので，状況に応じて選択される．

5) 使用法

すべて経口で投与される．特に炭酸リチウムは有効量と中毒量が近いので，血中濃度を測定しながら慎重に投与しなければならない．

6) 副作用

炭酸リチウムの副作用には，口渇，多尿，振戦，協調運動障害，鎮静，意識障害などがある．炭酸リチウム中毒は，死にいたることがある．

カルバマゼピンの副作用には，眠気，複視，眼振，薬疹，顆粒球減少症などがある．

バルプロ酸ナトリウムの副作用には，胃腸障害，肝機能障害，振戦，食欲亢進などがある．

表3 現在よく用いられている気分安定薬

一般名	商品名	通常投与量
炭酸リチウム	リーマス	400〜1200mg
カルバマゼピン	テグレトール	200〜1200mg
バルプロ酸ナトリウム	デパケン，バレリン	400〜1200mg
ラモトリギン	ラミクタール	100〜200mg

（標準投与量は添付文書による）

6．抗不安薬

1) 概念

マイナートランキライザー（minor tranquilizer）ともよばれる．軽度〜中等度の不安を緩和するために用いられる薬である．現在用いられているものはほとんどがベンゾジアゼピン系とよばれるものである．神経症の不安以外に統合失調症や気分障害など多くの精神障害の不安に対して用いられる．

表4 現在よく用いられている抗不安薬

一般名	商品名	作用時間	標準投与量
〔抗不安作用の弱いもの〕			
クロチアゼパム	リーゼ	短	15〜30mg
トフィソパム	グランダキシン	短	150mg
タンドスピロン	セディール	短	30〜60mg
オキサゾラム	セレナール	長	10〜20mg
〔抗不安作用の中等度のもの〕			
アルプラゾラム	コンスタン，ソラナックス	短	1.2〜2.4mg
フルジアゼパム	エリスパン	中	0.75mg
クロルジアゼポキシド	コントール，バランス	長	20〜60mg
ジアゼパム	セルシン，ホリゾン	長	20〜15mg
〔抗不安作用の強いもの〕			
エチゾラム	デパス	短	1〜3mg
ブロマゼパム	レキソタン，セニラン	中	3〜15mg
ロラゼパム	ワイパックス	中	1〜3mg
クロキサゾラム	セパゾン	長	3〜12mg

（標準投与量は添付文書による）

2）作用

抗不安作用，抗けいれん作用，筋弛緩作用がある．

3）作用機序

ベンゾジアゼピン系の抗不安薬は，神経細胞のベンゾジアゼピン受容体と結合してGABAの働きを強めることによって作用すると考えられている．

タンドスピロンはセロトニン系を介して抗不安作用を発揮すると考えられており，ベンゾジアゼピン系とは作用機序が異なる．

4）分類と特徴（表4）

現在，抗不安薬として用いられているものはほとんどがベンゾジアゼピン系の薬物である．基本的にはどの薬もよく似た効果を示すが，作用時間や抗不安効果の強さによって使い分けがされている．他にタンドスピロンのみであるがセロトニン系の薬物もある．ベンゾジアゼピン系抗不安薬にみられる副作用がほとんどなく高齢者に用いても安全な薬であるが，効果が発現するまでの期間が長く，効果自体も弱い．

5）使用法

通常は経口投与されるが，ジアゼパムには注射薬があり鎮静の目的で筋注あるいは静注で投与されることがある．どの薬であっても作用には質的な差はないので，抗不安作用の強さと作用時間によって選択されることが多い．

さまざまな精神疾患の不安を軽減させるために投与されるが，筋弛緩作用や抗けいれん作用を期待して用いられることもある．また，アルコール離脱による振戦せん妄の予防についてはジアゼパムの注射が標準的な治療法である．

6）副作用

一般的な副作用として，眠気，ふらつき，脱力などがある．注射などで急速に大量投与した場合は，呼吸抑制も起こりうる．

臨床上特に問題となる副作用に，依存がある．身体依存と精神依存の両方がある．精神依存は常用量でも起こりうる（常用量依存とよばれる）ことに注意すべきである．離脱症状としては，不安や不眠の他にけいれん発作がみられることもある．ベンゾジアゼピン系抗不安薬は耐性が生じやいため，同じ抗不安効果を得ようとすれば，処方量が増えていく傾向にある．抗不安薬は基本的には安全な薬

であるが，安易な使用は控えるべきである．

7．睡眠薬

1）睡眠薬とは

不眠に対して用いられる薬である．現在用いられているものは，心や体の緊張を軽減し睡眠が発現しやすい状態にするものであるため睡眠導入薬ともよばれる．

2）効果

現在よく用いられているベンゾジアゼピン作動薬の作用は，入眠の促進と中途覚醒を減らす作用がある．ゾルピデムやゾピクロンといった一部の薬には深いノンレム睡眠を増やす作用があるといわれているが，他の多くの睡眠薬には深いノンレム睡眠やレム睡眠を減らす作用がある．

3）作用機序

ベンゾジアゼピン受容体作動薬は，抗不安薬と同様にGABAの働きを強めることによって作用すると考えられている．

4）分類と特徴（表5）

化学構造から，ベンゾジアゼピン受容体作動薬，バルビツール酸系，その他の薬物に分類される．現在臨床で用いられているものはほとんどがベンゾジアゼピン受容体作動薬である．臨床的には，睡眠薬はその血中濃度半減期（薬の血中濃度が最高値に達してから半分になるまでの時間）によって分類される．すなわち，①超短時間作用型（血中濃度半減期が約2～4時間），②短時間作用型（約6～10時間），③中間作用型（約20～30時間），④長時間作用型（30時間以上）である．

5）使用法

不眠症の治療を目的として使用される．ここでいう不眠症とは，さまざまな要因（環境要因，心理要因，精神疾患，身体疾患など）によって睡眠が十分にとれない状態があり，なおかつそのことが日中の活動やもともとの疾患に悪影響を与えているものをいう．睡眠薬にはさまざまな副作用があり，依存を形成しやすいので単に「眠れない」という訴えだけで安易に使用すべきものではない．現在広く用いられているベンゾジアゼピン受容体作動薬は，抗不安薬と同様比較的安全な薬では

表5　現在よく用いられている睡眠薬

一般名	商品名	通常投与量
〔超短時間作用型〕		
ゾピクロン	アモバン	7.5～10mg
ゾルピデム	マイスリー	5～10mg
トリアゾラム	ハルシオン	0.125～0.5mg
〔短時間作用型〕		
ブロチゾラム	レンドルミン	0.25mg
ロルメタゼパム	エバミール	1～2mg
リルマザホン	リスミー	1～2mg
〔中間作用型〕		
エスタゾラム	ユーロジン	1～4mg
ニトラゼパム	ベンザリン，ネルボン	5～10mg
フルニトラゼパム	ロヒプノール，サイレース	0.5～2mg
〔長時間作用型〕		
フルラゼパム	ダルメート	10～30mg
クアゼパム	ドラール	20～30mg
〔その他〕		
ラメルテオン	ロゼレム	8mg

（標準投与量は添付文書による）

あるが，服薬によるメリットとデメリットをきっちり評価して使用すべきである．

入眠前に経口服用するのが通常の使用である．超短時間作用型と短時間作用型の薬物は，持ち越し効果（翌日に眠気が残る）が少ないという長所があり，環境要因や心理要因による一時的な入眠困難の治療によく用いられる．長時間作用型の薬物は持ち越し効果が生じやすいが，日中の不安を軽減する作用があることと早朝覚醒が起こりにくいことからうつ病の不眠に対してよく用いられる．

睡眠薬の長期投与は，睡眠の質をかえって悪くするといわれている．また睡眠薬は安易な使用により依存を形成しやすい薬であるので，睡眠薬を使用する際には中止する方法についてもよく理解しておかなければならない．睡眠薬を中止するためには，①服薬量を減らす（超短時間・短時間作用型に適した方法），②服薬回数を減らす（長時間作用型に適した方法），③薬の種類を変える（超短時間・短時間作用型の薬を長時間作用型に変える）といった方法があるが，なによりも重要なのは患者に対して睡眠とに関する情報をきっちり提供し，可能であれば不眠に対する認知行動療法を行うことである．

6）副作用

(i) 持ち越し効果（ハングオーバー）

睡眠薬の効果が翌日覚醒後に残ることである．日中の眠気，活動性の低下がみられる．高齢者では睡眠薬の代謝速度が低下しているため，特に注意が必要である．

(ii) 反跳性不眠

睡眠薬の効果が切れた時に，かえって眠れなくなることである．超短時間・短時間作用型の睡眠薬を中止した際に起こりやすい．超短時間・短時間作用型の睡眠薬を服用した際，翌朝に早朝覚醒することがあるのもこの副作用による．

(iii) 奇異反応

睡眠薬を服用した後，不安・焦燥感や興奮が生じることがある．これを奇異反応とよぶ．超短時間・短時間作用型で起こりやすい副作用である．アルコールの併用でも起こりやすいので注意が必要である．

(iv) 健忘

服薬後入眠するまで，あるいは中途覚醒時の記憶がないことがある．入眠前の健忘は超短時間・短時間作用型で起こりやすい副作用である．記憶のない時間帯の行動によってトラブルが起こることもあるので注意が必要である．奇異反応と同様アルコールの併用で起こりやすい．

8．抗パーキンソン薬

1）抗パーキンソン薬とは

パーキンソン病の治療に用いられる薬である．精神科医療においては，抗精神病薬の副作用である錐体外路症状と高プロラクチン血症の治療目的で使用される．

2）効果

抗精神病薬投与時の錐体外路症状を軽減させる．ただし，遅発性ジスキネジアには効果がない．ドパミン作動薬は，高プロラクチン血症による無月経や乳汁漏出に効果がある．

3）作用機序

抗コリン薬は，錐体外路症状に対して，アセチルコリン系の活動を抑え結果的に黒質線条体系のドパミン神経の活動を強めることによって効果を発揮する．ドパミン作動薬は，高プロラクチン血症に対して，漏斗下垂体系のドパミン神経の活動を高めることによって効果を発揮する．

4）分類と特徴（表6）

抗コリン薬とドパミン作動薬がある．L-ドパ製剤は統合失調症の症状を悪化させることがあるため，ほとんど用いられない

5）使用法

錐体外路症状に対しては抗コリン薬，高プロラクチン血症に対してはドパミン作動薬が用いられる．

表6 現在よく用いられている抗パーキンソン薬

一般名	商品名	通常投与量
〔抗コリン薬〕		
トリヘキシフェニジル	アーテン	1〜10mg
ビペリデン	アキネトン	2〜6mg
プロメタジン	ピレチア,ヒベルナ	25〜200mg
〔ドパミン作動薬〕		
ブロモクリプチン	パーロデル	2.5〜7.5mg
カベルゴリン	カバサール	0.25〜4mg

（標準投与量は添付文書による）

6）副作用

抗コリン薬の副作用としては，口渇，便秘，麻痺性イレウス，排尿困難，頻脈などがある．高齢者ではせん妄の発生にも注意しなければならない．抗コリン薬には軽い覚醒作用があるため，時に依存症がみられることがある．ビペリデンを筋注で用いている場合に多い．

ドパミン作動薬の副作用としては，幻覚や妄想など統合失調症の陽性症状の悪化がある．

3　電気けいれん療法（electroconvulsive therapy; ECT）

1．概　要

電気ショック療法（electroshock therapy; ES）とも呼ぶ．イタリアのチェルレッティ（Cerletti, U）とビーニ（Bini, L）は，頭部に通電してけいれん発作を引き起こす方法を開発した（1938）．その他の「ショック療法」（インスリンショック療法，カルジアゾールけいれん療法など）と同じように，統合失調症や気分障害の患者に対して用いられた．他の方法に比べて簡便であったため，向精神薬による薬物療法が登場するまでは，精神科の身体的治療として広く行われてきた．薬物療法が登場してからもなお一部では頻用されたが，けいれん時の脊椎圧迫骨折や記憶障害などの副作用あるいは，患者に与える悪いイメージのためわが国では次第に行われなくなってきた．しかし最近，麻酔薬と筋弛緩薬を用いた全身麻酔下で通電する無けいれん電気けいれん療法（修正型電気けいれん療法）が開発され，再び有効な治療法として注目されるようになった．

2．適　応

1）気分障害

うつ状態に対して，用いられる．抗うつ薬の効果がみられない場合，副作用のため抗うつ薬の使用が困難な場合，さし迫った自殺の危険性がある場合，うつ病性昏迷などが適応となる．

2）統合失調症

精神運動興奮状態や昏迷状態にはある程度有効であると言われているが，用いられることは少ない．

3．方　法

1）従来型電気けいれん療法

術前は絶飲食を守らせる．

患者の恐怖感を和らげるために，短時間作用型の静脈麻酔薬を用いて患者の意識レベルを下る．患者の前額部に二つの電極をあて，100Vの交流電流を数秒間通電する．強直性けいれんが確認できたところで通電を止め，その後は意識が回復するまで患者の状態を観察する．

2）修正型電気けいれん療法

静脈麻酔と筋弛緩剤を用い，人工呼吸下で頭部に通電する．麻酔医による全身管理が必要であるため，設備の整った施設でしか実施できない．

週2〜3回，合計8〜10回程度を1クールとする．

4．副作用

通電前後の健忘に加え，治療回数を重ねるうちに記銘力の低下のみられることもある．この記銘力低下は一時的なもので，治療終了

後は回復する．

　筋弛緩薬を使用しない場合には，けいれんにより舌を噛む，下顎が脱臼する，歯が折れる，胸椎の圧迫骨折が起こる，といった事故の起こる可能性がある．

　また，術前の絶飲食が守られていない場合に，吐物による誤嚥・窒息も稀に起こりうる．

16 治療
（2）精神療法

POINT
①精神療法について理解する
②代表的な精神療法について知る（認知行動療法，精神分析，森田療法，精神科リハビリテーション）

1 精神療法とは

　精神療法とは，精神的な働きかけによる治療法である[注]．働きかけは言葉，（非言語的）音声，態度や表情，雰囲気，イメージ，身体活動などを通して行われる．遊び，作業，運動，芸術活動や，感覚刺激を介在させることもある．

　精神療法には細かく分ければ400以上のアプローチがある．これらを大別すると支持的精神療法（非指示的ないし心理教育），意識変容・体験的精神療法，洞察的精神療法，指示的精神療法に分けられ，治療機序として，支持，暗示，（言語）表現，洞察，訓練などがあげられる．個々の精神療法は，これらの内の1つ以上の要素を含んでいる．

　治療目標は症状の軽減，症状や問題への対処方法の学習，症状や問題への耐性の強化，問題の再定義，QOL（Quality of Life：生活の質）の改善，苦痛の軽減と幸福感の増大，洞察，自己理解，心の安寧，精神的成長など，技法や学派により様々である．症状の軽減は明確な治療効果として検証しやすく，心の安寧や精神的成長はより曖昧で宗教の領域に近づく．医療においては節度と自己抑制が必要である（特に，健康保険制度下の治療においては）．

　適応は心因性の精神疾患，特に不安障害や身体表現性障害が中心となるが，統合失調症や気分障害を始め，パーソナリティ障害や発達障害，認知症でも，多少とも患者の精神に健康な部分があれば，それに対して働きかけることができるので，精神療法の対象となる．ただし，どの様な種類の精神療法をどの様な治療目標で用いるか，及びその効果は，十分検討されなければならない．

　精神療法の形態には治療者と患者が一対一の個人精神療法と，グループで行われる集団精神療法や夫婦療法，家族療法がある．また，治療者のいない自助グループや，本人が夕陽を見て一人静かに反省するとか，読書により感化される，といったものもある．

　なお，精神医学の世界では精神療法，心理学の世界では心理療法という用語が好まれるが，英語ではどちらもpsychotherapyである．

注：狭義には薬物療法や理学療法を除くが，広義には薬物療法においても精神療法的配慮が含まれる．こうした，患者に対する治療者の一挙一動の重要性を考慮し，ここでは，個人精神療法を中心とするが，理学療法や作業療法も含めて，やや幅広く精神療法を捉えておく．

2 理論，実践，治療効果研究，実験

精神療法では，治療理論（病態をどの様なメカニズムとしてとらえ，それに対してどの様な介入を行うか）と実際の治療実践とが表裏一体をなす．治療者は，治療実践の中で治療が有効であることを実感すると，病因や治療方法についての理論が正しいと考えがちである．しかし，ここにはいくつかの落とし穴がある．

まず，本当に治療が有効かどうかの確認が必要である．一見，治療者には有効に思えても，実際には**プラセボ効果**（「治療を受ける」ということで良くなる非特異的効果）や，**自然治癒**（生体の自己修復力により良くなること）を治療の効果と勘違いしている場合もある．また，初診時に最悪だった症状や問題が平均レベルに戻っただけかもしれない（「**平均への回帰**」とよばれる現象で，全体として別段改善は無い）．それどころか，「治療した『にも関わらず』良くなった」可能性すらあり得る．各論にあげる個々の治療技法は，有効性が検証されているものからそうでないものまで，玉石混交である．技法を用いる治療者の腕次第である一方，治療者自身は有効と思っているが，案外「裸の王様」かもしれない（上手な治療者ではプラセボ効果が大きく働き，自然治癒力も賦活されるため，「合計した」有効性が実感されやすい）．

また，治療効果研究により有効性が実証されても，それによって理論が証明される訳ではないことを理解する必要がある（しかし，有効性が検証されなければ，理論が正しくない可能性は高くなる）．例えば，漢方薬の有効性が確認されても，東洋医学の陰陽説が証明されたことにはならない．理論の正しさ（誤りの可能性の低さ）は，実験，観察，調査か，時の試練に耐えるかにより示される．

3 小精神療法ないし支持的精神療法

小精神療法とは，精神分析療法，行動療法，森田療法などの体系だった理論と技法を持つ治療法以外の，日常の診療において実施可能かつ有効で，臨床的妥当性のある精神療法の総称である．支持的精神療法をベースに，より非指示的なものからより心理教育的なものまで幅がある．精神分析療法からの知見や，来談者中心療法における治療者の態度から学ぶところが多い．メランコリー型うつ病，神経症（不安障害，身体表現性障害），心身症など，治療対象により若干の違いがあるが，基本は支持，受容，傾聴，保証である．

支持とは，士気を再建し，従来有効であった能力の回復と維持を通して，再適応をはかることである．そのためには，患者の訴えを批判や説得せずに，その苦悩に焦点をあわせて聞く（受容と傾聴）．そして，患者と協力して問題を繰り返し整理し，内的世界の再構成を促す．病気の説明と限界づけを行い（保証），時には，回復のために患者が「実行し得る」助言を与える．その際，希望の処方と暗示は適宜盛り込むが，解釈や説得は控え目にする．心理教育としては，服薬・睡眠・飲酒・運動・休養などの具体的な生活指導と疾患教育が重要な役割を担う．

必要であれば，更なる精神療法の選択を，疾患よりも，問題や治療目標，および患者の特徴に基づいて行う．患者の特徴を把握するには，生育歴，学歴・職歴，家族構成，生活習慣，趣味，性格・行動様式，社会適応，治療歴などの基本情報を得ることが大切である．治療選択には，患者の持つ価値観，資質・能力，および患者のおかれている環境を考慮する．それゆえ，治療成否の鍵は，患者の治療への動機づけや，効果期待にある．

4 意識変容・体験的精神療法

1. 自律訓練法

　自律訓練法は，フォクト（Vogt, O）の催眠研究を基に，シュルツ（Schultz, JH）が体系化し，ルーテ（Luthe, W）が発展させた，自己催眠により心身のリラックスを体得する練習法である．具体的な技法として標準練習を説明する（利き手が右手の場合）．

> 背景公式：気持ちが落ち着いている（安静練習）
> 第1公式：両腕両脚が重たい（四肢重感練習，右手→左手→右足→左足の順に進む）
> 第2公式：両腕両脚が温かい（四肢温感練習）
> 第3公式：心臓が静かに規則正しく打っている（心臓調整練習）
> 第4公式：楽に呼吸をしている（呼吸調整練習）
> 第5公式：胃のあたりが温かい（腹部温感練習）
> 第6公式：額が気持ちよく涼しい（額部涼感練習）

　練習は座位または仰臥位であればどこでも行えるが，音や光による強い刺激がない方が望ましい．まず，身体を圧迫するベルトや腕時計を緩め，楽な姿勢をとる．次に，軽く目を閉じ，ゆっくりと大きな深呼吸を数回繰り返す．体の力が抜けてゆくのを感じるとよい．そして，上記の公式を心の中で念じながら，目標とする身体の感覚を自覚する．すでに存在している状態に気づくのであって，意識して作り出すのではない（受動的注意集中）．終了時には，消去動作として，両手の開閉，両腕の屈伸，深呼吸を数回ずつ行ってから開眼する．通常3分から5分の練習を1日2〜3回行う．自律訓練法同様，身体感覚や内的体験に注目する技法には，漸進的筋弛緩法やフォーカシングなどがある．

2. 催眠療法

　催眠には，被暗示性が亢進した催眠性基礎状態（純粋トランス）と，それに暗示が加わった状態（他者催眠）とがある．催眠性基礎状態を利用した治療には，自律訓練法，ヨーガ，座禅，超越瞑想，持続催眠法などがある．他者催眠を応用した技法を以下に説明する．

　催眠下において直接症状を消失させようとするものを直接暗示法という．しかし，覚醒後に症状が再出現したり，持続的でない症状は対象とならないことから，催眠覚醒後に症状を消失させる後催眠暗示法が行われるようになる．また，表面的な症状を処理するだけでは，再発したり症候移動が起こるという反省から，逆にこれを利用して，元々の症状をより障害の小さい症状に変えて生起させる，症状転移法も考案される．さらに，催眠トランスにおいて無意識的な心の内容が現れやすくなることを利用したのが催眠分析である．心理的葛藤を告白すること自体がカタルシスとして除反応（abreaction）を起こし，症状の消失につながると考えられている．催眠分析では，自由連想法，自動書字，自動描画，スクリーン法，年齢退行法などの操作を加えることもある．いずれの技法を用いるのであれ，催眠導入には，呼吸の調整や筋肉の弛緩をさせた上で，何かを凝視させる，規則的で単調な音を聞かせる，上肢の移動を命じるなど，単一の感覚様式に注意集中をさせる．

　催眠をコミュニケーションの一つとしてより広義にとらえ，覚醒催眠を治療的に用いたのがエリクソン（Erickson, M）である．戦略的家族療法，短期療法（ブリーフセラピー），神経言語プログラミング（NLP; neuro-linguistic programming）などの源になった．

3. ゲシュタルト療法

ゲシュタルト療法は，パールズ（Perls, F）により創始された，「今ここ（here & now）」での気づき体験を重視する，実存的・体験的精神療法である．感受性訓練やエンカウンターグループ，集団療法などに影響を与えた．

4. 来談者（クライアント）中心療法

ロジャーズ（Rogers, C）が考案した，来談者の自己実現の能力を信じて，非指示的に傾聴する治療法．受容（無条件の肯定的配慮），共感（クライアントの体験を理解する），自己一致（自然でありのままの真実性）など，治療者の態度を重視する．フォーカシング誕生の母体となり，子供のプレイセラピーにも影響を与えた．

5 洞察的精神療法

1. 精神分析療法

精神分析療法は，フロイト（Freud, S）により創始された，無意識的意味を理解し，精神統合を促す精神療法である．寝椅子での，自由連想法を用いて行われる治療は，1回50分，週4〜5回で，数年にわたる．治療者は，中立性と受動性を保ち，明確化，直面化，治療者との間に生じる転移や抵抗の解釈，徹底操作を通して，患者の洞察を援助する．

精神分析では，人間の心には日常的に気づきのある部分（**意識**），注意を向ければ意識できる部分（**前意識**），気づくことの出来ない部分（**無意識**）の3層があると考える（局所論）．また，人間の心では，性愛と攻撃性の2つの欲動からなる**イド**，欲動をコントロールし現実に適応してゆく**自我**，両親や社会の規範を取り入れて形成された**超自我**という3種の精神機能が働いていると考える（構造論）．

そして，無意識の中で，患者の様々な欲動は自我や超自我とぶつかり合い葛藤状態にあるが，本人はそれに気づかず，抑圧された欲動が形を変えて夢，空想，日常生活での言い間違えや失敗，芸術や創作活動，精神症状などに現れると考える．したがって，治療では，無意識を意識化し，自己の葛藤やその由来について理解することを通して症状が改善することを目指す．

その際，患者には**転移**，**抵抗**，退行が起こる．転移とは，幼少期に体験した重要な人物（通常，両親）との関係が，治療者との間に再現される現象を言う．一方，治療者にも，患者に対する感情反応や自身の対人関係の特徴が現れる．これを**逆転移**と言う．抵抗とは，治療意欲があるはずなのに治療が進展しなくなる現象である（精神分析の場合，自由連想がうまく進まなくなる）．退行とは，より早期の発達段階に子供返りすることを言う．これらは，他の精神療法においても役立つ知見である．

2. 精神分析的精神療法（力動精神療法）

精神分析的な理解を基礎とはするが，対面法で，より少ない頻度で行われる精神療法．通常1回30〜50分，週1〜3回ないし週1回以下で行われる．パーソナリティの統合や再構成ではなく，葛藤の解決，防衛機制の変化，現実適応の向上などを目指す．技法的にはより支持的である．精神分析療法が適応を厳しく選ぶのに対し，幅広い患者に用いることが出来る．

3. 交流分析

交流分析は，バーン（Berne, E）により創始された，自己理解を通してセルフコントロールをめざす精神療法である．交流分析では，心のあり方を，親・大人・子供に分け，さらに，親を，批判的な親と養育的な親に，子供を，自由な子供と順応した子供に分けて理解

する．そして，「今ここ（here & now）」でのこれらの心のあり方に気づくことで，感情，思考，行動の自己統制をはかる（構造分析）．また，対人関係における実際のやりとりの中での心のあり方を分析することで，交流様式を改善する（交流パターン分析）．特に，自分では気づいていない隠された意味を解明することで，非建設的な交流習慣を打破する（ゲーム分析）．さらに，幼児期から形成された非適応的なパターンから脱却する（脚本分析）．交流分析は，洞察的側面に加え，体験的治療の側面や，家族療法や集団療法にみられる対人相互交流重視の側面を併せ持つ．

6 指示的精神療法

1. 行動療法

行動療法とは，正常行動も問題行動も習得されたものであるという学習理論に基づき，不適応行動を成立ないし持続させている刺激を制御することで行動変容を起こそうとする，種々の技法の総称である．これらの技法は，大別すると，(1)古典的（レスポンデント）条件づけ，(2)オペラント（道具的）条件づけ，(3)社会的学習・認知学習のいずれかに関連する．

(1) **古典的条件づけ**とは，パブロフ（Pavlov, IP）によるイヌの実験として知られているもので，無条件刺激（食べ物）と中立刺激（音）を同時に繰り返し提示すると，条件刺激（音）—条件反応（唾液分泌）というパターンが学習される，というものである．誘発行動の学習の原理であり，行動を決定するのは刺激である．この原理を利用した技法には，系統的脱感作，フラッディング，主張訓練などがある．

系統的脱感作は，ウォルピ（Wolpe, J）が発展させた，弛緩反応を用いて不安や恐れなどの負の情動反応を消去する技法である．自律訓練法または漸進的弛緩法を用いて弛緩訓練を行い，不安階層表の最も弱い不安惹起場面から順に，イメージの中で不安を克服し，最終的には現実場面で不安を克服する（現実脱感作）．フラッディングとは，主として現実の不安惹起場面にいきなり身を曝し，不安低減行動を阻止し（反応防止法），不安や恐怖から回避せずに直面して慣れるようにする訓練である．不安強度は徐々に上げるのがよい（段階的エクスポージャー）．系統的脱感作との違いは弛緩法を用いないことにある．主張訓練は，適切な自己主張や怒りの表現が不安と拮抗することを利用して，負の感情を低減する方法である．ソーシャルスキルトレーニング（社会技能訓練；SST）の一つとして，ロールプレイやサイコドラマなどの形で自己主張を練習する．いずれの技法においても，良好な治療関係と，患者の治療に対する主体性が重要である．

(2) **オペラント条件づけ**は，ある行動の発生頻度はその行動に伴う結果に左右される（強化随伴性），というスキナー（Skinner, BF）が提唱した原理に従っている．すなわち，ある行動により報酬を得たり不快刺激を回避できると，その行動は強化される．この時，提示により反応を強めるもの（報酬）を正の強化因，撤去により反応を強めるもの（不快刺激）を負の強化因，提示により反応を弱めるものを罰と言う．自発行動の学習の原理であり，行動を制御するのは行動の結果である．

実際の治療では，何が強化因であるか，ある行動の頻度，程度，持続時間，帰結，周囲の反応などを，具体的に記録して明らかにする（行動分析）．そして，望ましい反応を形成するには，その反応が出現した時に正の強化因を随伴させるか負の強化因を撤去する．望ましくない反応を除去するには，その反応が出現した時に正の強化因を撤去するか罰を提示する．

(3) **社会的学習**は実際の体験なしに観察を

通して，イメージや自己モニタリングなどにより成立する学習である．一方，刺激と反応の間に介在する認知を潜在行動（目に見えない行動）として扱う認知行動療法は，認知療法と重なりあう．

2．認知療法

認知療法とは，認知に働きかけて行動や感情反応を変化させ，問題解決を図ろうとする，構造化された短期の精神療法である．元々は，うつ病患者の治療経験に基づいてベック（Beck, AT）が開発したが，現在ではパニック障害，社交（社会）不安障害，外傷後ストレス障害（PTSD），身体表現性障害，パーソナリティ障害などにも用いられる．

認知療法では，ものの見方や考え方は行動や感情に影響し，不適応的な行動や感情反応は歪んだ認知に由来する，と想定する．そのため，歪んだ認知を特定し，その妥当性を共同で検討しながら修正してゆく．歪んだ認知としては，根拠のない推論，二分割思考（全か無か，白か黒か），極端な一般化，部分的焦点づけ，感情的論法，結論の飛躍，自己関連づけ，べき思考（～すべき，～すべきでない）などがある．

認知は，自動思考とスキーマに分けられる．自動思考は，状況や周囲からの刺激に対して自動的に起こってくる，日常的なレベルの思考やイメージである．一方，スキーマは，自動思考を生み出す母体となる，基本的な人生観や根深い信念である．

認知を変化させるには，刺激（状況・出来事）—認知（自動思考・イメージ）—反応（感情反応・行動）の連鎖の中で，まずはどのような認知の歪みがあるかを知る．歪んだ認知が特定できたら，より柔軟で現実的，適応的な考え方を「試して」もらう．そして，その時の感情反応を実際に体験してもらう．こうした一連の過程を促進するために，状況・感情・自動思考・合理的な反応・結果について，日常生活の中で不適応的な感情反応や行動が生じた場面を書き出す．

認知的技法とともに，行動療法的な技法も用いる．それには，具体的な治療目標の優先順一覧表を作る，生活スケジュールを記録する，段階的に課題を与え達成を数量的に評価する，宿題を与える，などがある．

3．バイオフィードバック療法

バイオフィードバック療法は，精神生理的反応も行動の一種と考え，血圧，心拍，皮膚温，皮膚電気抵抗（GSR），筋電図（EMG），脳波（EEG）などの生体情報を，光や音の形で患者にフィードバックして，これをもとに自律神経の機能を自己制御しようとする，オペラント条件づけから発展した治療法である．頭痛，本態性高血圧症，書痙，斜頸などの症状を直接制御したり，リラクセーションを体得する際の補助に利用される．

4．対人関係療法

対人関係療法は，元々は単極性うつ病の治療として開発された精神療法で，対人関係における問題に焦点をあて，その改善を図ることを通して治療を進める．対人関係における問題としては，対象喪失に伴う悲哀，対人関係上の役割をめぐる不和，役割の変化，対人関係の欠如の4つが，特に重要視される．

7 家族療法

家族療法は，一般システム論，サイバネティックス，コミュニケーション理論，対人関係論，家族ライフサイクル論などを背景にして発展してきた精神療法の一形態である．システム派，構造派，戦略派など数多くの流派があり，参加人数，面接時間，面接回数，治療技法などは様々であるが，対人的相互作用を一つのシステムとして視野におさめる，という点で共通している．システム全体の問

題が家族成員の一人に現れたと考えるため，患者は IP（identified patient）と呼ばれる．症状の発生や持続に家族が関わり，悪循環が形成されている場合に適応となる（ただし，「家族が原因」と考えるのではなく，「家族の力で解決する」と考える）．

8 リハビリテーション

1. 作業療法，レクリエーション療法

軽作業やゲーム，料理，レクリエーションなどを通して，注意力や持続力，作業能力を向上させる治療法．知的障害，脳疾患後遺症，統合失調症の患者に対して行われる．

2. 認知リハビリテーション

注意，記憶，言語流暢性，実行機能，作業記憶など，統合失調症患者の前頭葉を中心とした認知障害の回復のために行う治療法．基礎的認知の訓練はゲームやパソコンを使いながら行い，対人認知の訓練は集団療法の中でロールプレイや社会技能訓練を用いて行う．

3. 社会技能訓練（SST）

日常的な社会生活において必要とされる技能を訓練することで，社会的能力の改善を図る治療法（SST; social skills training）．例えば，統合失調症患者では，他人と視線を適度に合わす，明るい表情をする，挨拶を交わす，会話を開始して維持する，といった日常生活における対人交流の技能や，薬の管理をする，症状を自己管理するといった疾病管理の技能が障害されている．そこで，集団療法の中で，伸ばしたい技能をロールプレイやモデリングを通して身につけてゆく．社交不安障害（対人恐怖）の治療にも用いられる．

4. TEACCH

自閉症の人やその家族の療育・支援のためのプログラム（TEACCH; treatment and education of autistic and related communication handicapped children）．自閉症に伴う問題や困難に対し，自閉症の特性を考慮しながら，一人ひとりにあった支援を行う．

9 東洋的治療

1. 森田療法

森田療法とは，森田正馬（もりたまさたけ）が創始した，不調感と注意集中の悪循環（精神交互作用）を断ち，症状へのとらわれからの脱却（あるがまま）をめざす精神療法である．適応は神経症（不安障害，身体表現性障害）や心身症的病態であるが，本来の適応は森田神経質（ヒポコンドリー性基調とよばれる先天的な神経質な性格を有する者が，心身のささいな不調を感じ，感じた症状に注意を向け，注意を向けることでより一層不調に敏感になるという悪循環で生じた病態）である．治療者は症状を不問に付し，やるべきことを目的本位に行わせる．

原法は約 40 日間の入院治療で（元々は病院でなく私邸で行われた），絶対臥褥期，軽作業期，重作業期，生活訓練期の四期に分かれる．絶対臥褥期では，患者を個室に収容し，すべての活動を禁じ，終日臥床させる．一切の気晴らしが許されないため，患者は自分の内面に直面することになる（この時期に脱落する患者はそもそも森田療法の適応ではない）．軽作業期には，日中の軽い活動を許可し，日記や読書を導入する．重作業期には，集団生活の中での日常作業を課す．生活訓練期には，社会復帰に備える．森田療法は，作業療法や集団療法の側面を持つ指示的・教育的な治療であるが，逆説療法的に認知の変化ももたらす優れた治療法である．外来変法では，日記や読書をより活用し，より指示的である．

2. 内観療法

　吉本伊信により創始された，浄土真宗の「身調べ」に由来する治療法．約1週間静かな部屋にこもって行う集中内観と，日常生活の中で継続的に行う日常内観とがある．内観療法では，周囲の人に対して自分が「してもらったこと」，「して返したこと」，「迷惑をかけたこと」について繰り返し想起させる．こうした内省により，人とのかかわりの中での自己を再発見する．非行，アルコール症など，治療の困難な症例に適用され効果をあげている．

3. 絶食療法

　絶食療法は，宗教上の儀式として古くから行われていた断食を治療に応用したものである．東北大学方式では，1～2週間の準備入院により動機づけを高めた後，10日間完全絶食させる．水分摂取は1日あたり1,000～1,500mlとし，肝機能障害の予防のために，アミノ酸加五炭糖とビタミンの補液を行う．この間主治医と看護師以外との接触を禁止し，新聞，テレビ，ラジオ，読書も禁ずる．復食期には，5日間かけて流動食，3分粥，5分粥，全粥，米軟飯の順に戻す．絶食療法は内観療法と併用されることもある．患者の治療への動機づけが重要であるが，逆に，魔術的期待を抱いている場合は注意が必要である．

10 その他

1. 芸術療法

　芸術活動を精神療法に応用したものを芸術療法とよび，多彩な技法がある．絵画療法の技法にはスクリブル（なぐり描き法），スクイグル（交互なぐり描き法），家・木・人法（HTP），風景構成法などがある．作用機序として，情動の発散，内面の意識化，イメージや連想の賦活，創造性の発揮，対人的相互交流の促進，完成に伴う喜びなどがあげられている．

　箱庭療法は，ローウェンフェルト（Lowenfeld, M）が考案し，カルフ（Kalff, D）が発展させた，主に児童を対象としてきた治療法で，人，動物，植物，乗り物，建築物，柵，石，怪獣などの玩具を用いて，砂箱の中に自由に作品を作らせる．実施中の治療者の関与的観察が大切である．

　音楽や舞踏を，視聴し，演じ，創作することも治療に利用される．その他，サイコドラマ，詩歌療法（俳句・連句療法），造形療法，陶芸，書道，写真などがある．

2. プレイセラピー（遊戯療法）

　子供は治療動機に乏しく，言語が未発達なため言語交流が難しい．そこで，子供が自由に遊べる場所と時間を提供し，自己表現や交流の手段として遊びを用いるのがプレイセラピーである．個人で行う場合と集団で行う場合とがある．クライン（Klein, M）の様に遊びの象徴的意味を理解することを重視し，精神分析的解釈を子供に行う立場もあるが，多くは，アクスライン（Axline, VM）の様に，子供の成長力や自然治癒力が発揮されることを目指して，子供の自主性を重んじ，非指示的に子供に接する．

3. 運動療法

　有酸素運動は気分障害，身体表現性障害に有効とされる．

4. 感覚統合訓練

　触覚，固有受容覚，前庭感覚（平衡感覚）などの感覚入力の処理の改善により適応性の向上を目指す治療法．自閉症や学習障害の療育に用いられる．

5. 臨床動作法

　動作訓練により日常生活体験のより望まし

い変化を図る心理療法．脳性麻痺児のリハビリテーションとして考案され，健常者の健康法としても用いられる．身体への働きかけをするものに，整体，カイロプラクティック，アレクサンダーテクニーク，ボディワークなどがある．

6. 問題解決療法，解決志向アプローチ

いずれもブリーフセラピー（短期療法）の一種で，問題のたて方（問題の細分化，解決可能な問題の発見）と解き方（できるだけ多くの解決法の考案，個々の解決法の長所と短所の検討，効果的な解決法の選択）や，解決像そのもの（問題よりも解決後の姿）を話し合うことで，短期間でクライアントの問題を解決しようとする治療法．

7. 回想法

人生のエピソードを回想して話す治療法．

8. EMDR

シャピロ（Shapiro, F）により開発された，眼球運動により脱感作と記憶の再加工を行う治療法（EMDR; eye movement desensitization and reprocessing）．不安惹起場面のイメージを思い浮かべながら，目の前で物体を追視させ，急速に眼球を動かすことにより不安を低下させる．外傷後ストレス障害（PTSD）の治療法として用いられる．

17 精神医療に関連する法律と制度

POINT
① 「精神保健福祉法」は，情勢の変化に応じ，たびたび改正されている
② 「障害者自立支援法」成立までは，福祉に関連する分野も「精神保健福祉法」に盛り込まれていた
③ 「障害者自立支援法」成立後は，福祉分野や「自立支援医療」の部分が「障害者自立支援法」に移行した
④ 「成年後見」制度は，新しい福祉の理念と，従来からの保護の理念との調和をめざしている
⑤ 「医療観察法」は，法の対象となる人の社会復帰の促進を目的としている

1 精神保健福祉法
（正式名称：「精神保健及び精神障害者福祉に関する法律」）

1. 精神保健福祉法の目的

この法律は，第1条の前段に
① 精神障害者の医療及び保護を行うこと
② 障害者自立支援法と相まって精神障害者の社会復帰の促進及びその自立と社会経済活動への参加の促進のために必要な援助を行うこと
③ 精神障害の発生の予防その他国民の精神的健康の保持及び増進に努めること
の3つの施策内容について定める法律であると規定しており，第1条の後段には，それによって，「精神障害者の福祉の増進」及び「国民の精神保健の向上」という2つの目的を実現していく法律であると規定している．

2. 制定の経緯

1900年（明治33年）精神病者監護法
私宅監置が認められていた．

1919年（大正8年）精神病院法
公的精神病院の建設は進まなかった．

1950年（昭和25年）旧2法の廃止と，精神衛生法の成立
戦後，新憲法の成立を受け，精神障害者に対して適切な「医療・保護」の機会を提供するため成立した．「措置入院制度」が創設された．

1965年（昭和40年）精神衛生法改正
1964年（昭和39年）ライシャワー大使刺傷事件が起こり，法改正が行われた．保健所を「地域における精神保健行政の第一線機関」と位置づけ，在宅精神障害者の訪問指導・相談事業が強化された．「通院公費負担制度」が創設された．

1987年（昭和62年）精神保健法へ改正
1984年（昭和59年）の宇都宮病院事件を契機に「精神障害者の人権に配慮した適正な医療及び保護の確保」と，「精神障害者の社会復帰の促進」を図る観点から，法改正が行われ，名称も改められた．「任意入院制度」や「精神医療審査会制度」が創設された．は

じめて精神障害者社会復帰施設として,「生活訓練施設」と,「授産施設」が法定化された.

1995 年（平成 7 年）精神保健福祉法へ改正

1993 年（平成 5 年）「障害者基本法」が成立し,精神障害者が,福祉施策の対象として,明確に位置づけられた.また,1994 年（平成 6 年）「地域保健法」の成立により,地域精神保健福祉業務における市町村の役割の位置づけの整備が求められることとなった.

これらを踏まえた法改正では,法の目的に「自立と社会参加の促進のための援助」という福祉の要素が位置づけられ,名称も改められた.「手帳制度」が創設され,社会復帰施設として,「生活訓練施設」（援護寮）,「授産施設」,「福祉ホーム」,「福祉工場」の 4 施設類型が明記された.

1999 年（平成 11 年）精神保健福祉法の改正

人権に配慮した医療の確保として,「医療保護入院の要件の明確化」「移送制度の創設」がされ,保健福祉の充実として,社会復帰施設に「地域生活支援センター」が追加された（これらは,平成 12 年施行）.

福祉サービスの相談・助言は市町村中心に行うこととなり,市町村を実施主体として,「居宅生活支援事業」が法定化された.「居宅生活支援事業」には,「居宅介護等事業（ホームヘルプサービス）」,「短期入所事業（ショートステイ）」「地域生活援助事業（グループホーム）」がある（これらは,平成 14 年施行）.

2005 年（平成 17 年）精神保健福祉法の改正

平成 17 年の「障害者自立支援法」成立に伴い,精神保健福祉法から「福祉サービス」や「通院医療」に関わる項目が削除され,障害者自立支援法の中に移行した.

その他,緊急時において「特定医師」の診察により,入院等に関わる制度が創設された.

3. 法の内容

この法律は,9 章から構成されている.

第 1 章　総則（第 1 条―第 5 条）

第 1 条の「この法律の目的」については,前述のとおりである.

第 5 条の「定義」で,この法律の対象となる精神障害者の範囲を「統合失調症,精神作用物質による急性中毒又はその依存症,知的障害,精神病質その他の精神疾患を有する者」と定めている.

第 2 章　精神保健福祉センター（第 6 条―第 8 条）

第 6 条で,都道府県（指定都市）は,精神保健福祉に関する技術的中核機関（「精神保健福祉センター」）を設置することが規定されている.

第 3 章　地方精神保健福祉審議会及び精神医療審査会（第 9 条―第 17 条）

第 9 条で,精神保健及び精神障害者の福祉に関する事項を調査審議させるため,都道府県及び指定都市は,条例で,精神保健福祉に関する審議会その他の合議制の機関（「地方精神保健福祉審議会」）を置くことができるとされている.

第 12 条では,措置入院患者等の定期病状報告や,入院患者等からの退院等の請求に対して,入院の必要があるかなどの審査を行わせるため,都道府県（指定都市）は,「精神医療審査会」を設置することとされている.

第 4 章　精神保健指定医,登録研修機関及び精神科病院

第 1 節　精神保健指定医
　　　（第 18 条―第 19 条の 6）

第 2 節　登録研修機関
　　　（第 19 条の 6 の 2―第 19 条の 6 の 17）

第 3 節　精神科病院
　　　（第 19 条の 7―第 19 条の 10）

第5章　医療及び保護
　第1節　保護者（第20条—第22条の2）
　第20条で，「精神障害者については，その後見人又は保佐人，配偶者，親権を行う者及び扶養義務者が保護者となる．（以下略）」とあり，第21条では，「保護者がないとき，又は保護者がその義務を行うことができないときは，その精神障害者の居住地の市町村長が保護者となる．」とされている．
　第2節　任意入院
　　　　（第22条の3・第22条の4）
　第22条の3で，「本人の同意に基づいた入院に努めるべき」と規定されている．
　第3節　指定医の診察及び措置入院
　　　　（第23条—第32条）
　第29条は，「入院させなければ，自傷他害のおそれがある精神障害者を都道府県知事（指定都市の市長）の権限により強制的に入院させる」措置入院の規定である．
　第4節　医療保護入院等（第33条—第35条）
　第33条は，「指定医の診察の結果，医療及び保護のため入院の必要があるが，本人の同意が得られないとき，保護者の同意で入院させることができる．」
　第5節　精神科病院における処遇等
　　　　（第36条—第40条）
　第36条で，「医療又は保護に欠くことができない限度において，必要な行動制限ができる．」
　第6節　雑則（第41条—第44条）
第6章　保健及び福祉
　第1節　精神障害者保健福祉手帳
　　　　（第45条・第45条の2）
　第2節　相談指導等
　　　　（第46条—第51条）
第7章　精神障害者社会復帰促進センター
　　　　（第51条の2—第51条の11）
第8章　雑則
　　　　（第51条の11の2—第51条の15）
第9章　罰則（第52条—第57条）

4. 2013年（平成25年）精神保健福祉法改正

　平成25年6月に「精神保健福祉法の一部を改正する法律」が成立した．このうちの一部を除いて，平成26年4月1日に施行となる．
　法律の概要は，次の4点である．
（1）精神障害者の医療の提供を確保するための指針の策定
（2）保護者制度の廃止
（3）医療保護入院の見直し
（4）精神医療審査会に関する見直し

2　「障害者自立支援法」成立までの精神障害者への福祉サービス
（施設と居宅支援を中心に）

1. 昭和62年改正（昭和63年施行）の精神保健法

　はじめて精神障害者社会復帰施設として，「生活訓練施設」と，「授産施設」が法定化された．

（1）生活訓練施設

　日常生活を営むのに支障のある精神障害者を対象に，日常生活に適応できるよう，居室その他の設備を提供し，訓練・指導を行い，自立を支援する施設である．「精神障害者社会復帰施設設置運営要綱」により，「援護寮」と「福祉ホーム」が規定された．

（2）授産施設

　雇用されることの困難な精神障害者を対象に，訓練・指導を行い，自活を支援する施設である．

2. 平成5年改正（平成6年施行）の精神保健法

　「地域生活援助事業」（グループホーム）が法定化された．

（1）地域生活援助事業（グループホーム）

　地域で共同生活を営むのに支障のない精神障害者を対象に，共同生活を営む住居において，食事の提供，相談その他の日常生活上の

援助を行う事業である．

3．平成7年改正の精神保健福祉法

精神障害者社会復帰施設として，「生活訓練施設」（援護寮），「授産施設」，「福祉ホーム」，「福祉工場」の4類型が規定された．

（1）福祉ホーム

一定程度の自活能力があり，住宅の確保が困難な精神障害者を対象に，生活の場を提供し，必要な指導を行って，社会参加を支援する施設である．昭和62年改正時の「生活訓練施設」と分離して，1つの類型として位置づけられた．

（2）福祉工場

一般企業に就労できる程度の作業能力はあるものの，対人関係や健康管理等の面で一般企業に就労できない精神障害者を雇用し，社会的自立を支援する施設である．

4．平成11年改正の精神保健福祉法（平成12年施行）

平成8年度から国の制度として，精神障害者社会復帰施設に付置して実施する「精神障害者地域生活支援事業」が開始された．

平成11年の精神保健福祉法改正（平成12年施行）では，精神障害者社会復帰施設に，「地域生活支援センター」が追加された．

（1）地域生活支援センター

地域で生活する精神障害者を対象に，相談に応じ，必要な指導，助言を行う．また，福祉サービスの利用の助言を行い，関係機関との連絡調整その他の援助を総合的に行う施設である．

5．平成11年改正の精神保健福祉法（平成14年施行）

在宅福祉事業として，地域生活援助事業（グループホーム）に加え，居宅介護等事業（ホームヘルプサービス）と短期入所事業（ショートステイ）が追加された．

（1）居宅介護等事業（ホームヘルプサービス）

日常生活を営むのに支障のある精神障害者を対象に，居宅において，食事，身体の清潔の保持等の介助を行い，日常生活を支援する事業である．

（2）短期入所事業（ショートステイ）

精神障害者の介護を行う人の病気その他の理由により，居宅において介護を受けることが一時的に困難になった精神障害者を対象に，施設に短期間入所させ，介護を行う事業である．

6．平成12年改正の社会福祉法

規模や設立に必要な要件が緩和され，「小規模授産施設」が制度化された．

3 障害者自立支援法

1．制定の経緯

障害保健福祉施策は，平成15年度からの「支援費制度」により，従来の措置制度から利用契約制度へと大きく転換した．しかし，一方で，

(1) 3障害（身体，知的，精神）ばらばらの制度体系で，精神障害は支援費制度の対象外である．
(2) 障害種別ごとに縦割りでサービスが提供されており，施設・事業体系がわかりにくい．
(3) 働く意欲のある障害者が必ずしもその機会を得られていない．
(4) 全国共通のサービス利用ルールがない．
(5) 増え続けるサービス利用のための財源を確保することが困難である．

などの課題が指摘されていた．

こうした制度上の課題を解決し，障害者が地域で安心して暮らせる社会を実現するため，平成17年10月障害者自立支援法が成立し平成18年4月から順次施行されている．

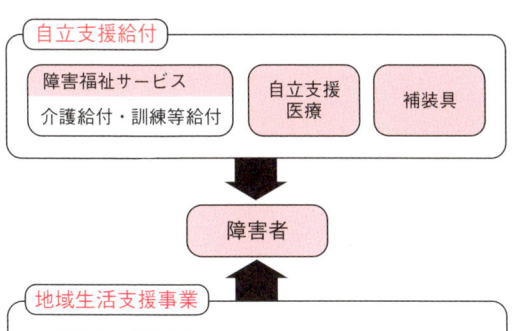

図1 自立支援システム

2. 障害者自立支援法のポイント

(1) 障害者施策を3障害一元化：障害の種別（身体・知的・精神）にかかわらず，サービスを利用するための仕組みを共通にし，障害者に身近な市町村が一元的にサービスを提供する．
(2) 利用者の利便性の向上：33種類の施設体系を6つの事業に再編し，使いやすくする．
(3) 就労支援の抜本的強化：就労の場を確保する支援を強化する．
(4) 支給決定の仕組みの透明化，明確化：客観的尺度（障害程度区分）を導入する．
(5) 安定的な財源の確保：国の費用負担の責任を強化し，（費用の1／2を負担）利用者も応分の費用を負担し，（応益負担）皆で支える仕組みにする．

3. 総合的な自立支援システム

「自立支援給付」と「地域生活支援事業」で構成されている（図1）．

(1) 自立支援給付
　介護給付（ホームヘルプ，ショートステイ，施設入所支援，ケアホーム等）（表1）と，訓練等給付（自立訓練，就労移行支援，就労継続支援，グループホーム）（表2），自立支

表1　介護給付

居宅介護（ホームヘルプ）	自宅での入浴，排せつ，食事の介護
重度訪問介護	重度の肢体不自由者に，自宅で，入浴，排せつ，食事の介護，外出時の移動中の介護
行動援護	知的・精神障害により，行動の困難な障害者が行動するときの危険を回避するために必要な援助，外出支援
重度障害者等包括支援	介護の必要性がとても高い人に，居宅介護等複数のサービスを包括的に提供
児童デイサービス	障害児に日常生活における基本的な動作指導，集団生活への適応訓練等を行う．
短期入所（ショートステイ）	自宅で介護する人が病気の場合などに，短期間，施設で，入浴，排せつ，食事の介護等を行う．
療養介護	医療と常時介護を必要とする人に，昼間，医療機関において，機能訓練，療養上の管理，看護，介護及び日常生活の世話を行う．
生活介護	常に介護を必要とする人に，昼間，施設で入浴，排せつ，食事の介護等を行う．また創作活動や生産活動の機会を提供する．
障害者支援施設での夜間ケア等（施設入所支援）	施設に入所する人に，夜間や休日，入浴，排せつ，食事の介護等を行う．
共同生活介護（ケアホーム）	障害者が共同生活を行う住居で，夜間や休日，入浴，排せつ，食事の介護等を行う．

表2　訓練等給付

自立訓練（機能訓練・生活訓練）	自立した日常生活や社会生活ができるよう，身体機能や生活能力の向上のための訓練を行う．
就労移行支援	就労を希望する人に，生産活動などの機会提供を通じて，就労に必要な知識や能力向上のための訓練を行う．
就労継続支援（A型＝雇用型，B型＝非雇用型）	就労が困難な人に，働く機会を提供するとともに，知識や能力向上のための訓練を行う．
共同生活援助（グループホーム）	障害者が共同生活を行う住居で，夜間や休日，相談や日常生活上の援助を行う．

表3 地域生活支援事業【市町村事業】

相談支援事業	障害者からの相談に応じ、必要な情報提供等や権利擁護のために必要な援助を行う。また、「地域自立支援協議会」を設置し、相談支援のネットワークの構築を行う。
コミュニケーション支援事業	手話通訳等の派遣などを通じて、コミュニケーションの円滑化を図る。
日常生活用具給付等事業	重度障害者に、「自立生活支援用具」等日常生活用具の給付又は貸与する。
移動支援事業	外出での移動が困難な障害者に、外出のための支援を行う。
地域活動支援センター	障害者が通う施設で、創作的活動や生産活動の提供、社会との交流の促進を図る。
「福祉ホーム」の他の事業	市町村の判断により、自立した日常生活又は社会生活を営むために必要な事業を行う。たとえば、「福祉ホーム」は、低額な料金で、居室等を提供し、日常生活を援助するもの。

援医療（更生医療，育成医療，精神通院医療）と補装具から構成されている．

(2) 地域生活支援事業

市町村が行う事業（相談支援，移動支援，地域活動支援センター等）（**表3**）と，都道府県が行う事業（専門性の高い相談支援事業，広域的な支援，人材育成等）から構成されている．

(3) また「日中活動事業」と「居住支援事業」に分け，サービスの組み合わせの選択を可能にした．

(4) 新体系への移行は，「平成18年度以降，概ね5年程度の経過措置期間内に移行する」とされている．

4　障害者総合支援法

1. 「整備法」による「障害者自立支援法」の改正

平成22年12月「整備法」（正式名称は、「障がい者制度改革推進本部等における検討を踏まえて障害保健福祉施策を見直すまでの間において障害者等の地域生活を支援するための関係法律の整備に関する法律」）が成立し、「障害者自立支援法」が改正された．

主な改正点は、次のとおりである．
(1) 障害者の範囲の見直し（平成23年12月1日施行）：発達障害も対象に含める．
(2) 地域における自立した生活のための支援の充実（平成23年10月1日施行）
(3) 利用者負担の見直し（平成24年4月1日施行）：サービス利用にかかる費用は、原則として、「応能負担」とする．
(4) 相談支援の充実（平成24年4月1日施行）
(5) 障害児支援の強化（平成24年4月1日施行）

2. 「障害者自立支援法」から「障害者総合支援法」へ

平成24年6月「障害者総合支援法」（正式名称は、「障害者の日常生活及び社会生活を総合的に支援するための法律」）が成立し、平成25年4月1日から、「障害者自立支援法」は、「障害者総合支援法」となった．施行期日は、平成25年4月1日のものと、平成26年4月1日のものとがある．

主なポイントは、次のとおりである．
(1) 障害者の範囲の見直し（平成25年4月1日施行）：障害者の範囲に難病等を加える．
(2) 障害支援区分の創設（平成26年4月1日施行）：「障害程度区分」を「障害支援区分」に変更する．
(3) 重度訪問介護の対象拡大（平成26年4月1日施行）：重度の知的障害者・重度の精神障害者が、対象に加わる．
(4) 共同生活介護（ケアホーム）の共同生活援助（グループホーム）への一元化（平成26年4月1日施行）

(5) 地域移行支援の対象拡大（平成26年4月1日施行）
(6) 地域生活支援事業の追加（平成25年4月1日施行）
(7) サービス基盤の計画的整備（平成25年4月1日施行）

5　成年後見制度

「成年後見制度」とは，精神障害，認知症，知的障害など，判断能力の不十分な人が不利益を被らないように支援・保護する制度である．この制度は平成12年4月，民法改正（以前は「禁治産制度」）と，新たな「任意後見契約法」の制定により発足した．「本人の残存能力の活用，自己決定の尊重，ノーマライゼーション」という新しい福祉の理念と，従来からの「本人の保護」の理念との調和をめざしたものである．

1. 法定後見制度と任意後見制度

成年後見制度は，大きく分けると「法定後見制度」と「任意後見制度」の2つがある．

(1) 法定後見制度

法定後見制度では，家庭裁判所への申し立てにより，本人の判断能力に応じて，家庭裁判所が選任した成年後見人等（成年後見人・保佐人・補助人）が本人を保護・支援する．申し立てをすることができる人は，本人・配偶者・四親等以内の親族・検察官などと，市町村長である．本人の判断能力の程度により，後見・保佐・補助の3つの類型があり，これらの類型により，後見人等の権限の範囲が異なる．権限には，代理権，同意権，取消権がある．

代理権：本人の利益を考えながら，本人を代理して契約などの法律行為を行うもの．

同意権：本人の法律行為が本人の利益になるかどうかを判断して同意をするもの．

取消権：本人が同意を得ずに行った不利益な法律行為を取り消す，というもので，

これらの権限を用いて，本人を保護・支援する．

(2) 任意後見制度

任意後見制度は民法上の「法定後見制度」とは異なり，平成12年4月施行の「任意後見契約法」により規定されている．これは，本人が十分な判断能力があるうちに，将来判断能力が不十分になった場合に備えて，あらかじめ自らが代理人（任意後見人）を指定し，「任意後見契約」を公証人の作成する公正証書で結んでおく制度である．その後，実際に本人の判断能力が不十分になった時点で，「任意後見契約」を結んだ相手（任意後見人）が，家庭裁判所に申し立て，「任意後見監督人」の選任を受け，その監督のもとで，後見事務を行う．それにより，本人の意思に従った適切な保護・支援をすることが可能になる（表4）．

表4　法定後見と任意後見

後見類型	法定後見			任意後見
	後見	保佐	補助	
判断能力	判断能力が常に低い人	判断能力が著しく不十分な人	判断能力が不十分な人	判断能力がある段階で契約し，その後，判断能力が不十分になった時点で開始する．

2. 財産管理と身上監護

後見人等が行う後見事務の内容は大きく分けると財産管理と身上監護がある．

(1) 財産管理

後見人等が，本人の預貯金通帳や，不動産等の財産を管理し，公共料金の支払い，物品の購入時の支払い等を行うことである．

(2) 身上監護

必要な入院・治療等の医療上の契約，介護

保険制度や障害者総合支援法の申請，福祉サービスの利用契約等の手続き等を行うことである．

6 医療観察法の制度

「心神喪失等の状態で重大な他害行為を行った者の医療及び観察等に関する法律」（以下「医療観察法」）は，平成15年7月に成立し，その2年後の平成17年7月に施行された（図2）．

1. 制度の対象となる人

精神障害のために善悪の区別がつかないなど，刑事責任を問えない状態のうち，全く責任を問えない場合を「心神喪失」，限定的な責任を問える場合を「心神耗弱」という．このような状態で，「重大な他害行為」を行った人に対し，適切な医療を確保して，病状の改善を図り，再び同様な行為が繰り返されないよう，社会復帰を促進することが，この法律の目的である．

「重大な他害行為」とは，殺人，放火，強盗，強姦，強制わいせつ（これらの未遂も含む．），傷害（軽微なものは対象とならないこともある．）に当たる行為をいう．

2. 制度の手続き

心神喪失又は心神耗弱の状態で重大な他害行為を行い，不起訴処分となるか無罪等が確定した人に対して，検察官が，医療観察法による医療及び観察を受けさせるべきかどうかを地方裁判所に申し立てを行うことにより，この制度の手続きが開始される．

3. 審判と，その結果

申し立てを受けた裁判所では，裁判官と「精神保健審判員」（精神科医）の各1名からなる合議体を構成し，それぞれの専門性を生かした審判を行う．
(1) 審判の過程では，鑑定入院等で鑑定が行われるほか，保護観察所による生活環境調査が行われる．裁判所では，更に，必要に応じ「精神保健参与員」（精神保健福祉の専門

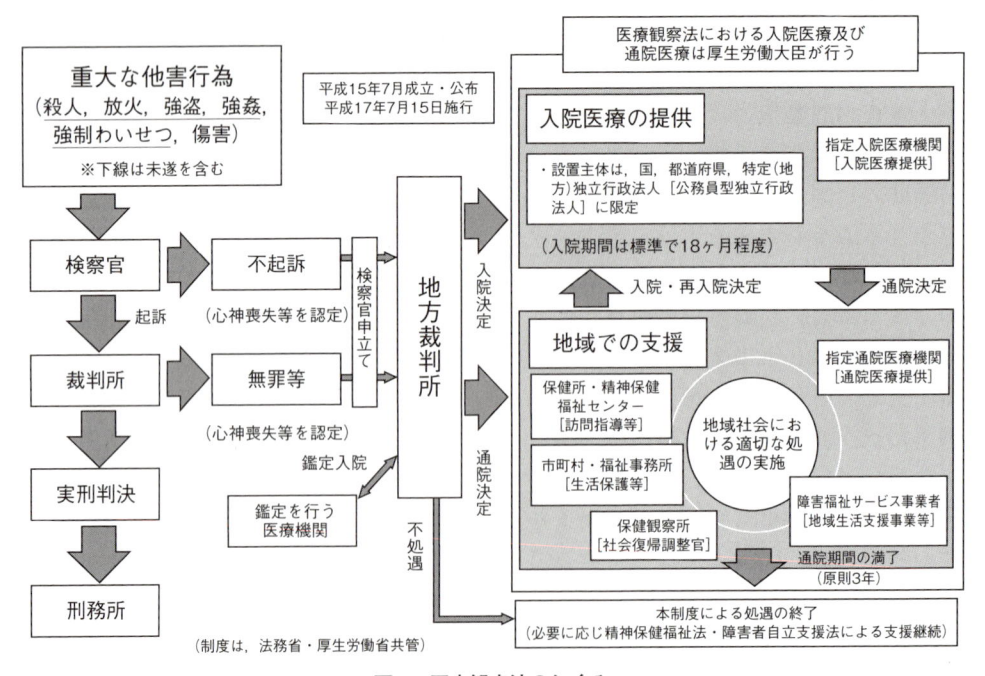

図2 医療観察法のしくみ

家）の意見も聴いた上で，本制度による処遇の要否と内容について判断する．

(2) 審判の結果，医療観察法による医療を受けさせる必要があると認める場合には，「入院決定」又は「通院決定」が，必要があると認められない場合には，「不処遇決定」がなされる．

4．入院決定

審判で「入院決定」を受けた人に対しては，厚生労働大臣が指定した医療機関（「指定入院医療機関」）において，手厚い専門的な医療の提供が行われるとともに，この入院期間中から，保護観察所に配置されている「社会復帰調整官」により，退院後の生活環境の調整が実施される．

5．通院決定および退院許可決定

(1) 審判で「通院決定」を受けた人，及び指定入院医療機関から「退院許可決定」を受けた人については，保護観察所の社会復帰調整官が中心となって作成する「処遇実施計画」に基づいて，原則として3年間，地域において，厚生労働大臣が指定した医療機関（「指定通院医療機関」）による通院医療を受けることになる．

(2) また，この通院期間中においては，保護観察所による「精神保健観察」が実施され，関係機関が連携しながら，本制度による「地域社会における処遇」が進められる．

(3) なお，本制度による「地域社会における処遇」を受けている期間中は，原則として，医療観察法と精神保健福祉法の双方が適用される．したがって，本人の病状が悪化し，必要と判断される場合には，「精神保健福祉法に基づく入院等を適切に行い，病状の改善状況を確認する」という対応が考えられる．

6．「不処遇決定」及び「処遇終了」

審判で，「不処遇決定」を受けた人，及び「本制度による処遇が終了した」人に対しては，一般の精神医療や精神保健福祉サービス等が必要に応じ確保されるよう，本人の希望を踏まえながら，関係機関が相互に協議するなどして，十分に配慮することが大切である．

索引

事項索引

あ

愛着障害 ……………………… 138
アイデンティティ ………… 6, 139
アカシジア …………………… 175
悪性腫瘍 ……………………… 124
悪性症候群 …………………… 176
悪夢 …………………………… 165
アスペルガー障害 …………… 135
アスペルガー症候群 ………… 135
アセチルコリン ……………… 177
アナルトリー …………… 33, 127
アノミー ……………………… 88
アパシー ………………… 120, 123
アルコール …… 82, 106, 109, 143, 161, 182
アルコール依存症 … 110, 111, 113
アルツハイマー病 … 118, 122, 125, 126
a 波 …………………………… 54, 55
安全配慮義務 ………………… 88
アンフェタミン ……………… 114

い

意志 …………………………… 18
意識 ……………………… 15, 188
意識狭窄 ………………… 19, 121
意識狭縮 ……………………… 19
意識混濁 ………………… 18, 29
意識水準 ……………………… 15
意識内容 ……………………… 15
意識変容 ………………… 19, 121, 151
意識野 ………………………… 15
易刺激性 ……………………… 25
意志制御 ……………………… 25
異常人格 ……………………… 103
異常脳波 ……………………… 56
異食 …………………………… 26

異食症 ………………………… 138
移送制度 ……………………… 196
依存性物質 …………………… 113
一次予防 ……………………… 89
一過性全健忘 ………………… 21
1 級症状 ……………………… 64
遺伝 ……………………… 65, 80
イド …………………………… 188
易怒性 ………………………… 25
遺尿症 ………………………… 138
遺糞症 ………………………… 138
イベント ……………………… 6
意味記憶 ………………… 16, 127
意味性認知症 …………… 122, 127
意欲 …………………………… 18
医療観察法 ……………… 202, 203
医療保護入院 …………… 196, 197
陰性逆転移 …………………… 82
陰性症状 …………… 15, 67, 173
インターネット依存 ………… 115

う

ウェルニッケ失語 …………… 34
迂遠 …………………………… 23
迂回表現 ……………………… 33
内田クレペリンテスト ……… 50
うつ状態 ……………………… 75
宇都宮病院事件 ……………… 195
うつ病 ……………… 75, 163, 168, 177
運動性失語 …………………… 33
運動発作 ……………………… 151

え

エクスタシー ………………… 114
エゴグラム …………………… 49
エピソード記憶 ………… 16, 125
遠隔記憶 ……………………… 16
援護寮 ………………………… 196

お

オペラント条件づけ ………… 189

か

外因 …………………………… 40
外因性精神障害 ……………… 117
絵画療法 ……………………… 192
概日リズム睡眠障害 ………… 166
外傷後ストレス障害 ………… 193
外傷性脳損傷 ………………… 128
解体型 ………………………… 68
海馬 …… 21, 31, 32, 37, 92, 118, 119, 125
回避 …………………………… 89
買い物依存 …………………… 115
解離 ……………… 27, 93, 95, 107
解離性運動障害 ……………… 97
解離性健忘 …………………… 96
解離性昏迷 …………………… 96
解離性障害 …………………… 95
解離性知覚麻痺 ……………… 97
解離性同一性障害 …………… 98
解離性遁走 …………………… 96
過覚醒 ………………………… 93
鏡テスト ……………………… 28
学習障害 ……………………… 133
覚醒障害 ……………………… 165
確認行為 ……………………… 91
過食 ……………………… 26, 143
過食症 ………………………… 139
仮性認知症 …………… 48, 79, 125
家族療法 ……… 142, 147, 185, 190
カタプレキシー ……………… 163
カタレプシー ……………… 26, 66
過鎮静 ………………………… 175
葛藤 …………… 95, 98, 140, 188
渇望 …………………………… 114
カプグラ症候群 ……………… 24
過眠 …………………………… 79
仮面うつ病 …………………… 81

顆粒球減少症 ………… 177, 179
寛解 ………………………… 82
感覚性失語 ………………… 33
感覚発作 ………………… 151
環境因 …………………… 88
喚語困難 ………………… 33
ガンザー症候群 …………… 22
肝疾患 …………………… 124
感情 ……………………… 17
感情失禁 ………………… 120
感情障害 ………………… 75
感情喪失感 ……………… 79
感情鈍麻 ……………… 25, 67
感情の平板化 ………… 25, 67
完全寛解 ………………… 82
観念運動失行 ……………… 36
観念失行 ………………… 36
観念奔逸 ……………… 23, 79

き

奇異反応 ………………… 182
記憶 …………… 16, 119, 120, 158
記憶検査 ………………… 48
記憶錯誤 ……………… 20, 21
記憶障害 ………………… 125
儀式 ……………………… 91
既視体験 ………………… 21
気質 …………………… 7, 103
器質性 ………………… 5, 39
器質性精神障害 ………… 118
希死念慮 …………… 79, 82
季節性感情障害 ………… 81
季節性気分障害 ………… 168
キッチンドリンカー ……… 112
偽認知症 ………………… 22
機能性精神障害 ………… 117
気分 ……………………… 17
気分安定薬 ……………… 179
気分循環症（気分循環性障害）
 …………………………… 77
気分障害 …… 75, 91, 100, 168, 183
気分変調症（気分変調性障害）
 ……………………… 77, 78, 82
逆説療法 ………………… 191
逆転移 ……………… 101, 188
ギャンブル ……………… 115
急性外因反応 …………… 122

急性ジストニア ………… 175
急性ストレス障害 ………… 92
急性ストレス反応 ……… 86, 92
急性中毒 ………………… 110
境界性パーソナリティ障害 … 105,
 ……………………………… 143
強直・間代発作 ………… 150
強迫観念 ………………… 24
強迫行為 …………… 24, 91
強迫思考 ………………… 91
強迫神経症 ……………… 85
強迫性障害 ………… 86, 91, 177
強迫性パーソナリティ障害 … 103
強迫泣き ………………… 120
強迫笑い ………………… 120
恐怖 ……………… 25, 86, 89
恐怖症性不安障害 ……… 85, 89
強力精神安定剤 ………… 172
虚偽性障害 …… 98, 100, 102, 108
棘・徐波複合 …………… 56
拒食症 …………………… 139
拒絶症 …………………… 26
居宅介護等事業 ……… 196, 198
居宅生活支援事業 ……… 196
緊張型 …………………… 68
緊張病症候群 …………… 26
緊張病状態 ……………… 29
金の基準 ………………… 107

く

空笑 ……………………… 66
空想虚言 …………… 100, 101
グループホーム ………… 197

け

軽躁状態 ………………… 29
系統的脱感作（療法）… 90, 94,
 ……………………………… 189
軽度認知障害 …………… 123
経鼻的持続陽圧呼吸療法 … 164
痙攣 ……………………… 113
ゲシュタルト療法 ……… 188
欠格事由 ………………… 154
欠陥状態 ………………… 67
結晶性知能 ……………… 17
血中濃度 ………………… 179

幻覚 ……………… 19, 66, 151
幻覚妄想状態 …………… 29
言語 ……………………… 16
幻視 ……………… 20, 119, 126
幻肢 ……………………… 20
現実感喪失 ……………… 26
原初的万能感 …………… 28
幻聴 ………………… 19, 66
見当識 …………………… 17
見当識障害 ……………… 121
健忘 …………… 20, 125, 182

こ

行為障害 ………………… 138
行為心迫 ………………… 79
抗うつ薬 ………………… 177
高機能自閉症 …………… 135
抗幻覚妄想作用 ………… 173
後見人 …………………… 201
抗コリン作用 ……… 176, 179
高次脳機能障害 ……… 32, 119
高照度光線療法 ………… 83
高照度光治療器 ………… 168
構成障害 ………………… 125
抗精神病薬 ……… 66, 172, 174
向精神薬 ………………… 172
考想化声 ……………… 20, 66
構造化面接 ……………… 107
考想吹入 ………………… 67
考想奪取 ………………… 67
考想伝播 ………………… 67
構造分析 ………………… 189
行動 ……………………… 16
行動化 …………………… 107
行動障害 ………………… 108
行動制止 ………………… 25
行動途絶 ………………… 25
後頭葉 …………………… 31
後頭葉てんかん ………… 151
行動療法 ……………… 142, 189
抗パーキンソン薬 ……… 182
広汎性発達障害 ……… 136, 145
抗不安薬 ………………… 179
高プロラクチン血症 … 173, 176
合理化 …………………… 107
交流分析 ………………… 188
コカイン ………………… 114

語義失語 …………… 127	自己視線恐怖 …………… 90	…………… 120
語健忘 …………… 33	自己臭恐怖（妄想）…… 27, 89	シャント術 …………… 128
心の理論 …………… 28, 137	自己醜恐怖 …………… 90	醜形恐怖 …………… 90
個人精神療法 …………… 185	自己像 …………… 142	修正型電気けいれん療法 …… 83,
誇大妄想群 …………… 23	自己認識 …………… 28	183
古典的条件づけ …………… 189	自己免疫疾患 …………… 124	重大な他害行為 …………… 202
言葉のサラダ …………… 67	自殺 …… 3, 79, 82, 88, 144, 179	集団精神療法 …………… 115, 185
コルサコフ症候群 …………… 21	自殺の危険因子 …………… 82	執着性格 …………… 80
混合状態 …………… 76	指示的精神療法 …………… 189	周辺症状 …………… 124
混合性不安抑うつ障害 …… 91	支持的精神療法 …………… 186	終夜睡眠ポリグラフ検査 …… 164
昏迷 …………… 25, 66	思春期やせ症 …………… 140	自由連想（法）…………… 98, 188
	視床下部-下垂体-副腎（皮質系）	授産施設 …………… 196, 197
さ	…………… 80, 92	受動攻撃性 …………… 107
	視床 …………… 119, 120	シュナイダーの1級症状 …… 69
再体験 …………… 93	事象関連電位 …………… 58	受容と傾聴 …………… 186
催眠分析 …………… 187	自傷行為 …… 106, 139, 143	循環気質 …………… 80
催眠療法 …………… 98, 187	ジストニア …………… 127	循環性格 …………… 80
作業関連障害 …………… 87	持続性身体表現性疼痛障害 …… 99	純粋健忘症候群 …………… 21
作業療法 …………… 72, 191	持続性妄想性障害 …………… 72	昇華 …………… 107
作為体験 …………… 27	自他未分離 …………… 28	障害者自立支援法 …… 197, 198
錯語 …………… 33	失快感症 …………… 79	障害者総合支援法 …………… 200
錯乱状態 …………… 29	失見当（識）…………… 22, 121	状況因 …………… 80
錯乱性覚醒 …………… 165	失語 …………… 32, 34, 119	条件付け …………… 16
させられ体験 …………… 27, 67	失行 …………… 36, 119	症候 …………… 31
錯覚 …………… 19	失構音 …………… 33	症候群 …………… 27
詐病 …………… 98, 101, 102	失語症 …………… 34	症候性てんかん …………… 149, 153
サリーとアン …………… 137	失認 …………… 34	症状 …………… 31
残遺症状 …………… 82	疾病利得 …… 82, 95, 97, 98	症状性 …………… 39
残遺状態 …………… 29	質問紙法 …………… 45, 48	症状性精神病 …………… 118, 124
三環系抗うつ薬 …………… 177	失立発作 …………… 149	状態像 …………… 27
3障害 …………… 198	自動思考 …………… 190	冗長 …………… 23
算数障害 …………… 135	自動症 …………… 152	情動 …………… 17
	自発性の低下 …………… 127	常同行動 …………… 127
し	自閉 …………… 67	情動失禁 …………… 25
	自閉症 …………… 136, 191	常同症 …………… 26, 66
自我 …… 18, 26, 27, 95, 98, 188	自閉症スペクトラム障害 …… 135	情動脱力発作 …………… 163
自我意識 …………… 18	死別 …………… 81	小児期崩壊性障害 …………… 137
自我漏洩症状 …………… 27	死別反応 …………… 81, 95	小児自閉症 …………… 136
自己 …………… 139	社会技能訓練 …………… 189, 191	常用量依存 …………… 180
自己愛性パーソナリティ障害	社会〔社交〕恐怖 …… 85, 89, 139	ショートステイ …………… 198
…………… 105	社会的ひきこもり …… 139, 145	職業性ストレスモデル …… 86, 87
思考 …………… 17	社会復帰調整官 …………… 202	食思不振 …………… 26, 79
視交叉上核 …………… 158	社会リズム療法 …………… 83	書字表出障害 …………… 134
思考察知 …………… 27	ジャクソン型発作 …………… 150	徐波 …………… 55, 56
持効性抗精神病薬 …………… 175	若年性認知症 …………… 125	自律訓練法 …………… 187
思考制止 …………… 23, 79	社交不安障害 …………… 89	自立支援給付 …………… 199
思考伝播 …………… 27	ジャルゴン …… 34, 120, 125	自立支援システム …………… 199
思考途絶 …………… 23	シャルル・ボネー症候群 …… 20,	自律神経 … 79, 86, 90, 91, 94, 190

自律神経発作 …………………… 150
支離滅裂 ………………………… 67
事例性 …………………………… 7
心因 …………………… 39, 75, 77, 85
心因性 …………………………… 5
心因反応 ………………………… 86
心気症 …………………………… 99
心気障害 …………………… 86, 99
心気神経症 ……………………… 86
心気妄想 ………………………… 98
神経学的ソフトサイン ………… 135
神経症 …………………… 40, 85
神経症傾向 ……………………… 80
神経症性うつ病 ………………… 75
神経心理症候 …………………… 31
神経衰弱（状態） ……… 28, 85, 100
神経性大食症 ………… 139, 143, 144
神経性無食欲症 ……… 139, 140, 141
進行性核上性麻痺 ……………… 124
進行性非流暢性失語 …… 122, 127
腎疾患 …………………………… 124
心神耗弱 ………………………… 202
心身症 …………………… 85, 98
心神喪失 ………………………… 202
真性てんかん …………………… 149
身体依存 ………………………… 113
身体因 …………………… 39, 75, 77
身体因性障害 …………………… 118
身体化障害 ……………… 99, 101
身体醜形障害 …………………… 99
身体愁訴 ………………………… 98
身体症候群 ……………………… 78
身体的治療 ……………………… 171
身体表現性障害 …… 86, 96, 98, 162
診断手順の原則 ………………… 69
心的外傷 …………………… 98, 144
心的外傷後ストレス障害 … 86, 92,
　……………………………………… 93
心的外傷体験 …………………… 95
信頼性（診断の） ……………… 42
心理教育 ………………………… 147
心理検査 ………………………… 45

す

遂行機能 ………………………… 37
遂行機能障害 …………… 37, 129
錐体外路症状 …………… 127, 173

睡眠 ……………………………… 158
睡眠衛生 ………………………… 161
睡眠経過図 ……………………… 57
睡眠時随伴症 …………………… 165
睡眠時遊行症 …………………… 165
睡眠段階 ………………………… 57
睡眠導入薬 ……………………… 181
睡眠日誌図 ……………………… 169
睡眠不足（症候群） …… 155, 163
睡眠紡錘波 ……………………… 57
睡眠保健指導 …………… 161, 163
睡眠ポリグラフ検査 …………… 57
睡眠リズム ……………………… 146
スキーマ ………………………… 190
ストレス …………… 80, 86, 94, 119
ストレス―脆弱性理論 ………… 88
ストレッサー評価法 …………… 86
スプリッティング ……………… 107

せ

性格検査 …………………… 45, 48
性格変化 ………………………… 126
生活技能訓練 …………………… 90
生活訓練施設 …………… 196, 197
生活史健忘 ……………………… 21
生活リズム ……………………… 83
生活療法 ………………………… 71
清潔行為 ………………………… 91
静坐不能症 ……………………… 175
性嗜好障害 ……………………… 108
脆弱性 …………………… 88, 94
正常脳波 ………………………… 55
精神依存 ………………………… 113
精神医療審査会 ………………… 195
精神運動性興奮 ………………… 25
精神運動制止 …………………… 79
精神運動発作 …………………… 151
精神障害者 ……………………… 196
精神障害者社会復帰促進センター
　……………………………………… 197
精神障害者保健福祉手帳 ……… 197
精神生理性不眠症 ……………… 160
精神（発達）遅滞 …… 22, 46, 135,
　……………………………………… 154
精神病 …………………………… 39
精神病質 ………………………… 103
精神分析 ………………………… 98

精神分析的精神療法 …………… 188
精神分析療法 …………………… 188
精神保健参与員 ………………… 202
精神保健指定医 ………………… 196
精神保健審判員 ………………… 202
精神保健福祉センター ………… 196
精神保健福祉法 ……… 11, 195, 197
精神保健法 ……………………… 11
精神療法 ……… 12, 71, 82, 91, 93, 95,
　………………………………… 142, 185
生体時計 …………………… 158, 166
生体リズム ………………… 158, 166
性同一性障害 …………………… 108
性倒錯 …………………… 26, 108
成年後見制度 …………………… 201
生物・心理・社会的次元 ……… 5
性欲亢進 ………………………… 26
生理学的の検査 ………………… 53
赤面 ……………………………… 89
摂食障害 ………………………… 139
説明 …………………………… 4, 39
セネストパチー ………………… 20
セロトニン ………………… 80, 173, 177
セロトニン・ドパミン拮抗薬
　……………………………………… 173
セロトニン症候群 ……………… 177
前意識 …………………………… 188
漸進的筋弛緩法 ………………… 187
選択性緘黙 ……………………… 138
前頭側頭型認知症 …… 122, 126
前頭側頭葉変性症 …… 122, 126
前頭葉 ………… 31, 119, 120, 124
前頭葉機能障害 ………………… 37
前頭葉症状 ……………………… 129
全般性不安障害 …………… 86, 91
全般発作 ………………………… 150
せん妄 …… 19, 113, 118, 121, 123,
　……………………………………… 177

そ

素因 ……………………………… 88
躁 ………………………………… 24
躁うつ病 …………………… 64, 75
双極Ⅰ型障害 …………………… 77
双極スペクトラム ……………… 84
双極性（感情）障害 ……… 75, 77
双極性うつ病 …………………… 75

双極Ⅱ型障害 77
喪失体験 80
巣症状 31
躁状態 28, 75
早発性痴呆 64
ソーシャルスキルトレーニング
  189
即時記憶 16
側頭葉 31, 120, 127, 151
側頭葉てんかん 152, 153
速波 55
底つき体験 114
措置入院 195, 197

た

大うつ病性障害 77
体液説 9, 76
ダイエット 140
体感幻覚 20, 66
退行 188
退行期うつ病 79
退行現象 94
代謝性疾患 124
代謝性脳症 56
大食 26
対人葛藤 80
対人関係療法 83, 190
対人恐怖 89, 139, 146
耐性 111, 113
滞続言語 120
滞続行為 121
大脳基底核 119, 127
大脳巣症状 119, 125
大脳皮質 119
大脳辺縁系 120
大発作 150
大麻 114
代理ミュンヒハウゼン症候群
  101
多元受容体標的化抗精神病薬
  174
多幸 24
他者認識 28
多重人格（障害） 27, 98
多手術症（poly-surgery）...... 101
脱抑制的 127
脱落症状 15

多動 25
多動性障害 131, 132
妥当性（診断の） 42
田中ビネー知能検査 46
タバコ 114
多弁 25
単一精神病論 63
短期記憶 16
短期入所事業 198
単極性うつ病 75
炭酸リチウム中毒 179
断酒 114
単純部分発作 150
断眠療法 83, 168

ち

地域生活援助事業 198
地域生活支援事業 200
地域生活支援センター ... 196, 198
知覚 16
チック障害 138
知能 17
知能検査 45, 46
知能指数 46
遅発性ジスキネジア 83, 175
遅発性ジストニア 175
注意欠陥／多動性障害 ... 131, 132
中核症状 125
中毒性 39
中脳 120, 120
長期記憶 16
徴候 31
超自我 188
重複記憶錯誤 22
治療可能な認知症 125
陳述記憶 16
鎮静作用 173

つ

通過症候群 122
つきもの状態 27

て

ディーセント・ワーク 88
デイケア 147

定型抗精神病薬 173
抵抗 188
低ナトリウム血症 176
適応障害 86, 92, 94
テスト・バッテリー 46, 48
手帳制度 196
手続き記憶 16
デポ剤 175
転移 188
てんかん 56, 149
転換 27
転換性障害 95, 97, 102
電気けいれん療法 183

と

投影 107
投影性同一視 107
投映法 45, 49
統覚 16
動悸 79, 89, 90, 91
冬季うつ病 168
統合失調感情障害 72
統合失調症 63, 81, 145, 166,
  .... 172, 183
統辞障害 33
同調性 80
頭頂葉 31, 119
道徳療法 9
特異的（個別的）恐怖症 90
特異的発達障害 133
独語 66
読字障害 134
特定医師 196
特発性正常圧水頭症 128
ドパミン 80
ドパミン仮説 66
ドパミン受容体 173
トラウマ 92
ド・ラ・トゥレット障害 138
トランス 97

な

内因 39, 65, 75, 77
内因性 5
内因性うつ病 78
内因性精神病 64

な

内観療法 …………………… 192
内分泌疾患 …………………… 124
鉛の基準 ……………………… 107
ナルコレプシー ……………… 163

に

二重うつ病 …………………… 82
二重見当識 …………………… 22
二重身 ………………………… 27
二重人格 ……………………… 27
二次予防 ……………………… 89
日常苛立ち事 ………………… 86
日中の過剰な眠気 …………… 163
乳汁漏出 ……………………… 176
任意後見制度 ………………… 201
任意入院 ………………… 195, 197
認知機能障害 ………………… 29
認知行動療法 …… 90, 91, 94, 144,
　　　　　　　　147, 161, 182, 190
認知症 ………………… 22, 47, 117
認知症, 治療可能な ………… 125
認知リハビリテーション …… 191
認知療法 ………………… 83, 190

ね

ネオ解離理論 ………………… 95, 96

の

脳炎 …………………………… 56
脳解剖画像 …………………… 59
脳機構画像 …………………… 59
脳局在症候 …………………… 31
脳血管障害 …………………… 123
脳血管性うつ病 ……………… 123
脳血管性認知症 ……………… 128
脳挫傷 ………………………… 128
脳磁図 ………………………… 58
脳室拡大 ……………………… 128
脳卒中後うつ病 ……………… 123
脳波 ………………… 54, 122, 149
脳波記録法 …………………… 54
脳波賦活法 …………………… 55
ノルアドレナリン ……… 80, 177
ノンレム睡眠 ………………… 158

は

パーキンソン症候群 …… 126, 175
パーキンソン病 ………… 117, 124
パージ …………………… 141, 143
パーソナリティ ……………… 103
パーソナリティ障害 … 100, 103,
　　　　　　　　　　 142, 145
バイオフィードバック療法 … 190
徘徊 …………………………… 125
バウム・テスト ……………… 50
破瓜型 ………………………… 68
曝露反応妨害法 ……………… 91
箱庭療法 ……………………… 192
長谷川式簡易痴呆検査 ……… 122
発汗 ……………………… 89, 91
発達検査 ……………………… 47
発達障害の分布 ……………… 138
発達性協調運動障害 ………… 135
発揚性格 ……………………… 80
パニック障害 …………… 86, 178
パペツの回路 ………………… 37
ハミルトンうつ病評価尺度 … 51
パラソムニア ………………… 165
パラフィリア ………………… 108
反響現象 ……………………… 26
ハングオーバー ……………… 182
反抗挑戦性障害 ……………… 138
反社会性パーソナリティ障害
　　　　　　　　　　103, 106
反精神医学 …………………… 65
反跳性不眠 …………………… 182
ハンチントン病 ……………… 124
反復経頭蓋磁気刺激法 ……… 83
反復睡眠潜時検査 …………… 164

ひ

PFスタディ …………………… 50
被影響性の亢進 ……………… 127
被影響体験 …………………… 67
被害妄想 ……………………… 67
光トポグラフィ ……………… 62
ひきこもり …………………… 144
非器質性不眠症 ……………… 161
被虐待体験 …………………… 81
微細脳機能障害 ……………… 131
微細脳損傷症候群 …………… 131
皮質下性認知症 ……………… 124
皮質基底核変性症 …… 122, 127
皮質性認知症 ………………… 124
微笑うつ病 …………………… 81
微小妄想群 …………………… 24
ヒスタミン …………………… 177
ヒステリー ……………… 85, 95
ヒステリー球 ………………… 99
ピック病 ……………………… 126
非定型うつ病 ………………… 78
非定型抗精神病薬 ……… 73, 173
非定型精神病 ………………… 73
否認 …………………… 107, 111
びまん性軸索損傷 …………… 128
憑依障害 ……………………… 98
憑依状態 ……………………… 27
病識 …………………………… 66
表象 …………………………… 16
病前性格 ………………… 80, 141
病的な飲酒 …………………… 110
病理学的診断 ………………… 123
非流暢性 ……………………… 33
疲労感 ………………………… 79
広場恐怖 ………………… 85, 89

ふ

不安 …… 24, 86, 89, 91, 94, 106
不安障害 ………………… 82, 86, 89
不安神経症 …………………… 85
フーグ ………………………… 96
風景構成法 …………………… 50
賦活作用 ……………………… 173
不感症 ………………………… 26
複雑部分発作 ………………… 150
福祉工場 ………………… 196, 198
福祉ホーム ……………… 196, 198
物質関連障害 ………………… 109
不定愁訴 ……………………… 28
不登校 …………………… 139, 146
部分発作 ……………………… 150
不眠 …… 79, 93, 94, 110, 113, 160,
　　　　　　　　　 162, 163, 177
プライミング記憶 …………… 16
プラセボ効果 ………………… 186
フラッシュバック …………… 93
プレコックス感 ……………… 66

フレゴリーの錯覚 …………… 24
フレゴリの錯覚 ……………… 24
ブローカ失語 ………………… 34
プロソディ障害 ……………… 33
分離不安性障害 …………… 138

へ

平均在院日数 ………………… 3
閉塞性睡眠時無呼吸症候群 … 164
変性疾患 …………………… 123
ベンゾジアゼピン系 ………… 179
ベンダー・ゲシュタルト・テスト
………………………………… 51

ほ

防衛機制 …… 86, 95, 106, 107, 111
包括的治療 ………………… 156
法定後見制度 ……………… 201
ホームヘルプサービス ……… 198
保護観察所 ………………… 202
保護者 ……………………… 197
保佐人 ……………………… 201
補助人 ……………………… 201
保続 ………………… 23, 34, 120
発作重積状態 ……………… 151
ボディ・イメージのゆがみ … 140

ま

マイナートランキライザー … 179
まだら認知症 ……………… 127
マリファナ ………………… 114
慢性中毒 …………………… 110

み

未視体験 …………………… 21
水中毒 ……………………… 176
ミニメンタルテスト ………… 122
ミュンヒハウゼン症候群 …… 100,
……………………………… 108

む

無為 …………………… 26, 67
無意識 ……………………… 188

ムードスタビライザー ……… 179
無けいれん電気けいれん療法
……………………………… 183
無月経 ……………………… 141
無呼吸低呼吸指数 ………… 164
無言症 ……………………… 26
無食欲 ……………………… 26
むずむず脚症候群 ………… 161
むちゃ食い ………………… 143

め

メジャートランキライザー … 172
滅裂思考 …………………… 23
メランコリー ………………… 76
メランコリー型うつ病 ……… 79
メランコリー親和型性格 …… 80
メンタルヘルス ……………… 88

も

妄想 ……………… 23, 66, 79, 151
妄想型 ……………………… 69
妄想気分 …………………… 23
妄想知覚 ………………… 23, 67
妄想着想 …………………… 23
持ち越し効果 ……………… 182
物とられ妄想 ……………… 125
森田療法 …………………… 191
モルヒネ …………………… 114

や

夜間せん妄 ………………… 121
夜驚症 ……………………… 165
薬物依存症 ………………… 115
薬物療法 …………………… 172
ヤコブレフの回路 …………… 37
矢田部-ギルフォード性格検査
……………………………… 48
夜尿症 ………………… 94, 138

ゆ

有機溶剤 …………………… 114
誘発電位 …………………… 58
歪んだ認知 ………………… 190
夢 …………………………… 165

よ

陽性症状 …………… 15, 67, 173
予期不安 …………………… 90
抑圧 ……………… 95, 98, 107, 188
抑うつ …… 24, 28, 75, 79, 94, 113
抑うつ神経症 ……………… 78
抑うつ性昏迷 ……………… 79
抑制 ………………………… 107
欲動 ………………………… 18
四環系抗うつ薬 …………… 177

ら

ライフイベント …………… 86, 87
ライフサイクル ……………… 6
乱用 ………………………… 106

り

力動精神療法 ……………… 188
離人 ………………………… 26
離脱症状 …………… 110, 113, 178
リハビリテーション …… 167, 191
流暢性 ……………………… 33
流動性知能 ………………… 17
了解 ………………… 4, 39, 64
了解不能 …………… 64, 65, 67
両価性 ……………………… 25
臨床心理学的レポート ……… 51
臨床心理士 ………………… 45
臨床動作法 ………………… 192

れ

レーブン色彩マトリシス検査
……………………………… 122
レクリエーション療法 ……… 191
レジリエンス …………… 88, 94
レストレスレッグズ症候群 … 161
レット症候群 ……………… 137
レビー小体型認知症 …… 122, 126
レム睡眠 …………………… 158
レム睡眠行動異常症 …… 126, 165
連合弛緩 …………………… 23

ろ

老人斑 …………………… 126
ロールシャッハ・テスト ……… 49

わ

YG 性格検査 …………………… 48
ワーク・ライフ・バランス …… 88

人名索引

あ行

アクスライン …………………… 192
アスペルガー …………………… 135
ヴァリアント …………………… 106
ウィマー ………………………… 137
ウェクスラー …………………… 46
ウェルニッケ …………………… 9
ウォルピ ………………………… 189
ウッドラフ ……………………… 137
エリクソン，E ……………… 6, 10
エリクソン，M ………………… 187

か行

カーク …………………………… 131
笠原嘉 …………………………… 69
カナー ……………………… 10, 135
ガムニット ……………………… 156
カラセック ……………………… 88
カルフ …………………………… 192
カレン …………………………… 85
クノブロック …………………… 131
クライン …………………… 10, 192
グリージンガー ……………… 9, 40
クレッチマー ………… 10, 80, 104
クレペリン ………… 9, 39, 63, 76, 85
クレメンツ ……………………… 131

さ行

サリヴァン ……………………… 10
下田光造 ………………………… 80
シモン …………………………… 46
ジャネー …………………… 10, 85, 95
シャピロ ………………………… 193
シャルコー …………………… 10, 85
シュナイダー … 40, 64, 69, 73, 85, 103
シュルツ ………………………… 187
スキナー …………………… 10, 189
スタインバーグ ………………… 96
ストラウス ……………………… 131
セリエ …………………………… 86

た行

チェルレッティ ………………… 183
デュルケム ……………………… 88
テレンバッハ …………………… 80
ドレ ……………………………… 172

な行

西丸四方 ………………………… 65

は行

パーナー ………………………… 137
パールズ ………………………… 188
バーン …………………………… 188
パサマニック …………………… 131
パブロフ …………………… 10, 189
バロン‐コーエン ……………… 137
ビーニ …………………………… 183
ビネー …………………………… 46
ピネル …………………………… 9
ヒポクラテス ………………… 9, 76
ヒルガート ……………………… 95
フォクト ………………………… 187
ブラッドレイ …………………… 131
プレマック ……………………… 137
ブローカ ………………………… 9
フロイト ……… 10, 85, 95, 97, 188
ブロイラー，E ……………… 10, 63
ブロイラー，M ………………… 69
ベアード ………………………… 85
ベイケル ………………………… 86
ベイトマン ……………………… 131
ベック …………………… 83, 190
ホームズ ………………………… 86

ま行

マイヤー ………………………… 10
満田久敏 ………………………… 73
モーガン ………………………… 131
森田正馬 ………………………… 191

や行

ヤスパース ……………… 10, 64
ユング …………………………… 10
吉本伊信 ………………………… 192

ら行

ラザルス ………………………… 86
ラボリ …………………………… 172
ルーテ …………………………… 187
レイ ……………………………… 86
レオンハルト …………………… 73
ローウェンフェルト …………… 192
ロジャーズ ……………………… 188

薬物索引

あ行

アミトリプチリン ………… 83, 177
アモキサピン …………………… 177
アリピプラゾール ……………… 174
イミプラミン ……………… 83, 177
エスシタロプラム ……………… 177
エスタゾラム …………………… 181
エチゾラム ……………………… 180
エトサクシミド ………………… 155
オランザピン ……………… 83, 174

か行

カルバマゼピン ……… 83, 155, 179
クアゼパム ……………………… 181
クエチアピン ……………… 83, 174
クロキサゾラム ………………… 180
クロザピン ……………………… 174
クロナゼパム ………… 83, 155, 166
クロミプラミン ……… 83, 164, 177
クロルプロマジン …… 71, 172, 174

さ行

ジアゼパム ……………………… 180
スルピリド ………… 174, 176, 177
セチプチリン …………………… 177
セルトラリン ……………… 83, 177
ゾテピン ………………………… 176
ゾニサミド ……………………… 155
ゾピクロン ……………………… 181
ゾルピデム ……………………… 181

た行

炭酸リチウム ……………… 83, 179
タンドスピロン ………………… 180
ダントリウム …………………… 178
デュロキセチン …………… 83, 177
トラゾドン ……………………… 177
トリアゾラム …………………… 181

な行

ニトラゼパム ……………… 155, 181

は行

パリペリドン …………………… 174
バルプロ酸 ………… 83, 155, 179
パロキセチン ………… 83, 177, 178
ハロペリドール ………………… 174
フェニトイン …………………… 155
フェノバルビタール …………… 155
フルニトラゼパム ……………… 181
フルフェナジン ………………… 174
フルボキサミン …………… 83, 177
フルラゼパム …………………… 181
ブロチゾラム …………………… 181
ブロナンセリン ………………… 174
プロペリシアジン ……………… 174
ブロマゼパム …………………… 180
ブロムペリドール ……………… 174
プロメタジン …………………… 183
ブロモクリプチン ……………… 183
ペルフェナジン ………………… 174
ペロスピロン …………………… 174

ま行

マプロチリン ……………… 83, 177
ミアンセリン ……………… 83, 177
ミルタザピン ……………… 83, 177
ミルナシプラン …………… 83, 177
メチルフェニデート …………… 164
メプロバメート ………………… 114
モダフィニル …………………… 164

ら行

ラメルテオン …………………… 181
ラモトリギン ……………… 83, 179
リスペリドン …………………… 174
レボメプロマジン ……………… 174
ロラゼパム ……………………… 180

略語索引

ADHD ……………………… 131
AHI ………………………… 164
ASD ………………………… 92
ASR ………………………… 92
BPSD …………………… 117, 124
CBT ………………………… 161
CISM ……………………… 94
CMI ………………………… 51
CPAP ……………………… 164
CSR ………………………… 88
CT …………………… 59, 128
DALY ……………………… 2
DSM ……………………… 40, 104
ECT ………………………… 183
EEG ………………………… 54
EMDR …………………… 94, 193
FTLD ……………………… 126
GABA ……………………… 180
GCS ………………………… 19
HDS-R …………………… 47
HPA ………………………… 92
ICD ……………………… 40, 85
IP …………………………… 191
IQ ………………………… 17, 46
JCS ………………………… 18
LD ……………………… 131, 133
MARTA …………………… 174
MAS ………………………… 51
MBD ……………………… 131
MCI ………………………… 123
MDMA …………………… 114
MMPI ……………………… 48
MMSE …………………… 47, 122, 126
MRI ……………………… 60, 126, 128
MSLT ……………………… 164
NaSSA …………………… 83
NIOSH …………………… 86, 87
NIRS ……………………… 62
OSAS ……………………… 164
PDD ………………………… 136
PET ……………………… 61, 128
PSG …………………… 57, 164, 193
PTSD ……………………… 92
QOL ………………………… 88
QWL ……………………… 88
SCT ………………………… 50
SDA ……………………… 173
SDS ………………………… 51
SHT ………………………… 161
SNRI …………………… 83, 178
SPECT ………………… 61, 126, 128
SSRI ………… 83, 90, 95, 108, 177
SST …………………… 147, 189, 191
STAI ……………………… 51
TAT ………………………… 50
TEACCH ………………… 191
TEG ………………………… 49
WAIS-Ⅲ ………………… 46
WISC-Ⅳ ………………… 46, 133

精神医学　マイテキスト

2011 年 4 月 15 日　　第 1 版第 1 刷
2014 年 4 月 10 日　　改訂第 2 版第 1 刷Ⓒ（旧書名「精神医学テキスト」より書名変更）

監　修	武田雅俊	TAKEDA, Masatoshi
編　集	西川　隆	NISHIKAWA, Takashi
	中尾和久	NAKAO, Kazuhisa
	三上章良	MIKAMI, Akira
発行者	市井輝和	
発行所	株式会社金芳堂	
	〒 606-8425 京都市左京区鹿ケ谷西寺ノ前町 34 番地	
	振替　01030-1-15605	
	電話　075-751-1111（代）	
	http://www.kinpodo-pub.co.jp/	
印　刷	亜細亜印刷株式会社	
製　本	有限会社清水製本所	

落丁・乱丁本は直接小社へお送りください．お取替え致します．

Printed in Japan
ISBN978-4-7653-1594-4

・**JCOPY** ＜(社)出版者著作権管理機構　委託出版物＞
本書の無断複写は著作権法上での例外を除き禁じられています．複写される場合は，そのつど事前に，(社)出版者著作権管理機構（電話 03-3513-6969, FAX 03-3513-6979, e-mail:info@jcopy.or.jp）の許諾を得てください．

●本書のコピー，スキャン，デジタル化等の無断複製は著作権法上での例外を除き禁じられています．本書を代行業者等の第三者に依頼してスキャンやデジタル化することは，たとえ個人や家庭内の利用でも著作権法違反です．